GÜNTER TEMBROCK

ANGST

Naturgeschichte eines psychobiologischen Phänomens

WISSENSCHAFTLICHE BUCHGESELLSCHAFT
DARMSTADT

Einbandgestaltung: Neil McBeath, Stuttgart

Einbandbild: Dreijähriger männlicher Berberaffe
in ängstlicher, unterwürfiger Haltung.
Foto: Andreas Paul

Die Deutsche Bibliothek – CIP-Einheitsaufnahme
Ein Titeldatensatz für diese Publikation ist bei
Der Deutschen Bibliothek erhältlich.

Gedruckt auf säurefreiem und alterungsbeständigem Papier
Printed in Germany

Besuchen Sie uns im Internet: www.wbg-darmstadt.de

ISBN 3-534-14096-6

Inhalt

Vorwort

Dieses Buch war für den Autor eine Herausforderung, denn die Anregung, eine „Naturgeschichte der Angst" zu schreiben, ging von Herrn Geinitz im Namen der WBG aus. Das Wort „Angst" wird seit Jahrzehnten in der Verhaltensbiologie weitestgehend gemieden, und daher fand mein Bemühen, vor etwa 40 Jahren die Begriffe „Angst" und „Furcht" zu trennen nur geringe Resonanz. Indes zeichnete sich in den beiden letzten Jahren unseres Jahrhunderts ein Trend ab – inzwischen bereits leicht spöttisch kommentiert –, etablierte Bezeichnungen der Humanwissenschaften, die aus der Umgangssprache stammen und in der Psychologie und Medizin fachbezogen definiert sind, auch in die biologischen Wissenschaften einzuschleusen, wozu der bereits früher eingeführte Begriff „Psychobiologie" reaktiviert wurde. So wagen es auch ausgewiesene Biologen, das Thema „Bewusstsein" ernst zu nehmen. Man könnte darin eine Entwicklung sehen, die Zukunft hat, weil unser wissenschaftliches Rüstzeug neue Wege des Erkenntnisgewinns erschlossen hat, die Fragestellungen zulassen, die den für die Zukunft des Menschen unerlässlichen Brückenschlag zwischen den „Natur-" und „Geisteswissenschaften" fördern. Also versuchen wir es mit dem Phänomen „Angst" und seinen Hintergründen. Angst ist in jedem Menschenleben ein unausweichlicher Begleiter, sie zu erfahren und zu bewältigen hinterlässt bleibende Spuren, deren „Sinngebung" aus der Analyse der sie begleitenden Vorgänge allein nicht erschlossen werden kann. Vielleicht bietet der hier gewagte Versuch, auch zu fragen, warum es Angst gibt, einen Ansatz für die Aufbereitung von Fragestellungen, die „grenzüberschreitend" sind. Das ist die Herausforderung für einen Verhaltensbiologen.

Herzlicher Dank gilt meiner Frau für kritische Manuskript-Lektüre und vielfältige Hilfe bei der Druckvorbereitung, die Register eingeschlossen. Auch dem Verlag und ganz besonders Herrn Christian Geinitz möchte ich für die umsichtige Unterstützung bei der Buchgestaltung Dank sagen.

Günter Tembrock

1 „Angst“ und „Furcht“: Auffassungen der Philosophen, Psychologen, Mediziner und Naturwissenschaftler

In der europäischen Geistesgeschichte hat die „Aufklärung“ Zeichen gesetzt für ein neues Weltbild, das vom menschlichen Verstand bestimmt wird; zwei Sätze von Kant formulieren dies in unvergleichlicher Form: *„Aufklärung ist der Ausgang des Menschen aus seiner selbstverschuldeten Unmündigkeit ... Habe Mut, dich deines eigenen Verstandes zu bedienen! ist also der Wahlspruch der Aufklärung.“* Zu dieser Entwicklung hat der französische Naturwissenschaftler, Mathematiker und Philosoph René Descartes (lat. Cartesius, 1596–1650) Entscheidendes beigetragen, indem er die Philosophie von der Theologie absetzte und eine methodische Analyse des Bewusstseins forderte, und dazu gehört für ihn das „Auseinandernehmen“, die Analyse, und das Wiederzusammensetzen, die Synthese. Eine wichtige Voraussetzung war sicher sein Studium der Mathematik. Seine Ideen hatten weitreichende Folgen für die europäische Geistesgeschichte, die über den „Cartesianismus“ zum Rationalismus führten. Zu seinem Weltbild gehörte die Annahme, dass Körper und Seele des Menschen in einer Wechselwirkung stehen. Den Tieren sprach er die Seele ab, denn für ihn gehörten der menschliche Körper und alle Lebewesen zur „Physik“. Das physische Sein ist für ihn die res extensa, das Denken die res cogitans, und damit bezeichnete er die „Metaphysik“, die sich mit den Denkvorgängen des Menschen verbindet. Der Organismus und die Naturgesetze werden mathematisch-mechanisch gedeutet. Für ihn war daher das Verhalten der Tiere an rein mechanisch-automatische Abläufe gebunden, mit denen die tierische „Maschine“ angemessen beschrieben werden könne. Die zwingende Folgerung: Ohne Seele ist Angst undenkbar.

Johann Heinrich Winkler hat 1745 ein Buch herausgegeben, das den Titel *„Philosophische Untersuchungen von dem Seyn und Wesen der Seelen der Thiere“* trägt und mit Beiträgen beginnt über *„Die Meinungen wider die Existenz der Seelen der Thiere“*, wobei besonders Cartesius als Kronzeuge dieser Auffassung zitiert wird. Ein Beispiel ist die folgende Frage: Was bewegt eine Maus, vor der Katze zu fliehen? Christian Gottlob König bemerkt in seinem Beitrag zu diesem Buch von Winkler: *„Eine Maus zittert* *und ergreift die Flucht, sobald sie einer Katze ansichtig wird.*“ Aber – so äußert sich der Autor – würde man auch einer Magnetnadel, die am „*Nordpol*“ eines Magneten hängt, eine „*unangenehme Empfindung*“ unterstellen, wenn sie sich von dem „*Nordpol*“ eines zweiten Magneten abwendet? Das wäre die „*Antipathie*“, für die eine „*mechanische Grundlage*“ gegeben sei „*auf eben so mechanische Art, als sich eine Blume bey dem Aufgang der Sonne eröffnet, und bey dem Niedergange derselben zuschließet.*“ Das heißt nichts anderes als: „Tiere sind Maschinen“, und damit bestimmt die „Mechanik“, wie auf Einwirkungen reagiert wird. „Angst“ aber setzt voraus, dass Tiere eine Seele haben. Georg Friedrich Meiers geht 1749 in seinem „*Versuch eines neuen Lehrgebäudes von den Seelen der Tiere*“ auf das Maus-Katze-Beispiel ein: „*Fragt man ihn, warum denn die Mauß fortläuft? so antwortet er: in den Füssen der Mauß stecke eine Antipathie gegen die Katze.*“ Da ist das „klassische“ Dilemma: Wenn wir den Tieren eine Seele absprechen, dann müssen sie „mechanisch“ auf ihre Umwelt reagieren. Diese Diskussion reicht – wenn auch auf angehobenem Untersuchungsniveau bis in unser Jahrhundert. J. Loeb deutet die Orientierung eines Tieres auf einen Lichtgradienten, in der Fachsprache als „Phototaxis“ bezeichnet, so: *Der Wille des Tieres* (ist) *das Licht*“. Wenn ein Einzeller wie das „Pantoffeltierchen“ *(Paramecium)* sich zum Licht bewegt, dann sei dies eine unmittelbare Wirkung des Lichtes. Dagegen wandte sich der Tierphysiologe W. v. Buddenbrock am Zoologischen Institut der Friedrich Wilhelms-Universität zu Berlin (1920–22), weil er zeigen konnte, dass auch einzellige Organismen Wahlhandlungen ausführen können, also aus innerem Antrieb die Richtung wechseln.

Aber auch im 18. Jahrhundert gab es bereits Einwände gegen die „Maschinen-Theorie“ zur Erklärung tierischen Verhaltens. Christoph Jeremias Rost (1745) gibt in dem Buch von Winkler zu bedenken, dass Hunde ihre Stimme je nach den Umständen verändern können: „*Die Abwechselungen der Stimme müßen aus verschiedenen Ursachen herkommen. Und wenn wir auf die Erfahrung genau Achtung geben: so werden wir finden, daß er entweder angenehme, oder widrige Empfindungen dadurch ausdrücke; und entweder etwas begehre oder verabscheue.*“

Auch Meier schreibt den Tieren Affekte zu, die der Mensch erlebt, und dazu gehört die „Angst“: „*Man wird oft gewahr werden, daß die Hunde mitten im Schlafe ängstlich bellen: kann man wohl zweifeln, daß sie alsdann durch einen fürchterlichen Traum gemartert werden?*“

1760 wurde aus dem Nachlass von Hermann Samuel Reimarus ein Buch unter dem Titel „*Allgemeine Betrachtungen über die Triebe der Thiere*“ veröffentlicht, das Ernst Mayr im Vorwort zu einem Reprint (1982) als „*die erste kritische und zusammenfassende Studie über tierisches Verhalten*“ bezeichnet hat. Er fügt hinzu: „*Die Früh-Entwicklung der Verhaltensbiologie ist dann besser zu verstehen, wenn man sich bewußt wird, welche Rolle dabei der Begriff 'Seele' gespielt hat.*“. Reimarus steht offenbar der bereits von Aristoteles vertretenen Auffassung nahe, die den Tieren eine „fühlende Seele“ zuschreibt: „*So müssen wir auch allen anderen Thieren neben uns, vermöge ihres Empfindens und ihres Bewußtseins, eine Seele zugestehen. Der thierische Körper aber ist als ein Werkzeug der Seele anzusehen.*“. Er spricht von den „*mechanischen Wirkungen, mit welchen die Seele in einem heimlichen Verständnisse zu stehen, und dabei durch seine dunkle Empfindung, Vorstellung und Neigung wirksam zu sein scheint.*“ Dafür zitiert er auch als Beispiel: „*Pochet nicht das Herz vor Furcht?*“ Der Hinweis auf Aristoteles (394–322) bedarf einer Ergänzung, weil seine in den Grundzügen auf Plato zurückgehende Auffassung von der Seele als „formendes Prinzip“ (Eidos) bereits ein Stufenkonzept einschloss. Es beginnt mit dem „vegetativen Anteil“, der Fähigkeit für Stoffwechsel und Reproduktion bei den Pflanzen, während die Seele der Tiere durch Empfindung, Bewegung und Begehren gekennzeichnet sei, die des Menschen aber auch durch die Vernunft gestaltet wird. Im Mittelalter wurde dieses Gedankengut freilich genutzt, um unüberbrückbare Unterschiede zwischen Pflanzen, Tieren und dem Menschen zu begründen.

1840 erschien wohl das erste Lehrbuch der Tierpsychologie, sein Autor P. Scheitlin nannte es „*Versuch einer vollständigen Thierseelenkunde*“; es umfasst 932 Seiten, über zwei Bände verteilt. Reimarus ist vergessen, und Ernst Mayr meint, dass erst W. Wundt ihn wieder entdeckt hat. Bei Scheitlin wird der schon von Reimarus angesprochene Zusammenhang bereits auf einer anderen Ebene formuliert: „*Das Physiologische hängt mit dem Psychischen so zusammen, daß sie, wenn sie nicht ursprünglich schon Eins sind, doch Eins zu sein scheinen … Physiologie und Psychologie controliren einander.*“ Die neuen Konturen der Naturwissenschaften des 19. Jahrhunderts zeichnen sich ab. Scheitlin findet auch die bemerkenswerte Formulierung: „*Jedes Thier ist durch seine Psyche an einen gewissen Theil der Welt gebunden. Diesen seinen Theil erfaßt jedes so vollkommen als das andere seinen Theil erfaßt.*“ Bei der Erörterung der „*psychischen Thätigkeiten der Thiere*“ äußert sich Scheitlin auch zum Thema „*Furcht, Angst, Schrecken, Bestürzung*“, von denen er sagt, sie „*sind ebenfalls Affecte oder vorüberge-*

hende leidenschaftliche Zustände, in welche nur solche werden gerathen können, die genug Unterscheidungsgabe oder Erkenntnißvermögen zum Vergleichen besitzen, denn sie gehen mehr oder weniger deutlich vom Bewußtsein der Gefahr aus.“ Dann fügt er eine wichtige Feststellung hinzu: *„Die Furcht jedoch wirkt sehr verschieden. Die Spatzen machen sich auf und davon, die Schafe hingegen drängen sich heftig zusammen ... Der Schrecken stürzt Kühe über den Rand in den Abgrund.*“

Eine neue Epoche der psychologischen Fragestellungen und Methoden beginnt mit Wilhelm Wundt, dessen „*Vorlesungen über die Menschen- und Thierseele*“, in erster Auflage 1863 erschienen, Zeichen setzte. Für den Erkenntnisgewinn genügten ihm Beobachtungen alleine nicht mehr, sie wurden durch Versuche ergänzt. Die beiden ersten „Vorlesungen“ dienen der theoretischen Vorbereitung, mit der dritten wird der Leser durch folgende Sätze an das Wissenschaftsgebiet heran geführt: *„Ich fange an von der Menschenseele. Denn erst die Thatsachen der menschlichen Seele haben uns darauf gebracht, daß es auch eine Thierseele gibt. Was die Thiere und was andere Menschen thun und treiben, würde uns immer unverständlich bleiben, wenn nicht Jeder in sich selbst ein Maß besäße, mit dem er die Anderen messen kann.*“ 48 Jahre später (1911) steht in der 5. Auflage dieser „Vorlesungen“ der Satz: „*... von der Menschen- zur Tierseele, nicht umgekehrt, führt der einzig mögliche Weg der vergleichenden Psychologie.*“

Das muss man wissen, wenn wir heute unter verhaltensbiologischen Aspekten Fragestellungen angehen wollen, die auf diesem Hintergrund aus der klassischen Psychologie kommen, die ihre tiefsten Wurzeln in der „Introspektion“ (Selbstbeobachtung) hatte, oder um es mit W. Wundt (1863) zu sagen: *„Der Gegenstand der psychologischen Untersuchungen ist die innere Erfahrung, das Empfinden, Vorstellen, Denken.*“ „Angst“ ist für Wundt ein „Affekt“, den er mit folgenden Worten beschreibt: *„Die Furcht vor einem unmittelbar bevorstehenden sehr unerwünschten oder gar gefahrdrohenden Ereignis ist die Angst, und zu ihr verhält sich der Schreck genau ebenso, wie sich die Überraschung zur Erwartung verhält. Schreck heißt die Überraschung, die durch ein plötzlich eintretendes unheilvolles Ereigniß erzeugt wird.*“ Diese Formulierung von 1863 findet sich unverändert in der Auflage von 1911 mit den von Wundt gesperrt geschriebenen Begriffen wieder. Auch in der heutigen Humanpsychologie begegnen uns diese Kennzeichen des Phänomens „Angst“, doch wird jetzt deutlich präziser differenziert (Fröhlich 1990):

Generell wird Angst auf „emotionale Erregungszustände“ zurückgeführt, ausgelöst durch Wahrnehmungen oder Hinweise auf physisch oder psychisch bedrohliche Situationen, die körperliche Reaktionen zur Folge haben können, Symptome, die jenen gleichen, die bei Defensiv- oder Schreckreaktionen auftreten. Bei Ängsten und Befürchtungen sind kognitive Bewertungen Voraussetzungen, man denkt an eine mögliche Gefährdung, erwartet sie und erwägt auch bereits die Bewältigungsaussichten. Der Zustand „Furcht“ wird davon abgegrenzt, wenn definierte erkannte Bedingungen gegeben sind. Angst setzt nach diesen heutigen psychologischen Vorstellungen so etwas wie „Undurchschaubarkeit“ einer Situation und möglicher Folgen voraus. Das nähert sich dem Konzept, das ich aus verhaltensbiologischer Sicht vertrete und hier noch vorstellen werde. Bei der angesprochenen Sicht der Psychologie könnte der „Angstzustand“ wie folgt zusammengefasst werden:

- Intensität = Ausdruck der subjektiv empfundenen Gefährlichkeit oder Bedrohlichkeit einer Situation,
- Bewertung = Neueinschätzung der Situation und
- individuelle Disposition = Angstneigung als Persönlichkeitseigenschaft.

Zu den heutigen Kennzeichen gehören aber auch jene messbaren Eigenschaften, deren Erschließung Wilhelm Wundt als experimentelle Psychologie gefordert und auch selbst eingeführt hat. Sie sind daher in dem „Wörterbuch zur Psychologie“ von Fröhlich (1990) angesprochen:

- Spannung
- Betroffenheit
- autonome Veränderungen

und bei intensiven, schmerzhaften Reizen und lebensbedrohlichen Gefahren:

- Zunahme der Herzrate
- Gefäßveränderungen
- Pupillenerweiterung
- Kälte- und Hitzeempfindungen
- Zittern
- Übelkeit

Verlust der Schließmuskelkontrolle, wobei diese Symptome der von Cannon (1975) genannten angeborenen Reaktion gleichen:

- Schreckreaktionen
- Defensivreaktionen
- Erstarren (freezing)
- Bewegungssturm

- Abwehr- und Fluchtbewegungen
- „Notfallsreaktion“.

Diese Auflistung von Symptomen, die objektiv beobachtbar oder messbar sind, verweist auf einen weiteren Weg, der von der Humanpsychologie zur Tierpsychologie führt: Wir könnten bei Tieren hypothetisch den Zustand „Angst“ annehmen, wenn bei ihnen Symptome nachweisbar sind, die beim Menschen diesen Zustand kennzeichnen.

In dem von Arnold, Eysenck und Meili herausgegebenen „Lexikon der Psychologie“ (1980) hat J. Wolpe darauf verwiesen, dass die allgemeine Kennzeichnung des Wortes „Angst“ auf jene zurückgeht, die bereits für das lateinische *anxietas* gilt: eine sich verändernde Mischung von Ungewissheit, Erregung und Furcht wird in besonderer Form erlebt. Freilich ist nicht zu übersehen, dass der Begriff über längere Zeit in der psychologischen Fachliteratur vermieden wurde, und nur im Nachgang zu Freud (1894) über seinen Begriff „Angstneurose“ bei Veröffentlichungen zu finden ist, die sich mit der Psychoanalyse befassen. Auch im Register des ersten Bandes der „Grundzüge der physiologischen Psychologie“ von Wilhelm Wundt (6. Auflage 1908) fehlt das Wort „Angst“. Das gilt gleichfalls für seinen „Grundriss der Psychologie“ (14. Auflage 1920), und wenn wir den „Abriss der Psychologie“ (1909) von Hermann Ebbinghaus zur Hand nehmen, einem anderen bedeutenden Psychologen jener Zeit, fehlt das Wort „Angst“ im Register ebenfalls und kommt nur in Nebensätzen vor. In der neueren Zeit taucht der Begriff in bestimmten Zusammenhängen wieder auf. In der nach dem zweiten Weltkrieg (ab 1946) in mehreren Auflagen bewährten „Einführung in die Psychologie“ von Hubert Rohracher werden in der 8. Auflage (1963) einzelne Gruppen von Affekten kurz beschrieben, *„um ihre Wirkungen auf das übrige psychische Geschehen zu zeigen und den biologischen Sinn der vegetativen Erscheinungen zu untersuchen.“* Behandelt sind unter diesen Voraussetzungen „Angst und Schreck“ sowie „Zorn und Wut“.

Deutlich davon abgesetzt läuft eine andere Linie der psychologischen Forschung mit übergreifenden Fragestellungen, für die hier nur ein richtungsweisendes Beispiel angeführt sei, die „Psychologie“ von Wolfgang Metzger (2. Auflage 1954); auch hier ist „Angst“ kein Thema. Bei Klix (1978) gibt es folgenden Bezug in seinem Lehrbuch „Information und Verhalten“, das den Untertitel führt „Einführung in naturwissenschaftliche Grundlagen der Allgemeinen Psychologie“: *„Situationsgebundene Angstzustände, Phobien, rasch irritable Schreckeinstellungen scheinen Verhaltens-*

symptome zu sein, die auf eine … fehleingestellte Regulationsdynamik schließen lassen." Diese Aussage verweist darauf, dass es Situationen gibt, die eine Anpassung ausschließen und damit Zustände des Erschreckens und der Angst hervorrufen. In einem ähnlichen Zusammenhang hat sich 1975 Ehrhardt mit der „Neuropsychologie 'motivierten' Verhaltens" auseinander gesetzt. Dort hat der Begriff „Angst" einen hohen Stellenwert. Er ordnet das Phänomen „Angst" in eine Liste „*der wichtigsten Antriebe mit abhängigem Verhalten und abhängigen Emotionen*" mit folgenden Kriterien ein:

- Antriebsbenennung: Angstbereitschaft
- antriebsbezogenes Verhalten: Vermeidungsverhalten im weiteren Sinne:
- Abwenden, Meiden, Ausweichen, sich schützen, Deckung suchen, Fliehen, Zusammenzucken, Schreien
- Selbst-Wahrnehmung der Antriebsspannung (antriebsbezogene Emotion):
- Schreck, Angst, Furcht, Panikstimmung.

In der Tierpsychologie als eigener Disziplin ist ein ähnlicher Verlauf zu erkennen; 1940 bezeichnet Buytendijk die Tierpsychologie als „*das Glied einer umfassenden Wissenschaft, die man vergleichende Psychologie nennt. Damit ist gesagt, daß für ein Verstehen des Seelenlebens des Menschen, besonders der Kinder und der Primitiven die Untersuchungen der Tiere große Bedeutung haben.*" Diese Aussage kehrt den Ansatz von Wundt um: Um den Menschen besser verstehen zu können, sollten wir mehr über die Tiere und ihr Verhalten wissen; bei Buytendijk wird sie jedoch biopsychisch interpretiert, indem er Begriffe der Humanpsychologie mit Aussagen verknüpft, die aus der Beschreibung biologischer Sachverhalte abgeleitet sind. Zum Thema heißt es in seinem Buch „Wege zum Verständnis der Tiere": „*So reden wir ohne Zögern über Wut und Angst, über Freude und Leid der Tiere. Der vorsichtige Mensch, der nichts ohne Verantwortung sagt, wird das aber nur tun, wenn er möglichst über zwei in der Anschauung feststellbare Tatsachen im Klaren ist, über die Situation, in welcher das Tier sich befindet, und über die Art seines Verhaltens.*" Für ihn ist also auch das beobachtbare Verhalten wichtig für den Erkenntnisgewinn, wie das Werner Fischel in seinem Buch „Tiere mit Gefühl und Verstand" (1936) so umschreibt: „*Das Vorhandensein einer Seele läßt sich anatomisch nicht nachweisen. Besitzen Tiere aber dennoch eine Seele, so darf auch erwartet werden, daß sie wirkt und das Verhalten des Lebewesens beeinflußt. … Darum besteht die wichtigste Tätigkeit des Tierseelenforschers im Beobachten tierischen Verhaltens, und man hat unser Fachgebiet geradezu als Verhaltensforschung umschrieben. Über diesem Buch könnte wirklich als Überschrift die Frage stehen: ‘Gibt es seelische Ursachen tierischer Handlungen?’“*. In dieser Zeit vertiefte die Forschung das Wissen über die Sinnesleistungen der Tiere, es wurden Versuche zum Lernvermögen durchgeführt, und die technischen Möglichkeiten, Verhaltensweisen und Bewegungsabläufe zu erfassen (Fotografie, Film) und Stimmen zu „konservieren“ (Schallplatten, dann Tonband), führten zu neuen Fragestellungen.

Das führende Lehrbuch in deutscher Sprache war damals die „Tierpsychologie vom Standpunkte des Biologen“ von Friedrich Hempelmann (1926), deren spezieller Teil an den Tiergruppen orientiert ist, während der allgemeine Teil auch das „Gefühlsleben“ behandelt. Dort ist das Thema „Angst“ angesprochen: „*Viele höhere Tiere zeigen, wenn sie verfolgt werden, wenn ungewohnte Erscheinungen auf sie einwirken, Ausdrucksbewegungen, die wir im Vergleich mit solchen bei uns als Zeichen der Angst deuten. Bemerkenswert ist, daß die Teneriffa-Schimpansen wie menschliche Kinder vor dem Dunkeln eine natürliche Angst zu verspüren schienen.*“ Damit sind die in einer Versuchsstation auf Teneriffa von Wolfgang Köhler untersuchten Schimpansen gemeint. Hempelmann befasst sich im Hauptteil seines Werkes damit, biologisch begründete Begriffe zur Kennzeichnung des tierischen Verhaltens einzusetzen. Auch die Biologen, die um eine sorgfältige Beschreibung der Verhaltensweisen der Tiere bemüht waren, verwendeten solche Begriffe, wobei im deutschen Sprachraum Oskar Heinroth durch seine grundlegende 1911 veröffentlichte Arbeit „Beiträge zur Biologie, namentlich Ethologie und Psychologie der Anatiden“ (Entenvögel) den Weg wies, der über Konrad Lorenz und Niko Tinbergen zur „vergleichenden Verhaltensforschung“ (Ethologie) führte. Dabei wurde an den klassischen Instinktbegriff angeknüpft: Instinktbewegungen sind artspezifische Eigenschaften und haben wie diese eine genetische Basis. In Amerika gewann zur selben Zeit eine andere Richtung an Bedeutung unter dem Sammelbegriff „Behaviorismus“; zu dessen Voraussetzungen gehört, objektiv erkennbare und nachweisbare Phänomene des Verhaltens zu untersuchen. Für Watson (1924) sind damit Begriffe wie „Empfindung“ oder „Gefühl“ für die Erforschung tierischen Verhaltens irrelevant.

Das Spannungsfeld dieser Auffassungen wird eindrucksvoll belegt durch das Buch von Bierens de Haan (1940) „Die tierischen Instinkte und ihr Umbau durch Erfahrung“. Er fordert drei Ansätze zur wissenschaftlichen Erschliessung tierischen Verhaltens, den physiologischen, den „biologischen“, den er etwa synonym zum „ethologischen“ gebraucht, und den psychologischen Ansatz, der die subjektiven Erscheinungen zu ergründen sucht. Dabei *„beruht das Aufspüren der subjektiven Erscheinungen auf einem Sich-Einfühlen in das tierische Subjekt.“* Es werden aber vermenschlichende Deutungen abgelehnt, wie sie beispielsweise für Alfred Brehm kennzeichnend sind und von ihm auch beabsichtigt eingesetzt wurden, weil er damit den begrifflichen Gegensatz „Tier – Mensch“ überwinden wollte. Wenn er „das Schaf“ vorstellt, hört sich dies so an: *„Das Schaf bekundet eine geistige Beschränktheit, wie sie sonst bei keinem Haustier vorkommt. Es begreift und lernt nichts, weiß sich deshalb auch allein nicht zu helfen … Seine Furchtsamkeit ist lächerlich, seine Feigheit erbärmlich. Jedes unbekannte Geräusch macht die ganze Herde stutzig. Blitz und Donner und Sturm und Unwetter überhaupt bringen sie gänzlich außer Fassung …“.*

Genau von diesen Auffassungen distanzierte sich die Tier-Ethologie, deren Grundannahmen Nikolaas Tinbergen 1951 präzise formuliert hat. Er setzte sich von allen Versuchen ab, „subjektive Interpretationen“ zur Bestimmung von Kausalfaktoren zu verwenden, wie es Bierens de Haan gefordert hatte. Damit war der Schluss nicht zugelassen, dass Tiere ähnliche Affekte wie wir erleben, wenn sie sich ähnlich verhalten. Was sich objektiv nicht beobachten lässt, dessen Existenz sollte man – so Tinbergen – weder behaupten noch leugnen. Man könne sie im streng naturwissenschaftlichen Sinne nicht als Ursachen des Verhaltens einsetzen. Diese müssen mit naturwissenschaftlichen Methoden erfassbar sein. Daher setzt Tinbergen eine scharfe Grenze zwischen Physiologie und Psychologie, soweit diese sich – wie es Bierens de Haan fordert – auf *„subjektive Zustände“* bezieht, die bei Tieren über „Einfühlung“ erschlossen werden. Anders gesagt: Für Tinbergen kann „Angst“ keine Ursache für ein bestimmtes Verhalten sein; es sind die äußeren und inneren Bedingungen und Vorgänge, die jene für diesen Zustand typischen Symptome auslösen. Diese Vorgänge sind an Sinnesorgane, Nervensysteme, Hormone und Muskeln gebunden, die in besonderer Weise zusammenarbeiten. Dort müssen wir die Kausalmechanismen suchen, das ist das Credo von Tinbergen. Dies ist hier nicht als Wissenschaftsgeschichte vorgestellt, sondern zur Begründung der Probleme, die bis heute den Umgang mit dem Begriff „Angst“ bei Biologen verständlich machen, so dass man ihn vergeblich in den modernen Lehrbüchern der Verhaltensbiologie sucht. Es gibt eine interessante Ausnahme: Das Lehrbuch von Robert Hinde, das auch in deutscher Übersetzung erschien (2 Bände, 1973). Er befasst sich ausführlicher mit dem Verhaltenskomplex, den er mit „Vermeiden, Furcht und Emotionalität“ umschreibt, also Angst- und Fluchtreaktionen in fremden Situationen, aber auch vor Rivalen oder Prädatoren („Räuber“). Dabei werden die Begriffe „Furcht“ und „Angst“ im gleichen Sinne gebraucht. Er erinnert daran, dass Angst beim Anblick eines unbekannten Objektes oder Vorganges während der Entwicklung bei einzelnen Arten zu unterschiedlichen Zeiten zum ersten Mal auftritt, bei Hunden nach etwa 2 Wochen, bei Makaken nach rund 3 Wochen und beim Menschen im Alter von etwa 6 Monaten. Werden Tiere isoliert aufgezogen, zeigen sie erhöhte Angstreaktionen gegenüber unbekannten Situationen; dieses kann später dazu führen, dass sie eine gesteigerte Angriffsbereitschaft entwickeln. Nach Hinde stehen die ursächlichen Grundlagen der Angstreaktionen im Zusammenhang mit

Orientierungsreaktionen – Aggression – Erkennen, wobei als auslösende Bedingungen genannt werden: – Reizmerkmale von Prädatoren – Warnrufe – sich plötzlich vergrößernde Schatten – Reize ungewöhnlicher Intensität – fremde oder neue Gegenstände (Objekte) oder verallgemeinert: Diskordanz (Unstimmigkeit zu Bekanntem) und Konkordanz (Übereinstimmung mit Bekanntem, wenn dieses Angst auslöst).

Die anderen damaligen und heutigen Lehrbücher zur Verhaltensbiologie meiden den Begriff „Angst“. Das gilt jedoch nicht für die Wörterbücher. Das erste (dreisprachige) brachte Arnim Heymer 1977 unter dem Titel „Ethologisches Wörterbuch“ heraus. Dort gibt es das Stichwort „Angst“ mit folgendem Text: „*In ihrer Grundbedeutung heißt Angst Enge bzw. Beklemmung; aus dem lat. angustus = eng. Im allgemeinen mit Beklemmung und quälender Verzweiflung einhergehender Gefühlszustand oder Affekt. Angst kann je nach Anlage, Charakter und Temperament des Menschen mehr oder weniger unterschiedlich durchlebt werden, insbesondere in bezug auf ihre Intensität – in extremer Form bis hin zum Gefühl der Todesangst. Wie jeder starke Affekt ist die Angst von auffallenden körperlichen Symptomen begleitet, wie z. B. erhöhte Pulsfrequenz, Atemnot, Schweißausbruch, Zittern sowie gesteigerte Blasen- und Darmtätigkeit = Angstmiktion und Angstdefäkation. Nach Tembrock (1961) wäre es zweckmäßig, in der Ethologie zwischen Angst und Furcht zu unterscheiden. Nicht die Maus, die vor dem Verfolger flieht, hat 'Angst', sondern jene, die daran gehindert wird. Auch Leyhausen (1967) hat sich als Ethologe mit dem Problem beschäftigt.*“

In dem von uns 1978 herausgegebenen Wörterbuch (Verhaltensbiologie) hat Holger Dathe das Stichwort bearbeitet: „*Angst: durch Störeinwirkung hervorgerufener Status, der durch verfügbare Verhaltensprogramme nicht beseitigt werden kann, sei es durch mangelnde Reizidentifikation, sei es wegen fehlender Verhaltensprogramme.*

Furcht: Motivation für Flucht- und anderes Schutzverhalten mit artspezifischen Reizschwellen und Verhaltensprogrammen.“

In den Veröffentlichungen von mir, auf die sich Heymer bezieht (1961, dann auch 1964), wird auf eine Arbeit von Monika Meyer-Holzapfel (1955) verwiesen, die von lebensbedrohenden Fakten spricht, die „*Unsicherheit und Gefahr*“ bedingen, wobei das endokrine System (Hormonsystem) und das Nervensystem eine extreme physiologische Zustandsform erzeugen, die subjektiv als Angst, Furcht oder Schrecken empfunden wird. Dann habe ich das von Heymer zitierte Maus-Beispiel aufgeführt und den Vorschlag gemacht, zwischen „Angst“ und „Furcht“ zu unterscheiden. Diese Differenzierung findet sich später auch (vielleicht übernommen) in der medizinischen Literatur wieder, beispielsweise in dem Lehrbuch „Neurologie und Psychiatrie“, (2. Auflage 1980) von Seidel, Schulze und Göllnitz: „*Angst gehört zur Gruppe der phylogenetisch alten Lebensschutzinstinkte. Wir sprechen von Angst, wenn das Objekt des Unbehagens nicht bewußt ist oder wenn keine Möglichkeit besteht, die Gefahr abzuwenden. Furcht dagegen bedeutet, daß der Mensch das Gefahrenmoment erkennt und auch Wege zur Abwehr sucht.*“

Nach alledem ist unübersehbar, dass mit der „Naturgeschichte der Angst“ ein Grenzgebiet angesprochen ist, das sich schwer in die etablierten Disziplinen einordnen lässt. Für den Menschen ist es ein Urerleben, das in allen Weltbildern und Kulturen tiefe Spuren hinterlassen hat.

In der Philosophie könnte das Jahr 1844 als Markstein eingesetzt werden, als der Däne Sören Kierkegaard ein Buch unter dem Titel „Der Begriff Angst“ veröffentlichte. Sie ist für ihn ein Grundphänomen des Menschseins, die Angst vor den eigenen Möglichkeiten der Selbstgestaltung und auch davor, immer erneut vor Entscheidungen zu stehen. Auch körperliche Grenzzustände können nach ihm Angst auslösen, wie zum Beispiel der Schwindel: „*Der, dessen Auge es widerfährt, in eine gähnende Tiefe hinunterzuschauen, wird schwindelig, aber was ist der Grund? Es ist ebenso sehr sein Auge wie der Abgrund … Solchermaßen ist die Angst der Schwindel der Freiheit, der aufsteigt, wenn der Geist die Synthesis setzen will und die Freiheit niederschaut auf ihre eigene Möglichkeit und die Endlichkeit sucht, sich daran zu halten. In diesem Schwindel sinkt die Freiheit zusammen*“. Das hat in unserem Jahrhundert Heidegger wieder aufgegriffen. Das „In-der-Welt-Sein“ des Daseins als Grund für diese Angst: Der Mensch ist sich selbst ausgeliefert, er hat Angst vor der „Freiheit zum Tode“. Bei Sartre wird daraus die Angst, die aus dem Bewußtsein der Freiheit resultiert.

Diese jüngere Entwicklung ist sicher auch von der Psychoanalyse und der Tiefenpsychologie beeinflußt worden (vgl. Riemann 1997), sie beziehen sich jedoch ausschließlich auf den Menschen; erst in ihren philosophischen Wurzeln und Deutungen wird die Frage nach der „Natur der Angst“ berührt. Freud hat den Begriff „Angst“ 1894 in die Psychologie und Medizin eingeführt, als er die Angstneurose als ein Syndrom beschrieb. Dabei legte er Wert auf die Abgrenzung gegenüber der „Neurasthenie“, dem Erschöpfungssyndrom mit vegetativen Fehlregulationen.

Heute spricht der Mediziner von einer „Angstneurose“ als spontane Angst: Panikattacke, Panikstörung und verallgemeinerndes Angstsyndrom, wobei der Begriff „Panikstörung“ sich weitgehend mit den Kriterien der „Angstneurose“ bei Freud deckt (vgl. Strian 1998). Freud deutete sie anfangs als eine Folge unterdrückter somatischer sexueller Spannungen, ein Konzept, das er später (1936) verallgemeinerte: Angst als Signal für Gefahr. Dabei unterschied er zwischen „objektiver Angst“, die er auch als Furcht oder „Realangst“ bezeichnete, ausgelöst durch äußere Gefahr, sowie „neurotischer Angst“ bei Gefahr aus der Innenwelt. Unter solchen Bedingungen einer Panikattacke erleben sich die Menschen als Persönlichkeit verfremdet („depersonalisiert“), und auch die Umwelt erscheint „derealisiert“ und damit wirklichkeitsfremd. Ähnlich hat auch May (1950) Angst definiert als *„die Vorstellung, daß durch Bedrohung bis zu einem gewissen Grad die ‘Stützen’ des Individuums beseitigt wurden, die wesentlich für seine Existenz als Persönlichkeit sind.*“ In der heutigen klinischen Betrachtung des Phänomens „Angst“ werden noch weitere Formen auf der Ebene der „Primärängste“ unterschieden. Das will ja wohl heißen, dass es sich um tief in der Stammesgeschichte des Menschen verankerte Vorgänge handelt. Damit ist die „Natur der Angst“ angesprochen. Dazu gehören die „phobischen Ängste“, die durch äußere Bedingungen in der Umwelt (Objekte, Situationen) ausgelöst werden. Eine weitere wichtige Gruppe bezieht sich auf die soziale Umwelt und die darin eingeschlossene Kommunikation („Kommunikationsphobien“), die das Sexualverhalten und das Sozialverhalten gegenüber Menschenansammlungen und Öffentlichkeit („Agoraphobie“) betreffen, oder auch gestörte zwischenmenschliche Kommunikation durch starke Selbstunsicherheit („Sozialphobie“). Eine weitere Sondergruppe sind „Leistungsphobien“ wie Schulverweigerung, Prüfungsängste oder Arbeitsphobien. Biologisch vermutlich tief verwurzelt sind Ängste um die körperliche individuelle Integrität, in der Medizin beispielsweise belastende diagnostische und therapeutische Eingriffe (vgl. Strian 1998). Was bewirkt allein der Satz eines Arztes: „Sie haben eine Geschwulst“. Die sich aus einer solchen Information ableitenden Folgeängste bei psychischen und körperlichen Grunderkrankungen werden als „Sekundärängste“ zusammengefasst (Strian 1998). Eine besondere Bedeutung hat dabei die endogene Depression, womit die „existentielle Angst“ oder „Freilegung der Urängste“ gemeint ist (Strian 1998). Hierzu rechnet man auch die „Todesangst“, die sich auf lebensgefährdende Situationen bezieht, nicht aber auf den natürlichen Tod, von dem Freud sagte: „*Tod ist ein abstrakter Begriff von negativem Inhalt, für den eine unbewußte Entsprechung nicht zu finden ist.*“

In diesem Zusammenhang gibt es eine interessante Hypothese zur Erklärung des für den Menschen so typischen Zusammenhangs zwischen Vorstellungen oder Ideen und Affekten, die „Affektlogik“ von L. Ciompi (1997). Er hat sie im Doppelsinn definiert als „Logik der Affekte“ und als „Affektivität der Logik“: „*Es ergibt sich aus dem zentralen Ausgangspostulat der affektlogischen Theorie, wonach emotionale und kognitive Komponenten – oder Fühlen und Denken, Affekte und Logik – in sämtlichen psychischen Leistungen untrennbar miteinander verbunden sind und gesetzmäßig zusammenwirken.*“ Es sei für Tiere und Menschen „*gleichermaßen lebenswichtig, zusammen mit rein kognitiven Kennzeichen … auch Angst- und Lustgefühle im Gedächtnis zu behalten, die mit drohenden Gefahrenquellen oder mit Orten verbunden sind, die Nahrung oder Schutz bieten.*“ Ciompi schließt also auch „Tiere“ mit ein, und denkt dabei gewiss nicht an Insekten oder Fische, sondern an uns stammesgeschichtlich nahe stehende Säugetiere.

Fassen wir zusammen: Der Begriff „Angst“ stammt aus der Umgangssprache und beschreibt eine menschliche Zustandsform; er wurde auch in die Psychologie übernommen und bei deren Ausweitung auf die Tiere in der Tierpsychologie zunächst in Verbindung mit dem Begriff „Seele“ gebracht, so dass seine Anwendung davon abhängig gemacht wurde, ob Tieren eine „Seele“ zugesprochen wird oder nicht. In der vergleichenden Psychologie, Mensch und Tiere einschließend, wurde „Angst“ als Gefühl oder Affekt bezeichnet, häufig gleichsinnig mit „Furcht“ und in enger Beziehung zum „Schreck“ oder „Erschrecken“. Allerdings ist nicht zu übersehen, dass „Psychologie“ genau genommen „Seelenlehre“ heißt, sich aber der Begriff

„Seele" in der Wissenschaft kaum finden lässt. Er wurde längst durch einen anderen verdrängt, und dieser heißt „Bewusstsein". Er wird heute mit wissenschaftlich überprüfbaren Fragestellungen untersucht (vgl. Pöppel 1985, Hayward 1990, Guttmann/Langer 1992, Nørretranders 1994). Mariam Stamp Dawkins (1994) hat diese aktuelle Diskussion auch auf die Tiere ausgedehnt. Für sie ist jedoch klar, dass Verhaltenserhebungen zur objektiven Kennzeichnung dieses emotionalen Zustandes bei Tieren gehören, und sie fügt hinzu: „*Wenn wir die Gefühle anderer Lebewesen sicher erkennen wollen, tun wir … gut daran, über bestimmtes, artspezifisches Verhalten hinauszuschauen – denn dieses kann es einer Art ausgesprochen schwer machen, eine andere zu verstehen – und uns allgemeineren Vorstellungen darüber zuzuwenden, was Gefühle sind und wie sie sich ausdrücken. Für uns ist einer der entscheidendsten Aspekte einer Gefühlserregung, daß sie uns etwas bedeutet.*" Sie hält Beobachtungen und Versuche für erforderlich, um herauszufinden, was Tiere bei ihrem Verhalten bewegt, sowohl in der Umgebung als auch in ihnen. Wenn wir unsere eigenen menschlichen Erfahrungen nutzen wollen, um tierisches Verhalten zu erklären, dann sollte dabei unser gegenwärtiges Wissen über den Verwandtschaftsgrad bestimmter Tierarten mit dem Menschen eine Hilfe sein. Wir können Bedeutungen mit Worten beschreiben. Diese Kenntnis erlaubt die Hypothese: Je höher der Verwandtschaftsgrad, desto größer die Wahrscheinlichkeit, dass übereinstimmenden Erscheinungsformen des Verhaltens, physiologische Parameter eingeschlossen, ein gleicher emotionaler Zustand zugrunde liegt. Das lässt sich auf Grund der bereits angesprochenen Unterscheidung zwischen „Angst" und „Furcht" noch genauer formulieren: da Furcht über arttypische Verhaltensmuster abgebaut wird, sollten die beobachtbaren Verhaltensweisen und ihr Umweltbezug wichtige Hinweise für die Diagnose „Furcht" liefern. Im Falle der „Angst" trifft dies nicht zu, denn sie tritt ja auf, wenn kein Verhalten verfügbar ist, um einer Gefahr oder Belastung zu entgehen: Hier müssten daher physiologische Vorgänge, wie Atemrhythmus, Herzfrequenz, Hautwiderstand, Zittern, Sekretionen der Schweißdrüsen, Pupillenerweiterung die Annahme stützen, dass diese Vorgänge Folge eines Zustandes sind, den wir als „Angst" bezeichnen.

Dies hat auch Romanes (1886) bereits angesprochen, wobei er sich direkt auf Darwin (1873) berief: „*Der Ausdruck von Furcht oder Leidenschaft umfaßt bei einem Hund eine ebenso deutliche und komplexe Reihe neuromuskulärer Abläufe wie beim Ausdruck ähnlicher Gefühle durch einen Menschen.*" Bei Darwin selbst finden sich (in der deutschen Übersetzung von Carus 1874) folgende Aussagen: „*Furcht, Schrecken. – Das Wort ‘Furcht’ (und das englische fear) scheint von dem abgeleitet zu sein, was plötzlich und gefährlich ist; und das Wort terror (lateinisch und englisch, deutsch: Schrecken) von dem Zittern der Stimmorgane und des Körpers. Ich gebrauche das Wort ‘terror’ für die äußerste Furcht … Eines der am besten ausgesprochenen Symptome ist das Erzittern aller Muskeln des Körpers; dies zeigt sich häufig zuerst an den Lippen. Aus dieser Ursache und wegen der Trockenheit des Mundes wird die Stimme heiser und unbestimmt oder kann auch gänzlich versagen … In dem Maasse, wie sich Furcht zu einer Seelenangst des Schreckens (oder äusserster Furcht) vergrössert, sehen wir, wie bei allen heftigen Gemüthserregungen, verschiedenartige Resultate. Das Herz schlägt stürmisch oder versagt ganz zu fungieren und es tritt Ohnmacht ein; es ist Todtenblässe vorhanden; das Athmen ist beschwerlich; die Nasenflügel sind weit ausgedehnt … Der Angabe nach werden die Pupillen enorm erweitert. Alle Muskeln des Körpers können steif oder in convulsivische* (krampfartige) *Bewegungen versetzt werden. Die Hände sind abwechselnd geballt und wieder geöffnet, häufig mit einer zuckenden Bewegung. Die Arme können vorgestreckt sein, als wollten sie irgendeine fürchterliche Gefahr abwenden, oder wild über den Kopf geworfen werden … Wenn die Furcht auf den höchsten Gipfel steigt, dann wird der fürchterliche Schrei des Entsetzens gehört. Grosse Schweisstropfen stehen auf der Haut. Alle Muskeln des Körpers werden erschlafft. Das äusserste Gesunkensein aller Kräfte folgt bald und die Geisteskräfte versagen thätig zu sein. Die Eingeweide werden afficirt* (ergriffen). *Die Schliessmuskeln hören auf zu wirken und halten den Inhalt der Körperhöhlen nicht länger zurück.*“. Es ist schon faszinierend zu lesen wie Darwin seine Aussagen begründet hat (seine Darstellung zum Thema „Furcht“ umfasst rund 18 Seiten); leider wird er weit häufiger zitiert als gelesen. Sein Text enthält noch einen weiteren wichtigen Hinweis, der sich auf das Aufrichten der Körperhaare bezieht, das auch beim Menschen in solchen Situationen auftritt: „*In Bezug auf das unwillkürliche Sträuben des Haares haben wir guten Grund zu der Annahme, dass, was die Thiere betrifft, dieser Act, wie er auch ursprünglich entstanden sein mag, in Verbindung mit gewissen willkürlichen Bewegungen dazu dient, dieselben ihren Feinden schrecklich erscheinen zu lassen; und da dieselben unwillkürlichen und willkürlichen Bewegungen von Thieren ausgeführt werden, welche mit dem Menschen nahe verwandt sind, so werden wir zu der Annahme geführt, dass der Mensch durch Vererbung ein jetzt nutzlos gewordenes Überbleibsel derselben beibehalten hat.*“

Darwin beschreibt die Vorgänge, die sich beobachten lassen; die Frage nach dem subjektiven Empfinden bei Tieren lässt er offen. Das ist bis heute so geblieben. Der Zoologe und experimentell arbeitende Biologe und Naturwissenschaftler Donald Griffin stellt fest, dass Begriffe wie „Geist“, „freier Wille“ oder „Bewusstsein“ für Biologen „Tabus“ sind, für ihn jedoch nicht. Interessant ist seine Unterscheidung von „Affekt“ und „Gefühl“, wobei er Affekt eher im Sinne von Erregung meint, während zur Klasse der „Gefühle“ auch die „Angst“ gehört. Persönlichkeiten der Wissenschaft, die sich mit dem „Bewusstsein“ systematisch befassen – wie Marian Stamp Dawkins – sind noch immer „outsider“. Griffin (1981, 1984) hat sich mit der Frage „Bewusstsein bei Tieren“ intensiv auseinander gesetzt und, der kontroversen Natur seiner Überlegungen wohl bewusst, Beispiele besonders im Bereich der Kommunikation zusammengestellt und kritisch erörtert (vgl. auch Schleidt 1992). Er sieht eine wichtige Verknüpfung mit der Sprache und versucht durch Beispiele zu belegen, dass Bewusstsein auch als „erweiterte Wahrnehmung“ definiert werden kann.

Damit ist die Gesamtheit des Informationswechsels zwischen Organismus und Umwelt angesprochen, der wissenschaftsgeschichtlich einen Vorläuferbegriff hatte, die „Reizbarkeit“. Bereits der englische Anatom und Physiologe Francis Glisson (1597–1677) wollte mit der „Reizbarkeitstheorie“ eine fundamentale Fähigkeit des Organismus erfassen. Albrecht von Haller, der in Bern lebte (1708–1777) und auch als Dichter bekannt wurde, entwickelte dann 1757–1766 eine physiologische Theorie über Sensibilität und Irritabilität:

Sensibilität bezeichnet er als Fähigkeit, Nerveneindrücke und Vorstellungen zu erhalten, Irritabilität als die Fähigkeit, sich auf Reize zusammenzuziehen und Bewegungen hervorzubringen.

Das ist gewisssermaßen der wissenschaftliche Hintergrund für den Begriff „Informationswechsel“, den ich eingeführt habe (Tembrock 1969, 1971), d. h. die Bildung, Speicherung und Weitergabe von Information. Die Bezeichnung ergänzt die von Max Hartmann verwendeten Begriffe „Formwechsel“ und „Stoffwechsel“. Pflanzen brauchen Licht zum Leben, Tiere sichern ihren Stoffwechsel über andere Organismen, und alle Lebewesen müssen sich in Raum und Zeit orientieren und wie auch immer auf „Reize“ reagieren: Informationswechsel muss schon bei den urtürmlichsten Lebewesen wie Bakterien die Stoffaufnahme und andere Beziehungen zur Umwelt sichern. Dass die Geschichte der Lebewesen ein immer weiter ausgestaltetes „Bewusstsein“ hervorgebracht hat, ist mit dem Informationswechsel untrennbar verbunden. Wenn wir „Angst“ als ein „Gefühl“ bezeichnen, und dieses wiederum Bewußtsein voraussetzt, dann wird der „Informationswechsel“ zu einem zentralen Begriff. Der Informationswechsel könnte vielleicht einmal bei den einzelligen Organismen so begonnen haben: Ein Antrieb zur Nahrungsaufnahme setzt Bewegung in Gang, bis durch „Versuch und Irrtum“ Nährstoffe über auslösende Reize gefunden und aufgenommen werden. Diesen ganzen Vorgang nennen wir „Aktualgenese“. Die „Endhandlung“ ist die Nahrungsaufnahme, die sich im „Kontaktfeld“ mit dem Zielobjekt (Nahrung) vollzieht, und – wenn hinreichend – die Motivation löscht. Über ein assoziatives Lernen, bei dem wichtige Bedingungen verknüpft werden, könnten im Wahrnehmungbereich (= Nahfeld) Bedingungen erkannt werden, die Anwesenheit von Nahrung signalisieren. Aus verschiedenen Umwelteigenschaften mussten sie ausgewählt (diskriminiert) werden, was Bewertung und Entscheidung voraussetzt. Wenn diese Voraussetzungen gegeben sind, kann der Organismus bei Hunger auf Suche nach bestimmter Nahrung gehen; das fördert Wissenserwerb für „Suchstrategien“. Solange noch keine aktuellen Informationen Anwesenheit des gesuchten Objektes signalisieren, befindet er sich – bezogen auf dieses Objekt – noch im Distanzfeld (Abb. 1). Um das alles zu leisten, sind gut entwickelte Nervensysteme erforderlich; aber nun sind Umwelteigenschaften als Wissen im Organismus gegenwärtig, oft als Kombination von angeborenem (also phylogenetisch erworbenen) und individuell angeeigneten Wissen. Daraus lassen sich die drei Ebenen der Verhaltensorganisation ableiten, die nach diesen Überlegungen auch mit der „Geschichte des Bewusstseins“ verbunden sind, und sich auch in der kindlichen Entwicklung wiederholen:

1. Die „prozessuale“ oder „prozedurale“ Ebene mit der unmittelbaren Umsetzung des Verhaltens im „funktionellen Zielbereich“, wenn etwa ein Bau gegraben wird. Der Schweizer Forscher Piaget bezeichnet den entsprechenden Entwicklungsabschnitt beim Kind als „sensumotorische Phase“ der Entwicklung. Das Verhalten setzt sich im physischen Kontakt mit den Zielobjekten um: daher bezeichnen wir diesen Umweltbezug als „Kontaktfeld des Verhaltens“; beim Kind meinen wir wortwörtlich das körperliche „Begreifen“ der „Welt“ mit Händen und Füßen. Das verbindet sich auch mit einer „sensorischen Kontrolle“; über Tasten, Beriechen, Betrachten werden Informationen gewonnen.
2. die diskriminatorische operationelle Ebene, bei Piaget die Phase der konkreten Operationen mit Eigenwahrnehmung und verbunden mit ei-

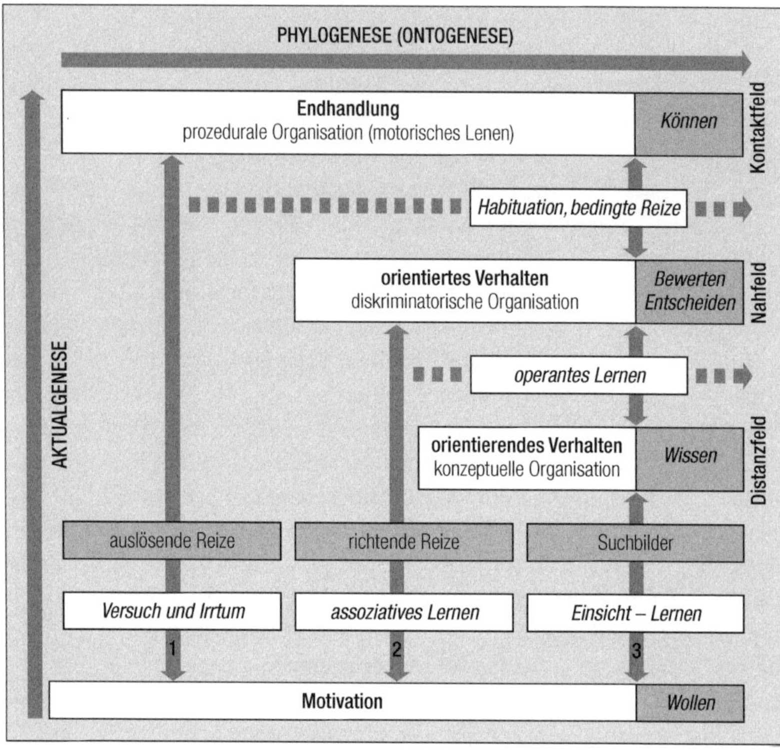

Abb. 1: Versuch einer Darstellung der Evolution des Verhaltens über drei Stufen. Verhalten wird als Interaktion des Organismus mit der Umwelt definiert, die dazu dient, die individuelle Existenz (Entwicklung) und die Generationenfolge zu sichern. Die „Interaktion“ wird von einem inneren Zustand (Motivation) angetrieben und beendet („Endhandlung“), wenn die Funktion erfüllt ist, beispielsweise die Nahrungsaufnahme. Der Begriff „Aktualgenese“ bezeichnet die jeweilige aktuelle Umsetzung einer Motivation, verbunden mit Informationen über Eigenschaften der Umwelt und Bewegungsmuster (Motorik) sowie bei Kontakt mit dem „Funktionsobjekt“ (im Beispiel: Nahrung) mit speziellen Verhaltensweisen (als objektbezogenes „Prozedere“), das für jede Art genetisch determiniert ist, und je nach Art durch Lernen „verbessert“ werden kann (motorisches Lernen); diese Eigenschaften werden als „Können“ zusammengefasst. Stufe 1 dieser Interaktionen – schon bei Bakterien nachgewiesen – beruht auf „Versuch und Irrtum“ bis die Informationen über auslösende Reize verfügbar sind, die zur Auslösung der Endhandlung führen. Dabei können als Umweltanpassungen „Habituation“ (Gewöhnung) und bedingte Reaktionen (= „bedingte Reflexe“) zustande kommen. Wir bezeichnen diesen vom Verhalten vorgegebenen Umweltbereich als „Kontaktfeld“.

ner bestimmten Situation. Biologisch und erkenntnistheoretisch handelt es sich hier nach unserer Definition um das Nahfeld des Verhaltens (= Wahrnehmung von Umwelteigenschaften), und damit das „sinnliche Begreifen“ der Umwelt, das Erkennen und Unterscheiden von Objekten oder Eigenschaften voraussetzt, die bereits im direkten Kontakt kennen gelernt und bewertet wurden.

3. die konzeptionelle Ebene, bei Piaget die Phase der formalen Operationen („*über die Gegenwart hinaus*“), von uns als Distanzfeld definiert, also nicht im aktuellen Wahrnehmungsbereich: Das Kind weiß, dass es einen Ball gibt, obwohl er weder in Reich- noch in Sichtweite ist. Vielleicht sagt es „Balla“, um ihn zu bekommen.

Versuchen wir, aus diesen Überlegungen in Verbindung mit Abbildung 1 zum Thema „Bewusstsein“ folgende Hypothesen abzuleiten: Suchbilder sind ohne Gedächtnis und Vorstellung von Etwas nicht möglich. Suchbilder erzeugen eine selektive Form der Wahrnehmung, oder psychologisch umschrieben: Wahrnehmung verbindet sich mit „Aufmerksamkeit“, und Be-

(Fortsetzung Abbildungsunterschrift 1):

Bei Stufe 2 verfügt der Organismus über Sinnesorgane, die es ihm erlauben, ohne physischen Kontakt mit dem (gesuchten) Objekt Informationen zu gewinnen, die eine Objekterkennung ermöglichen und vielleicht auch bestimmte Begleiterscheinungen wie Geräusche in die Orientierung, Bewertung und Entscheidung einzubeziehen („assoziatives Lernen“) und diese für die Ausrichtung auf das gewählte Zielobjekt zu nutzen: das orientierte Verhalten geht jetzt der Endhandlung voraus; „diskriminatorische Organisation“ beschreibt die Fähigkeit, Unterscheidungen zwischen Objekten zu ermöglichen. Über operantes Lernen können neue Verhaltensmuster zustande kommen. Das orientierte Verhalten vollzieht sich im „Nahfeld“, definiert als Bereich der aktuellen Wahrnehmung durch die äußeren Sinnesorgane. Bei Stufe 3 schließlich ist ein „Wissen“ verfügbar, das ohne neue Informationen aus der Umwelt ein Konzept für die Umsetzung der Motivation ermöglicht (beispielsweise als Suche nach einem bestimmten Zielobjekt oder -bereich): Beispiel: Eine Kohlmeise kehrt mit Nahrung zum Nest zurück, das nicht im Bereich der aktuellen Sinneswahrnehmung liegt (Distanzfeld), und wählt dazu einen ganz bestimmten Weg, um den Ort möglichen „Feinden“ nicht zu verraten. Auf dieser Stufe kann „Einsicht-Lernen“ eine neue Qualität des orientierenden Verhaltens schaffen, und die konzeptuelle Verhaltensorganisation fordert neue kognitive Eigenschaften, die schließlich beim Menschen zur gesamten Verlagerung der Verhaltensumsetzung „nach innen“ führen: durch Denken entstehen „virtuelle Weltbilder“. Die 3 Stufen wurden in der Stammesgeschichte (Phylogenese) durchlaufen und werden in der Ontogenese in artspezifischer Weise wiederholt.

wusstsein setzt Aufmerksamkeit voraus. Denken verlagert die Aktualgenese des Verhaltens „nach innen“.

Das alles könnte bedeuten, dass Bewusstsein unabhängig von bewusster Selbstwahrnehmung definiert werden kann und durch Informationen erlangt wird, die im aktuellen Verhalten nur latent enthalten sind und nach einem Vorschlag von Nørretranders als „Exformation“ bezeichnet werden, wenn sie Voraussetzung für den aktuellen Verhaltensvollzug sind (Abb. 2). Wenn bei einem Menschen das Wort „Chemotherapie“ Ängste auslöst, so ist eine bestimmte „Exformation“ Voraussetzung dafür, denn der Begriff „Chemotherapie“ bezeichnet lediglich, dass eine Behandlung mit chemischen Mitteln vorgesehen ist. Exformation kann auch als angeborenes Wissen Voraussetzung für ein Verhalten sein: Wenn ein kreisender Greifvogel bei einem Bodenbewohner Flucht auslöst, ist nicht die aktuelle Information der Auslöser des Verhaltens, sondern das durch die Information aktivierte Wissen (die Exformation) über die Bedeutung dieser Information. Dies hat übrigens auch Darwin (1871) angesprochen: „*Können wir sicher sein, daß ein alter Hund mit ausgezeichnetem Gedächtnis und einiger Vorstellungskraft sich nicht des früheren Vergnügens einer Jagd erinnert, wie man aus seinen Träumen sehen kann? Dies wäre eine Art Bewußtsein.*“ Träume bringen Exformation ins Bewusstsein. Sie kann aber auch verloren gehen, wie bei Patienten mit Schizophrenie. Wenn ihnen gesagt wird, dass sie „mit den Füssen auf dem Boden bleiben sollen“, dann nehmen sie die Information wörtlich und bleiben abends auf der Bettkante sitzen, um die Füsse am Boden zu haben.

Jetzt wagen wir die Hypothese, dass „Angst“ Bewusstsein voraussetzt, Bewusstsein aber durch Exformation gekennzeichnet ist. Das wäre eine Begründung für die Existenz von Verhaltensvorgängen, die auch bei bester Kenntnis der aktuellen Information einen daraus nicht ableitbaren Rest enthalten. Wenn drei Personen den Namen „Otto von Bismarck“ nennen, stehen jeweils dahinter ganz verschiedene Exformationen (das individuelle „Vorwissen“, verknüpft mit emotionalen „Besetzungen“), die auch den Sprechern bei der Namensnennung nicht „bewusst“ sind, oft nur auf „Umwegen“ erfragt werden können, teilweise aber konkret gar nicht verfügbar sind, also „unterbewusst“ bleiben. Dazu können von Eltern im kindlichen Alter übernommene Einstellungen und Auffassungen gehören. Schlichter gesagt: auch für den Naturwissenschaftler und Verhaltensbiologen gibt es vielleicht bestimmte Phänomene des Bewusstseins, die in Rechnung zu stellen sind, wenn wir mit psychologischen Begriffen wie „Angst“ umge-

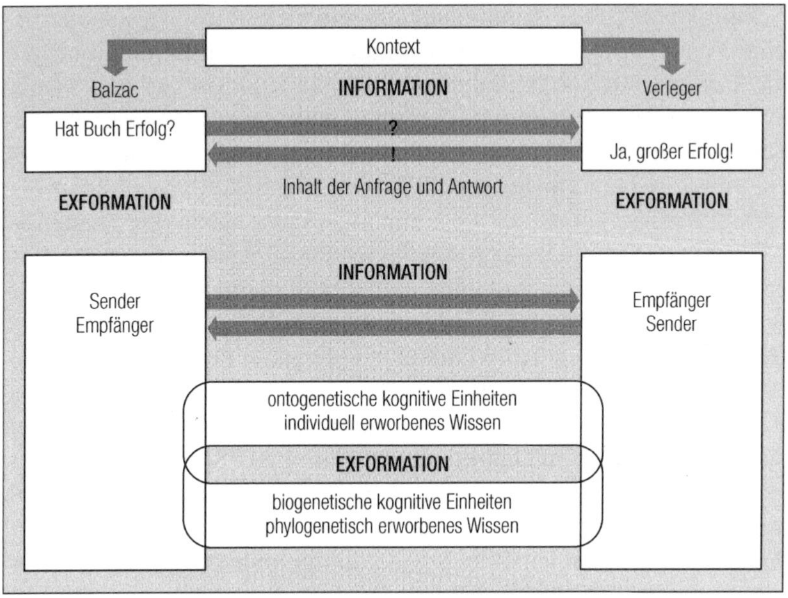

Abb. 2: „Exformation" als „Hintergrund-Information" (in Anlehnung an Nørretranderts 1994), die einer real übertragenen Information erst ihre spezifische Bedeutung verleiht. (Oben) Balzac schickt eine Karte mit Fragezeichen an seinen Verleger, der mit einem Ausrufungszeichen antwortet. Durch den Kontext (neues Manuskript gedruckt und als Buch ausgeliefert) genügen die beiden Symbole als Information, um die relevante Exformation zu aktivieren. (Unten) Verallgemeinerung dieses Prinzips in der organismischen Kommunikation (Einzelheiten im Text). Wenn ein Vogel auf Warnlaute (übertragene Information) reagiert, wird „angeborenes Wissen" aktiviert und entsprechend reagiert. Wenn ein Eichelhäher Warnlaute beim Anblick einer Katze äußert, kann die Amsel über individuell erworbenes „Wissen" ebenfalls reagieren, den Grund für die Laute suchen und selbst mit arteigenen Warnlauten die Gefahr signalisieren.

hen. Das könnte sich nach den vorstehenden Überlegungen mit der Hypothese verbinden: „Exformation ist ein Kriterium des Bewusstseins". Wenn eine grüne Meerkatze bei einem bestimmten Warnlaut, den ein Artgenosse äußert, nach oben schaut, dann setzt dieses Verhalten voraus, dass der Laut die Exformation „Luftfeind = Adler" mobilisiert; dadurch wird das akustische Signal für die Meerkatze zu einer „Information", und nur für sie; wir Menschen erkennen diesen Zusammenhang erst durch entsprechende Untersuchungen.

Zurück zum Grund dieser Überlegungen: wir suchen Zugänge zum Begriff „Angst“. Ich gebe ein Stichwort: „Schmerz“, ein Signal, dass irgendwo im Körper etwas „nicht stimmt“ oder Schaden genommen hat. Sind es äußere Einwirkungen, ist es noch überschaubar, sind es Vorgänge im Körperinnern, entsteht im tiefsten Sinne des Wortes „Ungewissheit“. Der Weg zur Angst ist kurz. Der an der Universität Cambridge tätige Verhaltensbiologe Patrick Bateson hat 1991 zum Thema „Schmerz“ eine Studie veröffentlicht, die davon ausgeht, dass es in vielen Ländern gesetzliche Vorgaben gibt, die Strafen androhen, wenn Tiere durch Menschen Schmerz oder andere Leiden ertragen müssen. Wie aber können wir nachweisen, dass Tiere Schmerzen haben? Selbst bei Menschen bereitet es Schwierigkeiten, Schmerz und Leiden konkret definieren und bestimmen zu können. Das hängt nach Bateson damit zusammen, dass Evolution und Funktion subjektiver Gefühle im Dunkeln liegen. Trotz dieser Schwierigkeiten können aber Kriterien, die beim Menschen zur Bestimmung von Schmerzen verwendet werden, mit erheblichem Grad der Übereinstimmung auch auf Tiere übertragen werden. Dabei werden entsprechende Vorgänge und vergleichbares Verhalten herangezogen. Das Maß dieser Übereinstimmungen sinkt mit dem Verwandtschaftsgrad und der Komplexität der Organismen. Außerdem spielen Empathie und ethische Motive bei solchen Entscheidungen über das Leiden bei Tieren mit hinein. Diese Überlegungen lassen sich auf das Phänomen „Angst“ übertragen, die ebenfalls mit Schmerzen oder Leiden verbunden sein kann. „Stress“ und „Angst“ sind vergleichbare Phänomene. Dabei weist er darauf hin, dass nicht davon ausgegangen werden kann, dass Tiere keine Schmerzen fühlen können, bei denen kein Selbstbewusstsein nachgewiesen ist, und das sind nach seiner Meinung fast alle bis auf wenige Primaten. Dennoch gilt in der gesamten Evolution, dass Wahrnehmung von Schmerzen bei Tieren zum Bestandteil der Verhaltensorganisation schrittweise entwickelt wurde und entsprechende Rezeptoren sowie deren Informationen verarbeitende Nervensysteme voraussetzt. So können durch Verhalten Außenbedingungen gemieden werden, bei denen bereits Schmerzerfahrungen gesammelt wurden. Damit sind unsere menschlichen Erfahrungen angesprochen. Wir haben keine Schwierigkeit, den Laut eines Hundes, dem wir versehentlich auf einen Fuß getreten sind, richtig zu deuten. Aber kein Angler scheint irgendetwas mitzufühlen, wenn ein Fisch am Haken hängt. Auch die Fachwissenschaft hat damit erhebliche Probleme. Pitts (1994) vermutet, dass bei vergleichender Betrachtung des Zentralnervensystems und des Verhaltens bei allen Säugetieren, den meisten Vögeln sowie einigen Kriechtieren (Reptilien) und Fischen Bewusstsein und Schmerzwahrnehmung angenommen werden können, während für Lurche (Amphibien) ausreichende Daten dazu nicht verfügbar sind. Es gibt viele Gründe dafür, dass die meisten Nicht-Wirbeltiere Schmerz nicht wahrnehmen können; bei Kopffüßern – speziell *Octopus* – ist G. Pitts unsicher. Wir werden auf diesen Zusammenhang im letzten Kapitel noch einmal zurückkommen.

2 Angst aus neurobiologischer Sicht

Wir wissen nicht, wann in der Geschichte des Menschen zuerst ein Wort auftauchte, das den Zustand „Angst“ bezeichnete. Wir dürfen aber vermuten, dass es zu jener Zeit für den Menschen selbstverständlich war, seinem Hund diese Eigenschaft zuzuschreiben. Erst als die „Aufklärung“ forderte, unsere Aussagen über Wissen zu begründen, begannen die Schwierigkeiten und verschlungenen Wege des Erkenntnisgewinns, die wir gerade ein wenig nachzuvollziehen versucht haben. Was dabei heraus kam, erlaubt zunächst zwei Feststellungen. „Angst“ ist ein subjektiver Zustand des Menschen, den wir bei uns und anderen erleben können, weil er einen real erlebbaren und auch beobachtbaren Zustand des Menschen bezeichnet. Eine solche Definition wird auch als „Realdefinition“ bezeichnet, weil sie an der unmittelbar wahrgenommenen Wirklichkeit orientiert ist. Das unterscheidet sie von einer „Nominaldefinition“, die auf einem theoretischen Konzept beruht, wenn wir beispielsweise von einer „Neurose“ sprechen. Daraus ergibt sich, dass eine „Naturgeschichte der Angst“ eine biologische begründbare Nominaldefinition voraussetzt. Damit verbindet sich die zweite Überlegung: Unter welchen Voraussetzungen können wir unsere Realdefinition auch auf Tiere übertragen, oder setzt dies eine Nominaldefinition voraus? Wohl kaum, denn wenn unser Hund zittert, winselt und sich irgendwo verkriecht, zögern wir nicht zu sagen, dass er Angst hat. Doch wir geraten in Schwierigkeiten, wenn wir diese Feststellung begründen sollen. Deshalb wurden die Nominaldefinitionen „erfunden“, sie setzen Begründungen voraus. Auch dazu bietet unsere Alltagserfahrung mit anderen Menschen Argumente. Wenn wir behaupten: „Du bist krank“, dann können wir die Aussage auf Grund von „Symptomen“ beweisen, und dazu dient schon seit langem das Fieberthermometer.

Darwins genaue Beschreibung der Angstsymptome wurde bereits zitiert. Dahinter steht die Einsicht, dass Angst mit körperlichen Vorgängen verbunden ist. Wir können einem Menschen ansehen, ob er Angst hat, auch wenn er sie vielleicht nicht zugeben oder verbergen will. Daher kann man annehmen, dass bei Tieren, die uns im Körperbau nahe stehen, vergleichbare körperliche Symptome auf einem vergleichbaren inneren Zustand beruhen, der ein Zentralnervensystem, also ein Gehirn, voraussetzt. Das zwingt uns nun, auch diese erst durch die moderne Wissenschaft erschlossene Domäne, die oft unter dem Namen „Neurobiologie" zusammengefasst wird, etwas näher zu betrachten. Damit bietet sich – spätestens seit der Entwicklung experimenteller Verfahren zur Erfassung und Messung biologischer Vorgänge – ein echter wissenschaftlicher Zugang für Kenntnisse und Einsichten in die dem Erleben von „Angst" zugrunde liegenden Vorgänge. Hypothesen oder Theorien können geprüft, bestätigt oder widerlegt (falsifiziert) werden, und dies ist nach Karl Popper das wesentlichste Kriterium echter Wissenschaft, weil aus Theorien auch Voraussagen abgeleitet werden können, denn sie setzen Ursache-Wirkungs-Zusammenhänge voraus. Es gibt aber auch heute Konzepte, die sich einer wissenschaftlichen Überprüfung weitgehend entziehen, und dazu gehört der psychoanalytische Ansatz (vgl. Riemann 1997) für unbewusste psychische Vorgänge von grundlegender Bedeutung; die damit verbundenen Hypothesen sind faktisch nicht beweisbar oder widerlegbar, obwohl die Behandlungsverfahren, die aus den Hypothesen abgeleitet werden, durchaus wirkungsvoll sein können. Um dies zu verdeutlichen, seien die vier „Grundformen der Angst", die sich aus den Prämissen der Psychoanalyse ableiten, hier verkürzt (nach Riemann) aufgeführt:

- die Angst vor Ich-Verlust und Abhängigkeit ,
- die Angst vor Ungeborgenheit und Isolierung,
- die Angst vor Vergänglichkeit und Unsicherheit,
- die Angst vor Endgültigkeit und Unfreiheit.

Diese Formulierungen verdeutlichen den Kontrast zu den Prinzipien des wissenschaftlich begründeten Erkenntnisgewinns; sie schliessen eine Übertragung des derart gekennzeichneten Phänomens „Angst" auf tierische Lebewesen aus, denn diese Übertragung setzt überprüfbare Annahmen voraus. Doch werden gerade Versuchstiere verwendet, wenn wir die neurobiologischen Grundlagen der mit Angstzuständen des Menschen verbundenen Symptome untersuchen, wofür besonders im 20. Jahrhundert subtile Methoden entwickelt wurden (vgl. Birbaumer, Schmidt 1996, Ewert 1998, Güntürkün 1998). Sich auf diese Art der „Naturgeschichte der Angst" zu nähern, macht es unumgänglich, etwas tiefer in die Neurobiologie einzudringen, wenn wir nicht nur an der Oberfläche verbleiben wollen. (Ich möchte hier auf das Glossar verweisen, in dem die nicht ganz vermeidbaren Fachbegriffe der modernen Neurobiologie erläutert sind.) Um den

Weg dahin zu bahnen, müssen wir kurz von dem Zentralorgan unseres Verhaltens reden, dem Gehirn. Die Grundanlage des Wirbeltier-Gehirns besteht aus fünf Abschnitten, deren Hauptaufgaben mit der Wahrnehmung und ihrer Umsetzung in Bewegung verbunden sind. Der vorderste paarig angelegte Teil des Wirbeltiergehirns, das Vorderhirn, aus dem bei den Säugetieren das „Großhirn“ wird, stand zunächst vorrangig im Dienst der „chemischen Informationsverarbeitung“ über das Sinnesorgan „Nase“. Dieses äußere Sinnesorgan liegt bei allen Wirbeltieren am vorderen Körperpol, so dass es bei jeder Bewegung als Erstes mit den „chemischen Reizen“ aus der Umwelt in Berührung kommt. (Kleine Erinnerung: der ursprüngliche Lebensraum der Wirbeltiere war das Meer.) Die beiden anschließenden Gehirnabschnitte heißen Zwischen- und Mittelhirn. Sie verdanken ihre ursprüngliche Ausgestaltung den Augen, wobei nicht nur die paarigen Linsenaugen angelegt werden, deren Netzhaut aus Nervengewebe gebildet wird, sondern in der Scheitelregion noch ein unpaares lichtempfindliches Organ, auch „Scheitellauge“ genannt, das Licht nutzt, um neurochemische Vorgänge in Gang zu halten und auch dem Helldunkelwechsel anzupassen. Wichtige Regionen sind der Thalamus und der unten gelegene Hypothalamus, dem das zentrale neurohormonale Steuerungssystem anliegt, die Hypophyse, die vom Hypothalamus „kontrolliert“ wird. Das paarig angelegte Mittelhirn bildet zunächst die Zentren für die Verarbeitung der optischen Informationen, ist also für das Sehen verantwortlich; in seinem Dach wird die Umwelt Punkt für Punkt abgebildet. Hier laufen auch Informationen aus dem Hinterhirn (= „Kleinhirn“) und dem Nachhirn (= Verlängertes Rückenmark) ein, die vor allem für mechanische Informationen zuständig sind, verbunden mit dem dritten Sinnesbereich, der das Gleichgewicht kontrolliert, und mechanische „Reize“, akustische eingeschlossen, verarbeitet. Der Boden der drei letztgenannten Abschnitte, also Mittelhirn, Hinterhirn und Nachhirn, bildet eine funktionelle Einheit, den „Hirnstamm“, von dem aus „vegetative“ Funktionen, wie Herzschlag, Atmung, Stoffwechsel und Schlaf gesteuert werden, sowie Grundvorgänge der Bewegungs- und Körperhaltungskontrolle. Ein wichtiger Schritt in der Geschichte der Gehirnentwicklung bei den Wirbeltieren sei noch erwähnt: Mit der vollständigen Anpassung an das Leben auf dem Lande wurde bei den Reptilien im Bereich des Hirnstammes eine neue Struktur entwickelt, die als „Formatio reticularis“ bezeichnet wird, eine netzartige Verschaltung von Nervenzellen (Neuronen), mit der alle Nervenbahnen verknüpft sind, die zum Vorderhirn laufen oder von dort kommen. Diese Region ist für den Schlaf-Wachrhythmus mit verantwortlich und für den allgemeinen Wachheitsgrad, der auch als „Arousal“ bezeichnet wird. Hier üben Narkotika, Schlafmittel oder Psychopharmaka ihre Wirkungen aus. Diese Region ist bei den Reptilien, den Vögeln und den Säugetieren eine wichtige „Station“ für Informationen vom Körper zum Gehirn und umgekehrt. Damit darf sie aus neurobiologischer Sicht als ein Hirngebiet angesehen werden, das in der Evolution des Bewusstseins eine neue Qualität hervorgebracht hat. Ihr verdanken wir es in erster Linie, dass wir bei einer „Vollnarkose“ das „Bewusstsein verlieren“, denn gerichtete Aufmerksamkeit und Wachheit sind an dieses „Wecksystem“, die Formatio reticularis, geknüpft.

Was hier soeben beschrieben wurde, entstand auf der Stufe der Kriechtiere oder Reptilien, und man spricht auch vom „Reptiliengehirn“. Zu den Grundeigenschaften dieses Gehirns gehören die Steuerung der elementaren physiologischen Funktionen, wie Atmung, Herzschlag, Blutdruck, sowie die Koordination von Wahrnehmung und Bewegung als umweltbezogenes Verhalten auf der Grundlage phylogenetisch erworbenen Wissens und Könnens, früher auch als „Instinktverhalten“ zusammengefasst. Wenn wir die Signalbewegungen von Leguanen filmen, lässt sich eine artgemäße Ausführung dieser rhythmischen Rumpf-Kopfbewegungen nachweisen. Davon haben die Vögel viel von den Reptilien in ihrer Verhaltensorganisation übernommen. Die in hohem Maße regelhaft verlaufenden Balzbewegungen der Enten sind ein eindrucksvolles Beispiel, das durch die grundlegenden Untersuchungen von Oskar Heinroth wesentlich zur Entwicklung der „Ethologie“ als vergleichender Verhaltensforschung beigetragen hat. Ganz anders die Säugetiere, die im frühen Erdmittelalter vor etwa 220 Millionen Jahren aus den Reptilien hervorgingen, die damals alle großen Lebensräume beherrschten. Die Säugetiere mussten sich daher neue Bedingungen schaffen für ihre Umweltbeziehungen. Dazu gehörten die Brutpflege mit einer einzigartigen Form der Mutter-Kind-Bindung, die „Warmblütigkeit“ (Endothermie), sowie die Umkonstruktion des Zentralnervensystems zugunsten „offener Programme“, und das heißt: der Lernfähigkeit. Das verband sich – sehr grob gesprochen – mit zwei Schritten der Veränderung des Gehirns:

Erstens wurden im vorderen Hirnbereich wesentliche Teile des alten „Riechhirns“ (Vorderhirn) zu einem komplexen das Vorderhirn randständig umsäumenden Gebiet umgewandelt, das dieser Lage nach als „limbisches System“ bezeichnet wird, immer noch in Verbindung mit dem Geruchssinnesorgan. Hier entwickelte sich eine „Intelligenz des Fühlens“

(Hampden-Turner 1993), und damit eine völlig neue Dimension emotionalen Verhaltens. Übrigens können wir dieses unschwer nachempfinden, denn allein der Geruchssinn unter unseren großen Sinnesorganen liefert primär keine konkreten Informationen, sondern ein emotionales Erleben. Zentrale Funktionen kommen dabei den limbischen Rindengebieten im Vorderhirn zu, und unter diesen besonders dem Mandelkern (Corpus amygdaloideum = Amygdala). Alle großen Sinnesbereiche sind damit verbunden, also Riechen, Schmecken, Hören und Sehen, aber auch allgemeine Körperempfindungen; sie alle können „Gefühle" hervorrufen. Elektrische Hirnreizungen des limbischen Systems können Emotionen wie Angst, Freude, Ärger oder Wut zur Folge haben.

Zweitens entstand bei den Säugetieren eine neue Form der Verhaltensorganisation im Zusammenhang mit der Bewegungssteuerung. Die Großhirnrinde, auch Pallium genannt, entwickelt sich bei den Säugetieren zu einer „Neuhirnrinde", die dann gewöhnlich als Neocortex bezeichnet wird und seine Oberfläche zunehmend durch Einfaltungen vergrößert. Sie verarbeitet jetzt die meisten Informationen und steuert über die Pyramidenbahn die Bewegungsabläufe (Abb. 3). Diese werden auch bei Säugetieren primär wie bei „niederen" Wirbeltieren von Zentren, die unter der Rinde liegen (subcortical), über genetische Vorgaben organisiert. Schaltet man bei einer Katze die Neuhirnrinde aus, kann man nur noch stereotype Bewegungsmuster auslösen. Die Neuhirnrinde gestaltet das Verhalten über die im Cortex gebildeten Informationen in Verbindung mit bereits gespeicherten Erfahrungen, ein komplexes Geschehen, das die Pyramidenbahnen als „Willkürmotorik" umsetzen; ihre Hauptstränge laufen (sich weitgehend überkreuzend) direkt zum Rückenmark. Zu den gespeicherten Erfahrungen können auch die emotionalen „Gewichtungen" der aktuellen Wahrnehmungen gehören, auch jene, die Angst erzeugen, weil der Organismus „nicht weiß, was er tun soll". An den emotionalen Vorgängen ist der bereits erwähnte Hypothalamus beteiligt. Er steuert ebenso den Antrieb zum Essen, den Antrieb zur Fortpflanzung, und vielleicht bei Konkurrenz um Nahrung oder Sexualpartner auch aggressive Motivationen, und er bringt dabei Emotionen ins Spiel. Diese werden von der Großhirnrinde kontrolliert und auf individuelle Weise – wenn nötig – gezügelt. Wenn diese Regionen versagen oder ausgeschaltet sind, geraten die Gefühle außer Kontrolle. Angstzustände und Panikattacken sowie schwere Belastungssyndrome können ebenfalls Folge eines zeitweisen Versagens der Großhirnrinden-Kontrolle sein. Versuche an Ratten haben gezeigt, dass in der

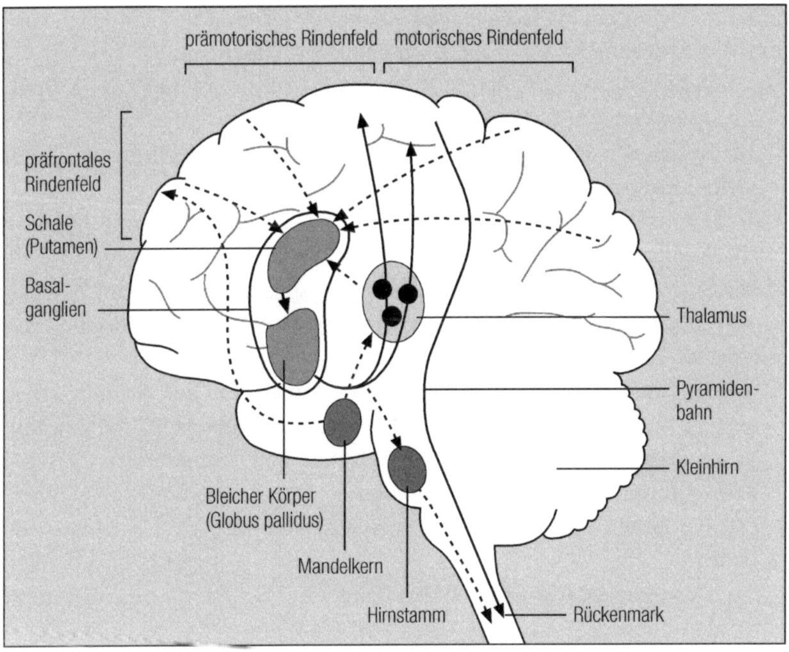

Abb. 3: Schematische Darstellung des (menschlichen) Gehirns im Zusammenhang mit der Steuerung der „Willkürmotorik". Die unter der Großhirnrinde liegenden Bereiche sind dunkel schraffiert. Besonders die Basalganglien des Zwischenhirns sind an der Durchführung einer „gewollten" Bewegung beteiligt. Die Pfeile deuten den Informationsfluss an. Die (unterbrochenen) Pfeile aus der Großhirnrinde liefern wichtige Informationen für die Vorbereitung der Bewegung, die unterbrochenen Pfeile zwischen den benannten Hirngebieten bezeichnen geringere Ströme, die ausgezogenen Pfeile die Hauptbahnen, die zu einer über die Pyramidenbahn in Gang gesetzten „Willkürbewegung" führen (in Anlehnung an Evarts 1988).

Stirnregion der Hirnrinde bestimmte Zentren erlernte Angstzustände (Reaktion auf einen Ton, weil damit ein elektrischer Schlag gekoppelt ist) nach einiger Zeit hemmen. Werden diese Regionen ausgeschaltet, bleibt die Angst erhalten (vgl. Davis 1999).

Der Mensch ist als Primat ein Säugetier. Damit gelten für ihn vergleichbare neurobiologische Voraussetzungen, wie sie hier kurz angesprochen wurden. Das berechtigt uns auch, die „Naturgeschichte der Angst" vergleichend zu betrachten. Der bereits erwähnte englische Verhaltensbiologe Bateson (1991) verweist auf acht Bedingungen beim Menschen sowie bei anderen Tieren, die nahelegen, dass sie bei den Tieren mit ähnlichen subjektiven Erfahrungen wie beim Menschen verbunden sind:

1. der Besitz von vergleichbaren Rezeptoren (Sinnesorganen) am Körper, die schädliche Wirkungen wahrnehmen,
2. der Besitz von Hirnstrukturen, die der menschlichen Hirnrinde (Neocortex) entsprechen,
3. der Besitz von Nervenbahnen, die Schmerzrezeptoren mit höheren Hirnstrukturen verbinden,
4. der Besitz von Rezeptoren für Opioid-Substanzen (Opiate) im Zentralnervensystem, speziell im Gehirn, wie das Morphin als Bestandteil des Opiums,
5. schmerzlindernde Mittel modifizieren Antworten auf Schmerzreize: nach entsprechenden Erfahrungen werden sie auch von Tieren gewählt,
6. Vermeiden oder Verringerung der Wirkung von Schmerzreizen auf den Körper durch bestimmte Reaktionen,
7. Das Verhalten zum Vermeiden von Schmerzreizen ist vergleichsweise „starr“,
8. die Tiere lernen, wie neutrale Ereignisse mit Schmerzreizen verknüpft werden können.

Zahlreiche Beobachtungen an Tieren, aber auch Untersuchungen im Labor bestätigen diese Übereinstimmungen: Es wurden drei individuelle Situationen untersucht, die mit dem subjektiven Erleben von Angst („Angstsyndrom“) verbunden sind:

- unerwartete Umweltereignisse, die noch nicht einschätzbare Folgen haben können: Schreckreaktion,
- Umwelteinwirkungen, die Schmerz hervorrufen,
- über den (individuellen) Normbereich hinausgehende Belastungsfaktoren: „Stress“.

Die moderne Forschung kennt beim Menschen die Hirngebiete bereits recht genau, die in besonderem Maße an den Zuständen beteiligt sind, die wir als „Angst“ erleben. Es sind eben jene, die wir im Grundaufbau der Gehirne der Säugetiere bereits geschildert haben. Eine zentrale Bedeutung für das Auftreten der Symptome, die beim Menschen subjektiv als Angst erfahren werden, hat bei den Säugetieren das „limbische System“. Das bedeutet, dass auch bei ihnen die „emotionale Gewichtung“ – positiv oder negativ, wie im Falle von Schmerz oder Angst – auf die Bildung von Erfahrungen Einfluss nimmt. Christiane Knechtel, die in Südafrika das Verhalten von Kaffernbüffeln untersucht, hat uns in einem Vortrag berichtet, dass

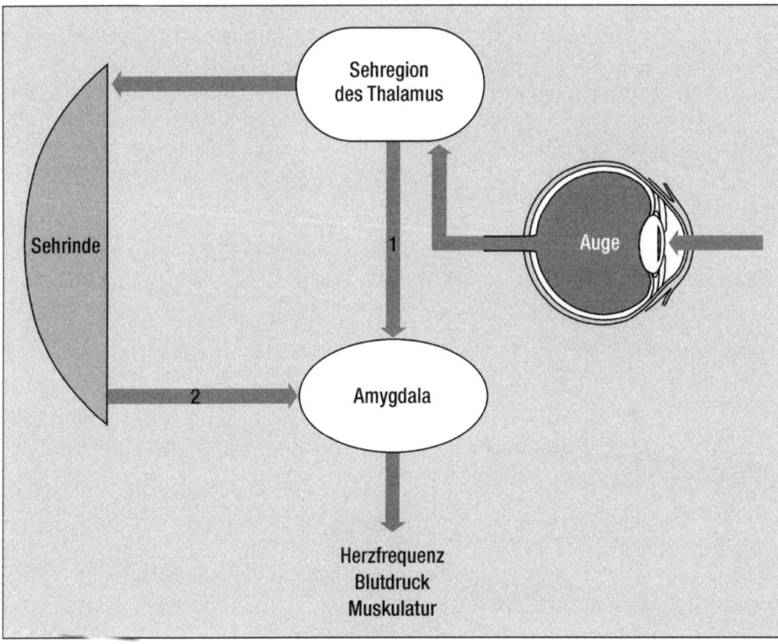

Abb. 4: Schematische Darstellung der Reizverarbeitung beim Anblick eines Ereignisses, das Erschrecken auslöst. Die Information vom Auge läuft einen kurzen Weg (1) über den Thalamus zum Mandelkern (Amygdala) sowie zugleich vom Thalamus zur Sehrinde im Großhirn, und von dort auf dem 2. Weg zum Mandelkern. Weg 1 führt zu der sofortigen Schreckreaktion, die reflexartig abläuft (und an die man sich später nicht erinnern kann); erst Weg 2 über die Hirnrinde sichert die weitere Verhaltenskontrolle der Folgen des wahrgenommenen Ereignisses. Der Thalamus ist ein Hauptteil des Zwischenhirns und wichtige Station der Verarbeitung von optischen Wahrnehmungen (umgezeichnet nach LeDoux 1998).

Löwen gezielt Tiere als Beute aussuchen, denen die Hörner abgebrochen sind, offensichtlich auf Grund schmerzhafter Erfahrungen. Die zum limbischen System gehörenden Mandelkerne (Amygdala) rufen beim Menschen wie auch bei den bisher untersuchten Säugetieren Emotionen hervor, wobei der zentrale Kern mit den Hirnstammgebieten verknüpft ist, die Herzfrequenz, Blutdruck und Atemfrequenz steuern: alle drei verändern ihre Eigenschaften bei Angstzuständen (vgl. Hüther 1997) (Abb. 4). Wenn also „aufregende" Meldungen aus verschiedenen Sinnesbereichen in dem präfrontalen Kortex eintreffen, der eine besondere Funktion bei der „Interpre-

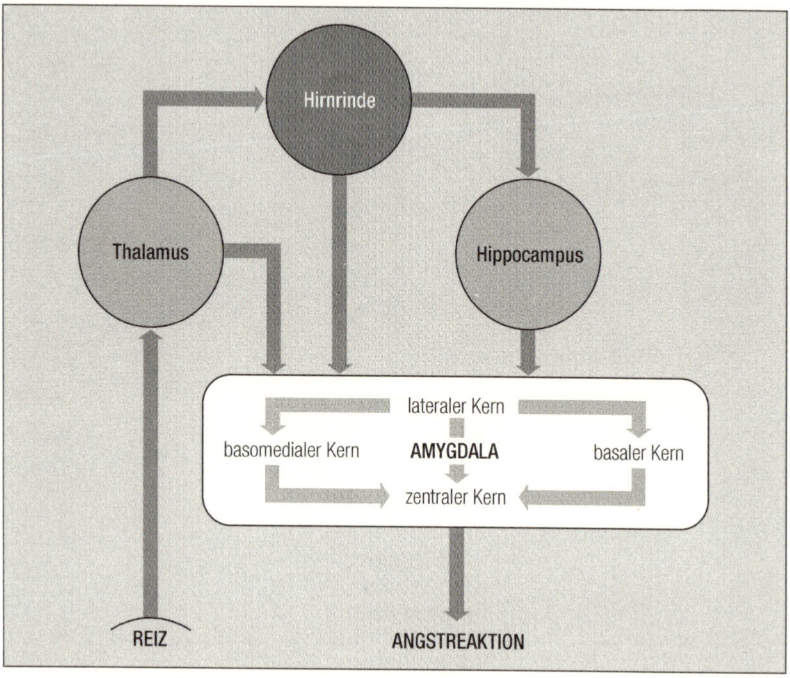

Abb. 5: Eine zentrale Bedeutung für Emotionen und damit auch für Angstzustände bei Säugetieren hat der Mandelkern (Amygdala), eine Ansammlung von Kernen (Verbänden von Nerven- und Gliazellen) im vorderen Stirnlappen des Großhirns. Angstauslösende Reize können direkt vom Thalamus zum Mandelkern geleitet werden, aber auch auf dem Weg über die Großhirnrinde (Cortex) dorthin gelangen. Der laterale Kern ist die Eingangspforte und die Schnittstelle für andere Hirnregionen, die Informationen aus der Umwelt verarbeiten. Innerhalb des Mandelkerns gibt es weitere Kerngebiete, die an der Verarbeitung von Informationen beteiligt sind, die schließlich über den zentralen Kern an andere Hirnregionen weiter gegeben werden und dort die mit der Angstreaktion verbundenen physiologischen Reaktionen in Gang setzen. Wenn daran Lernvorgänge beteiligt sind, wird auch der Hippocampus in dem Gesamtvorgang aktiv, ein Hirngebiet im Schläfenlappen der Großhirnhemisphären. Daher zeigt die hier in Anlehnung an LeDoux (1998) gezeichnete Darstellung auch die typische Konstellation der Hirnaktivitäten bei einer „Angstkonditionierung" von Ratten, die bedingte Verknüpfung mit einem akustischen Reiz, der später allein die (durch zunächst gleichzeitigen Stromstoß erzeugte) Angstreaktion auslöst.

tation“ solcher Informationen hat, dann wird das limbische System aktiviert, besonders im Bereich der Mandelkerne sowie der hypothalamischen Kerngebiete. Handelt es sich nicht um „angsterregende“ Wahrnehmungen der großen äußeren Sinnesorgane, sondern um Schmerzmeldungen, vielleicht durch Stoß des Ellenbogens an einer Kante, dann laufen diese über das Rückenmark zum Hirnstamm und weiter zum Thalamus, der mit der Hirnrinde eine funktionelle Einheit bildet. Von dort erfolgt eine Aktivierung der äußeren (lateralen) Kerngebiete des Mandelkerns (Amygdala); diese aktivieren das zentrale Kerngebiet und lösen damit die Angstreaktion aus (Abb. 5). Bei Nagern kommt es zu einem „Einfrieren“ aller Bewegungen (freezing, „Angststarre“), wenn ein schmerzhafter Stromschlag verabreicht wird. Beim Menschen kann man auf unterschiedliche, nicht selten auch neurotische Angstzustände verweisen, wie Phobien, posttraumatischer Stress, panische Angst oder auch generalisierte Angst. Es gibt hemmende Neurone, die über bestimmte Neurotransmitter (Übertragungssubstanzen zwischen Nervenzellen) wirksam werden, speziell die Gamma-Aminobuttersäure (GABA). Deren Wirkung kann bei Angstneurosen durch bestimmte Pharmaka verstärkt werden (Abb. 6). Über weitere in diesen Kerngebieten liegende Rezeptorensysteme können auch Sedativa oder Tranquilizer, also Schmerz- und Beruhigungsmittel wirksam werden. Versuche dieser Art haben interessante Einsichten in das Angstsyndrom vermittelt, so beispielsweise wie mit der Angst verknüpfte Rahmenbedingungen fixiert werden. Dafür ist das „deklarative Gedächtnis“ verantwortlich, speziell die episodische (ereignisgebundene) Form, dessen Funktion für die Raumorientierung vor allem durch eine weitere Region des limbischen Systems, den Hippocampus, gesteuert wird, während der rhinale Cortex die Objekterkennung speichert. Durch diese Gedächtnisleistungen wird gesichert, was zu der Angstreaktion geführt hat. Wenn dies bei einer einmaligen Erfahrung nicht herausgesondert werden kann, bleiben die gesamten wahrgenommenen Bedingungen in diesem Gedächtnis des Gehirns gespeichert. Das bedeutet, dass die Wahrnehmung dieser Rahmenbedingungen erneut Angstzustände auslösen kann, weil die tatsächlich dafür relevanten Ereignisse nicht erkannt wurden. Ich erinnere mich, dass ich im Alter von 5 oder 6 Jahren unvermittelt von der Einsicht überwältigt wurde, dass es eine Zeit gab, da ich noch nicht war, und eine geben wird, in der ich nicht mehr sein werde. Das Gedächtnis hat die ganze Situation bildhaft festgehalten, bei der ich halb unter dem Esszimmertisch auf dem Teppich saß, das ganze Zimmer – so weit es sichtbar war – ist präsent.

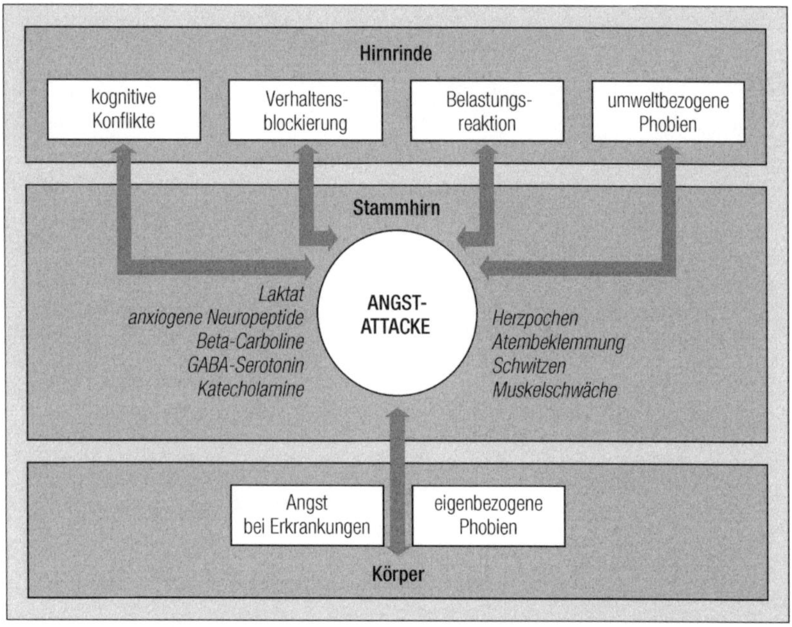

Abb. 6: Schematische Darstellung der kortikalen (Hirnrinde) und subkortikal-limbischen Angstmechanismen („biologisches Alarmsystem"), umgezeichnet nach Strian (1998). Das Alarmsystem wird aktiviert, wenn wahrgenommene und/oder kognitive Vorgänge (Konflikte, hier die umrandeten Felder im Bereich der Hirnrinde), oder körpereigene bzw. körperbezogene Wahrnehmungen oder Vorstellungen gegeben sind. Phobien sind zwanghafte Befürchtungen, bezogen auf Objekte oder Situationen. Die Pfeile deuten Wechselwirkungen in beiden Richtungen an, links sind die Störungen im Bereich der Hormonachsen bzw. des neuroendokrinen Systems (s. Glossar) aufgeführt. Dazu folgende Erläuterungen: *Laktat:* eine „anxiogene" (angsterzeugende) Substanz (Salz der Milchsäure; endogene Säurebelastung bei Schock); *anxiogene Neuropeptide:* Peptide sind durch die Peptid-Bindung (-CO-NH-) verknüpfte Aminosäuren. Neuropeptide sind Peptide im Nervensystem, die der Informationsübertragung dienen (z. B. Hormone, Neurotransmitter oder Neuromodulatoren). Sie haben einen wesentlichen Einfluss auf die Aktivitäten der Hypophyse (Hirnanhangsdrüse). *Beta-Carbonline* und *GABA*: GABA ist der wichtigste hemmende Neurotransmitter (Botenstoff) im Zentralnervensystem; Beta-Carboline können diese Wirkung vermindern und dadurch angstprovozierende Wirkung haben. *Serotonin:* Neurotransmitter, der bei Depressionen aktiv ist. *Katecholamine:* Neurotransmitter und Neuromodulatoren (z. B. Adrenalin, Noradrenalin) mit wichtigen Funktionen als Botenstoffe zwischen den Nervenzellen.

Beim Menschen können auf Grund seiner besonderen Voraussetzungen für das „Selbstbewusstsein“ solche Erinnerungen reaktiviert werden und zur Vorstellung eines Szenarios führen, das auch entsprechende neurophysiologische Vorgänge in Gang setzt, dem „von außen“ kaum etwas entgegenwirken kann (Abb. 7). Zudem ist es in solchen Fällen dem Menschen kaum möglich, die Gründe für seine Angstzustände zu benennen. Dahinter steht generell die Tatsache, dass diese neurobiologischen Vorgänge stammesgeschichtlich (bei den Wirbeltieren) alt sind und über tiefere Schichten und Verschaltungen des Gehirns vollzogen werden, auf die das Bewusstsein keinen Zugriff hat, denn dieser wäre lebensgefährdend. Erst durch die Projektionsfelder in der Hirnrinde („Neuhirn“) wird die besondere Form des Bewusstwerdens möglich, die auch „Gefühle“ der Erleichterung oder auch Euphorie erzeugen, wenn jene neurobiologischen Zustandsformen beendet werden, die Angst hervorrufen.

Damasio (1994) hat versucht, das Wesen der Gefühle und damit auch der Angst auf die Kombination von zwei Signalformen zurückzuführen. Die Wahrnehmung einer Bedrohung führt über den Mandelkern und den Hypothalamus zur körperlichen Zustandsänderung von Herzschlag, Atmung, Schweißbildung, Zittern und vielleicht noch weiteren Folgen; diese werden nun wieder an das Gehirn zurückgemeldet. Das Gehirn erzeugt Signale unter Nutzung von Erfahrungen zur Beurteilung und emotionalen Bewertung der aktuellen Reizsituation. Die aus diesen Vorgängen resultierenden mentalen und körperlichen Veränderungen erzeugen die Gefühle. Angstgefühle können unser ganzes Verhalten beherrschen. Da liegt es nahe, nach ihrer Bedeutung zu fragen. Der Versuch einer Antwort könnte lauten: Sie sind ein Mittel, Angst zu überwinden. Es gibt gegenwärtig verschiedene Hypothesen zur „Angstbewältigung“. Dazu gehört die „Bewertungshypothese“ von Lazarus und Folkman (1984):

- Erstbewertung: Einschätzung der Auswirkungen auf die eigene Person;
- Zweitbewertung: Einschätzung der individuellen Möglichkeiten zur Bewältigung;
- Neubewertung der Situation.
- Bewältigungsprozess.

Der Bewältigungsprozess setzt sich über ein differenziertes Verhalten um, das nicht in erster Linie an der Umwelt orientiert ist, sondern am Erfolg des Abbaus der inneren Angstzustände und damit an den bereits angesprochenen neurobiologischen Vorgängen ansetzt. Ein ähnlicher Versuch liegt dem „Stressmodell“ von Ursin und Olff (1993) zugrunde:

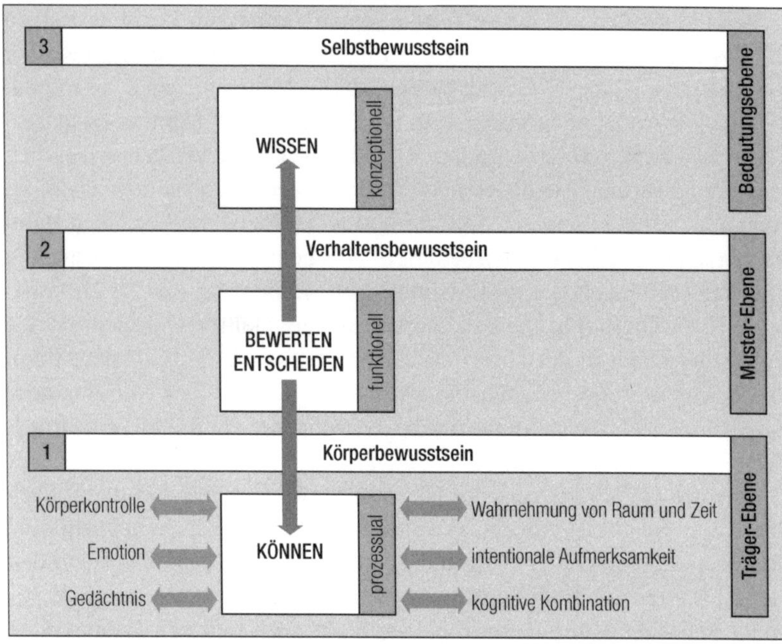

Abb. 7: „Bewusstseinsmodell" in Anlehnung an H. Benesch (1988); er unterscheidet drei Ebenen: „Trägerebene" (hier der Körper mit seinen Eigenschaften), „Musterebene" (die Trägerprozesse sind Muster, die Information enthalten) und „Bedeutungsebene" (das „Geistig-Seelische"). Die von ihm angegebenen Zuordnungen sind nur für die Trägerebene eingetragen, die oberen Ebenen setzen sie voraus. Dieses Modell wurde mit unserem eigenen wissenschaftstheoretischen Ansatz kombiniert (vgl. Abb.1). Der Grundgedanke ist: Körperbewusstsein setzt Körper- und Umweltkontrolle voraus, die individuelles Lernen zur Sicherung der individuellen Existenz einschließen. Hypothese: Angst setzt Bewusstsein voraus und entsteht, wenn auf einer der drei Ebenen Kontrollmechanismen versagen. Die drei Ebenen reflektieren die Stammesgeschichte (Phylogenese) und die Ontogenese.

- Stressstimulus,
- Stressbewertendes und -verarbeitendes System,
- Stressantwort.

Dieser Vorgang wird auch als „Stresserfahrung" bezeichnet (Weiner 1992). Die Aktivierung kann danach auf zweierlei Weise erfolgen:

1. als „phasische Aktivierung", die sich bei erfolgreicher Umsetzung mit erhöhter Adrenalinausschüttung, Anstieg der Pulsfrequenz und einer gewissen Erhöhung des Testosteronspiegels im Blutplasma verbindet,

2. als „tonische Aktivierung", wenn die Bewältigung nicht gelingt und im Gefolge „psychosomatische" Veränderungen auftreten.

Hüther (1996, 1997) hat ein Konzept des „Zentralen Adaptationssyndroms" entwickelt, das eine Brücke schlagen soll zwischen den (für den Menschen) psychologisch oder physiologisch orientierten Stress- und Angstkonzepten. Kontrollierbar heißt die Stressreaktion dann, wenn sie intern abgebaut werden kann, vielleicht weil dazu bereits Erfahrungen verfügbar sind. Das gilt nicht, wenn eine unkontrollierbare Stressreaktion vorliegt. Sie kann zur Dauerbelastung führen, wenn nicht durch „Versuch und Irrtum" ein Lösungsweg gefunden wird. Zustände dieser Art haben den Charakter von Depressionen, bei denen der Transmitterspiegel für Noradrenalin und für Serotonin gestört ist. Diese Aminosäurederivate (Katecholamine) haben mehrere Wirkungen. Wenn Versuchstiere wiederholt mit unkontrollierbaren Stressoren belastet werden, tritt eine „erlernte Hilflosigkeit" auf. Mit Hilfe solcher Tiermodelle werden in der Medizin stressinduzierte Erkrankungen untersucht. Beim unkontrollierbaren Stress und dem damit verbundenen Angstzustand kann es zu Veränderungen im neuroendokrinen System kommen, die zu einer Destabilisierung neuronaler Muster führen, besonders auch solcher, die lernbedingt sind, wodurch ungeeignete Bewältigungsstrategien „gelöscht" werden und damit eine Chance für neue Lösungswege zur Überwindung der Depression entsteht.

In diesen Feststellungen ist ziemlich viel Wissenschaft kondensiert, mit der aber verdeutlicht werden soll, wie die gehirngebundenen Vorgänge ablaufen, die wir als Angstzustand erleben, und die auch bei Säugetieren nachweisbar sind. Vielleicht lassen sich die gegenwärtigen Vorstellungen wie folgt zusammenfassen:

1. Angst ist ein Verhaltenszustand, der durch neurobiologische Vorgänge erzeugt wird, wenn äußere die Existenz oder Gesundheit bedrohende Bedingungen oder Ereignisse durch arteigene (genetisch „programmierte") Verhaltensmuster nicht beendet oder beseitigt werden können.
2. Kontrollierte Angstzustände sind dadurch gekennzeichnet, dass eine über Lernvorgänge entstandene individuell organisierte Bewältigungsstrategie verfügbar ist.
3. Unkontrollierte Angstzustände sind dadurch definiert, dass keine angeborenen oder erworbenen Bewältigungsstrategien verfügbar sind.

Bei dieser Einteilung besteht eine Beziehung zu den von Selye (1988) eingeführten Begriffen „Eustress" und „Dysstress". Der Eustress ist in diesem Sinne eine wichtige Lebenserfahrung, also ein „gesunderhaltender" unter Kontrolle stehender Belastungszustand, der „Dysstress“ ist dagegen nicht kontrollierbar und daher „krankmachend“. Wir gehen davon aus, dass diese Formen der Belastung auf Grund der geschilderten neurobiologischen Vorgänge Angstzustände hervorrufen, oder – noch vorsichtiger formuliert – Zustände erzeugen, die der Mensch subjektiv als Angst erlebt. Dabei wurden jedoch die tieferen neurobiologischen Einsichten durch Untersuchungen an Säugetieren gewonnen. Wichtige daran beteiligte Hirngebiete („Netzwerke“) zeigen eine ontogenetische Entwicklung, die auch als „erfahrungsabhängige Plastizität“ bezeichnet wird. Globale (überregionale) Systeme sorgen für eine dynamische Gesamtabstimmung, wie das zentrale noradrenerge System (vgl. Mesulam 1990), das im Hirnstamm lokalisiert ist (Locus coeruleus, katecholaminerge Kerne). Diese Kerngebiete sind verbunden mit dem erwähnten limbischen System und Bereichen der Hirnrinde; die assoziativen Hirngebiete können „alarmierende Reize“ senden, von dem limbischen Gebiet und der Formatio reticularis her kann das Erregungsniveau (die „Wachheit“) oder „Arousal“ über die Aufmerksamkeit erhöht werden (vgl. Jacobs et al. 1991). Im nachgeschalteten Hirngebiet wird das Niveau der „Spontanaktivität“ durch Noradrenalinausschüttung gesenkt und damit die Ansprechbarkeit gegenüber eintreffenden Signalen erhöht, was auch zu einer gesteigerten Selektivität führen kann (vgl. Cole und Robbins 1992). Global werden damit die Aufmerksamkeit sowie die Antwortbereitschaft erhöht; beides kann unter dem Begriff „Vigilanz“ zusammengefasst werden. Im zentralen Bereich der Verhaltenskontrolle erfolgt unter diesen Bedingungen eine gesteigerte Informationsverarbeitung, Speicherung der Information (Gedächtnisbildung) einschließend. Gerade diese letztgenannte Funktion schließt „Abfragen“ vorhandener Speicher mit ein, wodurch es zu einer kontrollierbaren Belastung kommen kann: dann und wann ist ein solcher „Eustress“ durchaus förderlich für die Gesamtvitalität des Organismus: brachliegende Lösungswege für belastende Umweltanforderungen werden reaktiviert. Dazu kann gehören, dass Hüllzellen im Nervensystem (z. B. Gliazellen) Energie liefern (Glukose, Laktat), und es können wachstumsfördernde (neurotrophe) Substanzen wirksam werden, neue Synapsen entstehen, und die Umsetzung von Informationen aus dem Erbgut (Genexpressionen) moduliert werden (Rosenberg 1992, Vaccarino et al. 1993, Hüther 1996). Diese Antworten des Gehirns auf Belastungen erinnern an Reaktionen des Körpers auf Kältebelastung mit Verdichtung des Haarkleides. Ratten, die während ihrer Entwicklung häufiger angefasst wurden oder einer reich ausgestatteten Umgebung ausgesetzt waren, weisen eine dickere Hirnrinde auf, mehr Glia- und Pyramidenzellen mit stärkeren Dendritenbäumen bei höherer Dichte von Synapsen (vgl. Greenough und Bailey 1988). Sie sind später weniger ängstlich in unbekannter Umgebung (vgl. Akana et al. 1986, Jander 1986).

Unkontrollierte Stressbelastungen führen zu einer gesteigerten Bildung von Glukokortikoiden in der Nebennierenrinde und damit zu einem erhöhten Blutspiegel dieser Wirkstoffe (Fuchs et al. 1995). Bei länger anhaltenden Wirkungen wird auch die Neubildung und Ausschüttung von neurotrophen Substanzen aus den Gliazellen gehemmt (Smith et al. 1995). Diese Hemmung kann durch die vom Noradrenalin angeregte Bildung eines sekundären Botenstoffes (sekundärer Messenger), das zyklische Adenosin-Monophosphat (cAMP) wieder aufgehoben werden. Insgesamt leidet der Mechanismus der Signalübertragung im Zentralnervensystem unter solchen Dauerbelastungen (also Ängsten). Wie Tierversuche gezeigt haben, werden dadurch auch erlernte Verhaltensweisen aus dem Gedächtnis entfernt, die für die Bewältigung dieser Art der Stressbelastung ungeeignet sind (vgl. van Wiermersma-Greidanus 1989). Hier setzen Mechanismen der Selbstorganisation an, die eine auf dem geschilderten Wege entstandene labile Phase bestimmter Hirnregionen nutzen, und zu einer den aktuellen Bedingungen angepassten Neuordnung führen. Dafür bieten die „Chaostheorie“ und die „Synergetik“ neue Erklärungsmodelle an: Das Gehirn als „kognitives System“ erzeugt Orientierungssicherheit, indem es stabile Ordnungen sucht, wie uns dies bei den „Kippfiguren“ vertraut ist, die wir beispielsweise entweder als Vase oder als zwei sich anblickende Profile sehen. Durch Sättigung wird die jeweils wahrgenommene Struktur instabil und der benachbarte Attraktor wird wirksam. Das Kippen ist ein Wechsel zwischen zwei Attraktoren. Ein Attraktor ist in einem dynamischen System ein Wert, auf den ein Prozess von verschiedenen Ausgangsbedingungen zuläuft. Bei der Wahrnehmung sind es Fixpunktattraktoren, im Verhalten periodische Attraktoren (vgl. Stadler et al. 1996). Hirnaktivität erzeugt organisiertes Verhalten, Zustände des Erlebens auf Grund von Wahrnehmungen und kognitiven Prozessen, die bis zu relativ stabilen Endzuständen führen können. Dabei sind Zeitmuster, die uns noch gesondert im Kapitel 7 beschäftigen werden, durch periodische Attraktoren vorgegeben. Bildung von Ordnung auf Grund von Attraktoren ist kennzeichnend für die Gedächtnisbildung. Aber: gerade unter Belastungsbedingungen und damit auch im emotionalen Zustand der Angst ist Destabilisierung eine Chance für neue Verhaltensweisen, die vielleicht einen Ausweg finden. Dort sind „chaotische Attraktoren“ zu erwarten und auch nachgewiesen, die ein irreguläres Verhalten erzeugen, das vielleicht einen Leopard verunsichert, wenn sein Beutetier völlig unerwartet reagiert. Dass kognitive Systeme tatsächlich chaotische Zustände (und Attraktoren) erzeugen können, wird vor allem durch Ableitung von Hirnströmen im „Elektroencephalogramm“ erkennbar. Es wird vermutet, dass die emotionalen Subsysteme, vor allem also das erwähnte limbische System, eine Voraussetzung für relativ stabile Muster in der Hirnrinde sind. In der Synergetik geht man davon aus, dass externe Kontrollparameter zu Zustandsänderungen führen, bei denen das System durch Ordnungsparameter („Ordner“) eine „Versklavung“ der Dynamik zur Folge hat (Haken u. Wunderlin 1991). In beiden Fällen sind damit Prinzipien der „Selbstorganisation“ angesprochen.

Wir haben hier unsere Aussagen zum biologischen Hintergrund der Angst erheblich verdichtet, aber dahinter steht eine Hypothese: Komplizierte emotionale Vorgänge, die sich mit dem Zustand der Angst verbinden, betreffen das Fundament der individuellen Existenz. Das setzt zahlreiche Vorgänge im Zentralorgan unseres Seins, dem Gehirn, in Gang. Die gegenwärtige Forschung ist bemüht, übergreifenden Vorgängen auf die Spur zu kommen, die bei Versagen von angeborenem oder erworbenem Wissen und Können, vielleicht noch eine Chance bieten, mit einer solchen Situation fertig zu werden.

Bei Makaken konnte gezeigt werden, dass Individuen, die während ihrer Jugendentwicklung häufiger neuen – zunächst belastenden – Situationen ausgesetzt waren, die sie unter Kontrolle bringen konnten, später komplexere anpassungsfähige Verhaltensmuster aufwiesen als Tiere ohne diese Erfahrungen (Clarke 1993). Dabei kann sogar differenziert werden nach „sozialen Stressoren“ und „ökologischen Belastungsfaktoren“. Ganz anders ist dies jedoch bei den unkontrollierten Stress-Situationen, wie frühkindliche Isolation; sie können später zu Depressionen und stark geminderter Anpassungsfähigkeit führen.

Die vom Menschen erlebten Angstzustände sind – wie bereits erwähnt – von körperlichen Symptomen begleitet, wie Erhöhung der Herzfrequenz (Tachykardie), veränderte Atmung, Schwitzen, Muskelschwäche, vielleicht auch versagende Kontrolle der Schließmuskel und ein Gefühl bevorstehender Ohnmacht mit veränderter Eigen- und Umgebungswahrnehmung (Depersonalisation, Derealisation). Dies kann nach Strian (1998) in drei Abschnitten verlaufen, die von den bereits geschilderten neurobiologischen Vorgängen begleitet sind:

1. Bedrohungswahrnehmung (Perzeption),
2. Bedrohungsbewertung (Kognition) und
3. Bedrohungsantwort (Verhaltensreaktion).

Beim Menschen, aber vielleicht auch bei Primaten, das sei hier ergänzend angesprochen, kann die erste Phase auch als Vorstellung einer Bedrohung auftreten, in pathologischer Form als epileptischer Angstanfall: „Alarm" wird ohne äußeren Anlass von den subkortikalen „Alarmstrukturen" gemeldet. Dabei können die kortikalen und subkortikal-limbischen Angstmechanismen als ein „biologisches Alarmsystem" angesehen werden, dem aber auch die bereits genannten Funktionen der Kontrolle, oder, wenn diese nicht möglich, der Reorganisation durch Destabilisierung der verfügbaren Bewertungsmechanismen zukommen. Unter solchen Bedingungen kann es zu krankhaften Angstzuständen kommen, die nach Strian im Zusammenhang mit drei Bedingungen auftreten können:

- falsche Einschätzung der Bedrohungssituation, beispielsweise bei Phobien, also zwanghaften Angstzuständen mit bestimmter Objekt- oder Situationsbezogenheit,
- gestörte Alarm- und Bedrohungsstrukturen, so können bei Prozessen im mediobasalen Schläfenlappen epileptische Angstattacken auftreten. Solche Einflüsse können von Tumoren, Verletzungen oder Entzündungen der entsprechenden Hirnregionen ausgehen, so dass die Einflüsse nicht nur aus Experimenten bei höheren Säugetieren nachgewiesen sind. Die wichtigsten Funktionsgebiete des mediobasalen Schläfenlappens sind die bereits erwähnten Strukturen: Hippocampus und Mandelkern mit ihren vielfachen Verbindungen zum „limbischen System". Bei gezielter Gehirnreizung in diesen Regionen tritt am häufigsten Angst als Symptom auf.
- Fehlendes Abklingen des Warnsignals „Angst".

Über Neurotransmitter des Hippocampus wird der Hypothalamus veranlasst, das Corticotropin-Releasing-Hormon (CRH, ein Neuropeptid) auszuschütten, das wiederum die Hypophyse veranlasst, ACTH (adrenocorticotropes Hormon) freizusetzen, dessen Zielorgan die Nebennierenrinde ist. CRH hat zwar verschiedene Wirkungen, scheint jedoch eine unmittelbare Ursache für Angstzustände zu sein.

Wichtig ist in diesem Zusammenhang die Fähigkeit höherer Säugetiere, „emotionale Erfahrungen" in Gebieten der Hirnrinde, dem präfrontalen Kortex zu speichern. Das geschieht wahrscheinlich über den Mandelkern (Amygdala) (vgl. LeDoux 1998). Dabei könnten Synapsen mitwirken, die eine „Langzeitpotenzierung“ aufweisen, so dass sie bei wiederholter Aktivierung ihre Übertragungseigenschaften steigern. Daran könnte der Neurotransmitter Glutamat beteiligt sein, auf den NMDA-Rezeptoren ansprechen (NMDA steht für N-Methyl-D-Asparat) (vgl. Kandel, Schwartz, Jesell 1991). Diese Befunde lassen erkennen, dass in den letzten Jahrzehnten unser Wissen über die neurobiologischen Grundlagen der Angstzustände neue Dimensionen erreicht hat. Die Techniken der Neurobiologie haben sich stetig weiter entwickelt und verfeinert, so dass sich unsere Kenntnisse und Einblicke in die Vorgänge im Nervensystem vertieft haben; gleichwohl sind noch viele Fragen unbeantwortet, und manche Befunde können nur hypothetische Schlussfolgerungen begründen. Daher auch hier unsere vorsichtigen Aussagen über mögliche Zusammenhänge. Dennoch sind einige der Grundaussagen über die Funktionen des zentralen Nervensystems bei den höheren Säugetieren bereits gut fundiert und helfen der medizinischen Praxis bei endogenen Depressionen mit einem Angstzustand, der immer wieder Selbstbeschuldigungen erzeugt bei mangelndem Selbstwertgefühl und mit Aufgabe einer Lebensperspektive. Am anderen Pol stehen Menschen, die Lust haben, Angst zu erzeugen, wenn sie sich beim „Bungee Jumping“ angeseilt an einem Bein vielleicht 50 Meter in die Tiefe fallen lassen, wo sie das Seil im letzten Moment abfängt; Angst verbindet sich mit Glücksgefühl, Selbstwertsteigerung und Euphorie. Das hat tiefe biologische Wurzeln: Bewältigter „Stress“ kann die Risikobereitschaft steigern, die auch neue Chancen für die Lebensqualität bietet. Wenn wir jetzt fragen, welche wesentlichen Außenbedingungen Angstreaktionen auslösen können, zeichnen sich folgende ab:

- „*Stressor*“ = physischer oder psychischer Reiz, der eine übernormale Belastung/Anspannung auslöst, auf die der Organismus mit einer unabhängigen Reaktion antwortet, die Selye (1988) deshalb als „reizunspezifische Reaktion“ oder als das „Allgemeine Anpassungssyndrom“ (AAS) bezeichnet hat,
- Situationen oder Bedingungen, die *Schmerz* erzeugen; dies wird im Tierversuch verwendet, um Angstreaktionen zu „konditionieren“: Schall- oder Lichtsignale, deren Auftreten mit einem Elektroschock gekoppelt wird,
- „*Schreck*“ als unerwartetes Ereignis, dessen Folgen noch nicht eingeschätzt werden können,
- *Gefahr* für Gesundheit oder Leben, die durch eigenes Verhalten nicht beseitigt werden kann.

Im folgenden Kapitel werden die inneren Zusammenhänge dieser „Faktoren“ aus verhaltensbiologischer Sicht noch vertieft angesprochen. Hier ist festzustellen, dass die genannten Faktoren in Bezug auf die durch sie in Gang gesetzten neurobiologischen Reaktionen in wesentlichen Vorgängen übereinstimmen. Dabei sind die Stressreaktionen besonders intensiv untersucht (vgl. v. Holst u. Scherer 1988), die einige Besonderheiten aufweisen, wobei folgende Definition zugrunde gelegt wird: Stressreaktion ist eine Gesamtreaktion des Organismus, an der die verschiedensten nervösen und hormonalen Vorgänge beteiligt sind, vorrangig zwei komplexe Systeme:

1. das Hypophysen-Nebennierenrinden-System, wobei von der Hypophyse Hormone ins Blut abgegeben werden, welche die Nebennierenrinde zur Produktion und Abgabe ihrer Hormone (Cortisol und Corticosteron) anregen,
2. das Sympathicus-Nebennierenmark-System, wobei über den Sympathicus, also das vegetative Nervensystem, das Nebennierenmark zur Hormonausschüttung (Adrenalin und Noradrenalin) veranlasst wird. Die Effekte sind auch hier: beschleunigter Herzschlag, erhöhter Blutdruck, vertiefte und schnellere Atmung sowie verstärkte Durchblutung der Skelettmuskulatur. Bei Dauerbelastung fanden v. Holst und seine Mitarbeiter beim Tupaja starke Gewichtsabnahmen des Körpers (30 %), ebenso beim Herz, über 50 % bei den männlichen Keimdrüsen, 60 % bei der Prostata, etwa 12 % bei der Niere; die Nebennieren nahmen um etwa 8 % zu, die Glukocorticoide im Serum bis auf einen 10fachen Wert gegenüber dem Ausgangswert (Abb. 8).

Die Herzschlagrate weist bei unbelasteten Tupajas einen Tagesgang auf: In der Hellphase (aktiv) liegt sie bei etwa 320 Schlägen pro Minute, in der Nacht weist sie etwa 100 Schläge weniger auf (Ruhe). Bei „gestressten“ Tieren fehlt ein signifikanter Unterschied zwischen Tag und Nacht, und die Frequenz ist auf einen Wert um 400 Schläge pro Minute erhöht. Der Grund für diesen Stress war die ständige Anwesenheit eines dominanten Tieres, dem das subdominante nicht ausweichen konnte; etwas menschlich formuliert: es lebte in ständiger Angst vor dem „Boss“. Die Natur hat diese Lebensweise nicht vorgesehen, in seinem südostasiatischen Lebensraum würde das Spitzhörnchen ausweichen und sich ein anderes Streifgebiet suchen.

Jetzt muss sich die Verhaltensbiologie zu Wort melden.

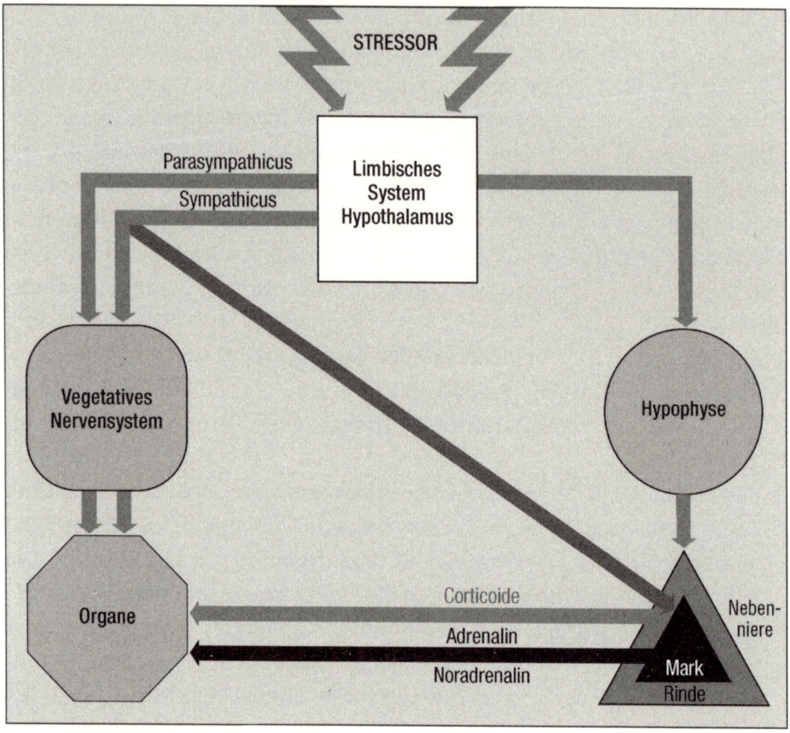

Abb. 8: Möglicher Weg einer Stressor-Wirkung bei Säugetieren (den Menschen eingeschlossen), bis die regulierenden Organe erreicht werden, deren Verwendung unten nach Daten von D. v. Holst für das Spitzhörnchen (Tupaja) dargestellt sind. Links der neurale Weg, rechts der humorale Weg (Flüssigkeitsbahnen: Neurosekrete, Hormone). Daneben ist die Herzfrequenz dargestellt für zwei Tupajas, die über mehrere Tage hinweg zunächst getrennt gehalten wurden und dann zusammengeführt wurden, wobei ein Tier dominierend war. Bei diesem bleibt die Herzfrequenz nahezu unverändert (außer am ersten Tag der Begegnung), während beim unterlegenen Tier die Herzfrequenz erhöht bleibt (Tachykardie) und auch der Tagesrhythmus der Herzrate verloren geht. Das untere (unterlegene) Tier zeigt einen „Bürstenschwanz“, typisches Kriterium für das Belastungssyndrom; verändert sind Aktivität, Erkundungsbereitschaft und Lernvermögen sowie Organgewichte (Masse). Diese Befunde sind dargestellt vor der Belastung (0. Tag) und nach 12 Tagen Zusammenleben mit einem anderen dominanten Männchen. Die Ordinate zeigt die prozentualen Änderungen des Organgewichts (neu zusammengestellt nach Rupprecht 1977 und v. Holst 1986).

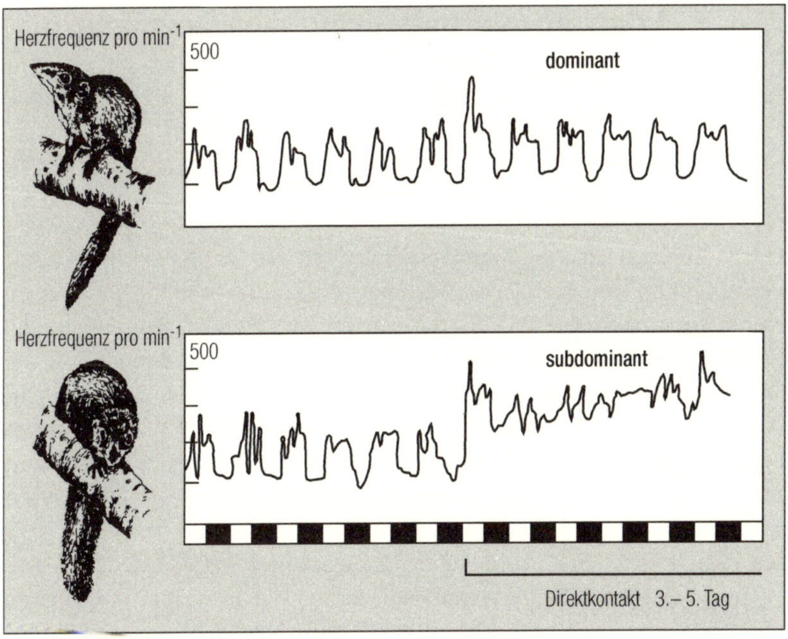
Herzfrequenz pro min⁻¹
500
dominant
Herzfrequenz pro min⁻¹
500
subdominant
Direktkontakt 3.–5. Tag

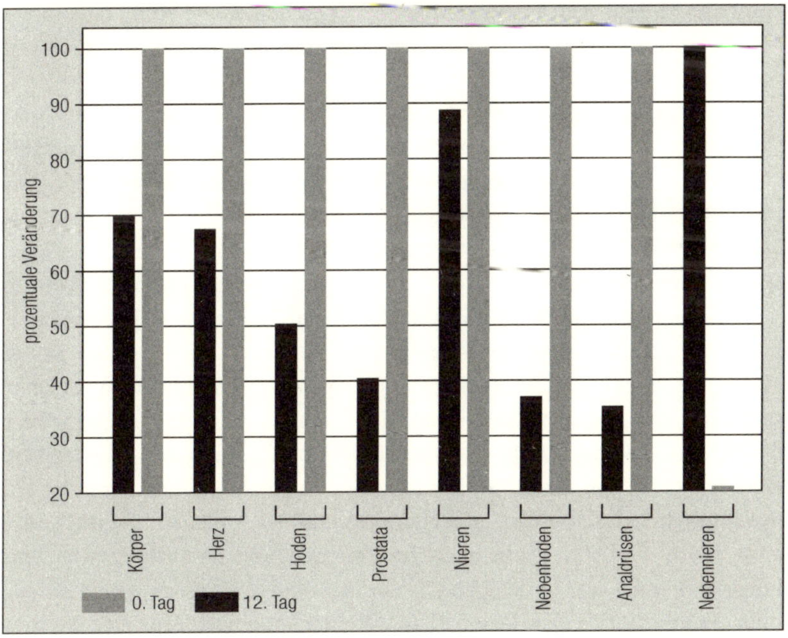
prozentuale Veränderung
100
90
80
70
60
50
40
30
20
Körper
Herz
Hoden
Prostata
Nieren
Nebenhoden
Analdrüsen
Nebennieren
0. Tag
12. Tag

3 Angst aus verhaltensbiologischer Sicht

Die Kulturgeschichte des Menschen steht nicht nur im „Banne der Angst", sie wurde und wird auch davon bestimmt, die menschliche Existenz zunehmend vor „natürlichen Gefahren", seien es „Feinde", Parasiten oder Krankheiten zu schützen. Die Angst vor diesen Gefährdungen war ein gewaltiger Antrieb, bereits in der biologischen Evolution die natürliche Ausstattung auf „Vielseitigkeit" auszugestalten und allen ökologischen Spezialisierungen entgegen zu wirken. Es gibt keinen anderen Primaten, der körperlich so vielseitig ist wie der Mensch, er kann klettern, laufen, springen, schwimmen, Augen und Ohren sind sehr leistungsfähig. Die größten „Spielräume" haben dabei die Hände erhalten, als sie aus der Fortbewegung weitgehend herausgenommen wurden; der aufrechte Gang und die Steigerung der Leistungsfähigkeit des Gehirns waren bereits eine Voranpassung auf dem Weg zum eigentlichen Menschen. So ist Humanevolution mit drei großen Etappen der Erweiterung seiner Umweltbeziehungen verbunden:

1. „Mehr Können": Die Körperausstattung wird durch „motorische Prothesen" verbessert: Gegenstände, Werkzeuge, mit denen die natürlichen Mittel der Verteidigung erweitert wurden: Die Eckzähne wurden zurückgebildet zugunsten einer unspezialisierten Ernährung und die Hände wurden ebenfalls zu „Vielzweckorganen". Nahrung wurde mit Gegenständen mechanisch bearbeitet, und Steine oder andere Gegenstände konnten dank der vielseitigen Beweglichkeit der Arme die Schlagwirkung verstärken und als „Wurfgeschosse" eingesetzt werden. Dann wurden sie zu Werkzeugen und „Geräten" umgestaltet, Speere mit Steinspitzen versehen und Pfeil und Bogen vergrößerten die Reichweite des umweltbezogenen Verhaltens. Dabei förderte die typische Doppelfunktion der „Waffen" bei Beutegreifern, wie Zähne und Krallen, diese Entwicklung: zunächst zur mechanischen Bearbeitung der Nahrung und bei lebender „Beute" auch zum Töten evolviert, dann auch zur Verteidigung benutzt. Das ist eine lange und vielseitige Geschichte, zu der auch die schützende Kleidung und neue Dimensionen der Raum-Zeit-Beherrschung gehören. Der Mensch

kann heute in einer Stunde einige Kilometer zu Fuß oder über 1000 Kilometer im Luftraum zurücklegen. Lernen und Denken waren dabei gefragte Leistungen für die Einschränkung von Gefahren, die Ängste erzeugen. Doch haben seine technischen Hilfsmittel der Fortbewegung auch neue Ängste erzeugt: Wo der Körper nicht mehr an der Fortbewegung teilhat, entsteht eine körperliche Hilflosigkeit, ganz besonders im Luftraum, den die Natur für unsere Fortbewegung „nicht vorgesehen" hat.

2. Erst in der Phase der Menschheitsgeschichte, die vorwiegend von der Ratio bestimmt wird (ratiogenetische Evolution), entstand ein evolutiver Druck, bei der Wahrnehmung als Voraussetzung für den Wissenserwerb die Sinnesleistungen zu erweitern, vor allem bei dem in diesem Zusammenhang dominierenden Sinnesorgan: den Augen. Fernglas und Lupe sind die Stichworte dazu. Was für „Einsichten" wurden inzwischen auf diesem Wege erschlossen! Der immense Wissenszuwachs durch „sensorische Prothesen" fordert auch die Informationsverarbeitung heraus.

3. Diese Stufe wird durch „mentale Prothesen" gekennzeichnet, die „künstliche Intelligenz", mit dem Stichwort „Computer" oder „Rechner" umschrieben. Die tradierte Sprachkommunikation (tradigenetische Evolutionsphase) wird in der ratiogenetischen Evolution des Menschen zunehmend überlagert von einem überregionalen multimedialen Informationstransfer.

Die Medizin, auf der tradigenetischen Evolutionsstufe vorwiegend „Naturheilkunde" auf der Grundlage tradierten Wissens, hat aus diesen Entwicklungen vielseitigen Nutzen gezogen und kann den Menschen vor zahlreichen „natürlichen Gefahren" schützen oder deren Folgen einschränken oder auch verhindern. Ein unerschöpflicher Kampf gegen naturgegebene Ängste! Doch der Preis ist hoch, denn das Wissen kann neue Ängste erzeugen. Zudem bleibt die Natur mit ihren geophysikalischen Kräften und Mächten eine elementare Quelle für Angst: Erdbeben, Vulkane, Orkane und andere „Naturkatastrophen", vor denen der Mensch heute nicht mehr ausweichen kann. Aber unter allen Lebewesen ist durch den Missbrauch seiner Möglichkeiten der Mensch für den Menschen zur größten Gefahr geworden und damit Ursache für unermessliche Ängste.

Nach alledem fällt uns für den Menschen der Aphorismus ein: „Not macht erfinderisch". Dank der vielen Möglichkeiten des Erkenntnisgewinns, die wir bis heute entwickelt haben, wissen wir eine ganze Menge über die biologischen Vorgänge in unserem Körper, die dem Erleben von Ängsten zugrunde liegen. Genau dies sollte die etwas komplizierte vorangegangene Erörterung der neurobiologischen Vorgänge im Angstzustand letztendlich vermitteln.

Wir können davon ausgehen, dass sich bei Säugetieren im Gehirn ähnliche Vorgänge abspielen, wie sie im vorstehenden Kapitel dargestellt wurden, wenn Situationen bestehen, aus denen sie sich mit ihrem arteigenen Verhaltensrepertoire nicht befreien können. Wir erwähnten bereits, dass Robert Hinde (1973) in seiner Monographie „Das Verhalten der Tiere" sich eingehend mit den „Angstreaktionen" beschäftigt hat. Diese wurden über folgende äußere Verhaltensmuster gekennzeichnet:

- Rückzug vor einem Reiz,
- Vermeidung eines Reizes,
- Selbstverteidigungsreaktionen,
- Unbeweglichkeitsreaktionen wie Erstarren (freezing) oder Sichducken.

In dieser Auflistung wird zwischen Furcht und Angst nicht differenziert. Daher werden hier auch arttypische Verhaltensweisen angegeben, die nach unserer Unterscheidung nur bei Furchtmotivation auftreten, da Angst durch einen Zustand gekennzeichnet ist, der solche Verhaltensweisen nicht in Gang setzen kann (vgl. Abb. 8). Hinde verweist aber auch auf die Arbeiten von Hogan (1965, 1966), der den Begriff Angst für Zustände präzisiert, die durch fremde, neue oder überraschende Reize ausgelöst werden, wobei sie gekoppelt seien mit dem Fixieren der Reizquelle. Für Hogan ist Angst eine Orientierungsreaktion zur Identifikation einer noch nicht ermittelten Reizquelle mit fortschreitender Bewegungshemmung, – bei Hühnerküken von schrillen Schreien begleitet. Fremde Gegenstände oder neue Situationen können ebenfalls solche Angstreaktionen auslösen, worauf auch Hebb (1946) hingewiesen hat. Thorpe (1963) erwähnt als Beispiel dafür Schimpansen, die als Angstreaktion Schaukeln und Rutschen auf dem Hinterteil zeigen, und er äußert in diesem Zusammenhang die Hypothese, dass „Angst" eine differenzierte Form der Schmerzreaktion sei. Das ist ein unverändert interessanter Gedanke, wenn wir die oben dargestellten neurobiologischen Vorgänge in Betracht ziehen, die ja auch dazu dienen, das Verhalten umzuorganisieren mit der Chance, einen Ausweg aus dem bestehenden Dilemma zu finden, also eine „Bewältigungsstrategie". Schmerz als Alarmsignal für Gefährdung von Gesundheit und Leben!

Im Verlauf der Stammesgeschichte der Säugetiere hat sich ihr Gehirn in einzigartiger Weise dem Lernen geöffnet. Lernen kann dort helfen, wo angeborenes Verhalten versagt. Es gibt eine interessante Umkehrung dieses Zusammenhanges bei der Frühentwicklung von Nestflüchtern nach dem Schlüpfen, und zwar bei der Prägung (vgl. Thorpe 1963, Hess 1973): Wenn der Zeitpunkt der Folgeprägung, der bei Hühner- und Entenküken zwischen 13 und 16 Stunden nach dem Schlüpfen liegt, ohne diese Prägung vorüber ist, zeigen die Küken eine zunehmende „Angst" vor allen Umgebungsobjekten. Was hier von Natur aus vorgesehen ist, nennen wir „notwendiges (obligatorisches) Lernen". Es sichert eine Bindung an die Mutter, von der sie dann lernen können, was in der Umwelt für sie wirklich gefährlich ist. Es geht hier jedoch um weit mehr, denn für einen Nestflüchter gibt es für die Umweltbewältigung ganz andere Probleme als für einen von Pflegenden umsorgten Nesthocker. Diese Fragen der Entwicklung werden noch gesondert behandelt.

Für Tiere, die gesellig leben, kann allein die Anwesenheit eines Partners die Angstbereitschaft vermindern. Was aber in solchen Situationen wirklich passiert, hängt gerade bei solchen Arten auch von ihrer „Vorgeschichte" ab: Wenn ein Hühnerküken, nachdem es 7 Tage mit anderen Küken zusammen aufgezogen wurde, allein in einen fremden Raum gesetzt wird, entsteht eine Angstreaktion, die sich in „Notschreien" äußert. Sie wird aber deutlich gemindert, wenn das Küken sich in einem Spiegel sehen kann. Jetzt sieht es ein „anderes Küken". Ganz anders verläuft ein solcher Versuch, wenn ein Küken über 7 Tage allein aufgezogen wird: der Spiegel bewirkt dann Angstschreie, denn nun zeigt er ein „unbekanntes Objekt" (Hinde 1979).

Rhesusaffen haben keine „angeborene" Angst vor Schlangen, können sie aber erwerben, wenn sie negative Erfahrungen mit ihnen gemacht haben. Wenn sie Artgenossen sehen, die wiederholt Angst vor Schlangen erkennen lassen, baut sich bei ihnen selbst Angst auf. (Mineka und Cook 1988). Das geschieht jedoch nur, wenn der ängstliche Artgenosse ihnen persönlich bekannt ist. Die durch Beobachtung erworbene Angst vor Schlangen kann lange anhalten: selbst wenn sie ein Jahr lang keiner Schlange begegnet sind, tritt bei neuerlicher Konfrontation mit einer Schlange sofort wieder Angst auf. Die Forscher konnten aber auch eine „Immunisierung" gegen „Schlangenfurcht" (Angst) nachweisen, wenn ein Rhesusaffe ein Vorbild beobachten konnte, das bei Anwesenheit einer Schlange keinerlei Angst zeigte (vgl. Pearce 1997). Dabei scheint ein weiteres Phänomen wirksam zu sein: Die Wahrscheinlichkeit einer Angst-Konditionierung durch Beobachtung des Verhaltens von Artgenossen nimmt mit der Fremdheit des auslösenden Objektes zu. „Fremdheit" bedeutet hier, dass die Affen nur selten Schlangen begegnen. Haben die Affen bestimmte Schlangen schon häufiger gesehen, ohne dass damit eine Gefahr verbunden war, dann ist es schwer, Angst vor diesen „Objekten" zu konditionieren. „Konditionieren" bedeutet Erlernen von Merkmalen von zunächst bedeutungsneutralen Reizen, wobei im Falle des Beobachtungslernens die Angstreaktionen des Artgenossen die Erkennungsmerkmale für die Gefährlichkeit der Schlange liefern. Dies kann in einer sozialen Gruppe von Rhesusaffen bereits bei der ersten Begegnung eines Jungtieres mit einer Schlange geschehen, wenn die Mutter entsprechend darauf reagiert.

Alles, was wir ohnehin schon über Angst wissen, und die Beispiele und Überlegungen, die uns hier bisher beschäftigt haben, lassen eine einfache Folgerung zu: Angst ist ein Verhalten. Wollten wir nur von der Angst beim Menschen reden, dann könnten wir die Psychologen und Mediziner zu Rate ziehen. Die Medizin verweist uns auf das körperliche Geschehen, jede Therapie setzt Kenntnisse des Körperbaus, des Stoffwechsels und der Neurobiologie voraus. Für einen Arzt ist es selbstverständlich, dass der Mensch als Organismus gesehen werden muss, und damit ist die „Biologie des Verhaltens" angesprochen. Was also ist „Verhalten"? Versuchen wir eine Definition:

Verhalten ist organismische Interaktion mit der Umwelt auf der Grundlage eines Informationswechsels zur Sicherung der Entwicklung.

Dazu möchte ich drei Begriffe erläutern: „Interaktion", „Informationswechsel" und „Entwicklung".

1. Interaktion ist die Bezeichnung für die dynamischen Wechselwirkungen zwischen Organismus und Umwelt; Lebewesen sind „offene Systeme", die sich nur über derartige Wechselbeziehungen erhalten und entwickeln können. Dies gilt für Bakterien, Einzeller, Pflanzen, Pilze oder Tiere gleichermaßen. Organismen sind autopoietische Systeme. Ihnen liegt das allgemeine Prinzip der Selbstorganisation zugrunde („autopoietisch" leitet sich von *auto* = „selbst" und *poiein* = „Machen" her). Lebewesen gibt es nur als Individuen, die durch Fortpflanzung die Kontinuität und Veränderung in der Zeit sichern. Identität und Selbsterhaltung erfordern Stoff- und Informationswechsel, auch als Voraussetzung für die Reproduktion. Autopoiese ist demnach die spezifische Form der an Stoffwechsel, Informationswechsel und Formwechsel gebundenen Selbstorganisation, die alle Organismen unseres Planeten kennzeichnet (vgl. Abb. 10). Interaktionen zwischen Organismus und Umwelt sind auf dem Hintergrund der Selbstorganisation und Selektion die Voraussetzung für die Angepasstheit und die dieser zugrunde liegenden Anpassung.

2. „Informationswechsel“: Evolution bedeutet im Sinne von Manfred Eigen (1997) Erzeugung von Information auf der Grundlage natürlicher Selektion; Evolution selektiert nach den Kriterien „Bedeutung“ und „Bewertung“ funktionskodierende Information. Die Lebewesen sind durch Aufnahme von Nährstoffen und informationell über Sinnesreize sowie durch Ausscheidung von Stoffen sowie über Bewegungsmuster, chemische, mechanische, elektrische und optische „Signale“ mit der Umwelt verknüpft (vgl. Abb. 10). Der „Informationswechsel“ umfasst alle Eingangsparameter und alle Ausgangsparameter, die als „Reize“ wirksam werden. Daher auch der ältere Begriff „Reizbarkeit“ für diese Eigenschaft der Lebewesen. Damit lassen sich die beiden Grundmodalitäten der Umweltbeziehungen Stoffwechsel und Informationswechsel klar trennen: Atmung ist Stoffwechsel, wenn aber ein Organismus zum Gasaustausch die Wasseroberfläche aufsuchen muss, dann ist diese Aktivität in ihrer raumzeitlichen Organisation an eine Orientierung in der Umwelt gebunden, setzt also Informationswechsel voraus. Anders gesagt: Durch den Informationswechsel erhalten Umweltinteraktionen der Lebewesen jene spezielle Qualität, die wir „Verhalten“ nennen. Das gilt für alle Organismen, auch die kleinsten unter ihnen, die „Mikroben“ (vgl. Dusenbery 1996).

3. „Entwicklung“: Seit etwa 3,8 Milliarden Jahren gibt es Lebewesen auf dem Planeten Erde, die wir in ihrer Gesamtheit als „Biosphäre“ bezeichnen. Die molekularen und zellulären Voraussetzungen für die Existenz dieser Lebewesen lassen erkennen, dass ein kontinuierlicher Zusammenhang über diesen Zeitraum besteht, auch wenn die individualisierten „Einzelgestalten“ der Organismen sich vielfältig gewandelt und im Verlauf der Zeit an Komplexität zugenommen haben. Der Begriff „Entwicklung“ soll diesen Zusammenhang beschreiben: Kontinuität und Veränderung, der bei genauerer Betrachtung der Lebewesen drei Ebenen seiner Umsetzung erkennen lässt:

1. Phylogenese (= Stammesgeschichte) ist der genetische raumzeitliche Zusammenhang aller Organismen, die in der Biosphäre leben und gelebt haben. Es treten also Veränderungen über die Generationenfolgen hinweg auf.
2. Ontogenese (= Individualgeschichte) ist die Entwicklung des Individuums vom Beginn der individuellen Existenz (z. B. befruchtete Eizelle) bis zum Lebensende.
3. Aktualgenese (= Ereignisgeschichte) ist der Ablauf eines Einzelvorganges beim Lebewesen, oft hierarchisch organisiert, etwa beim Nahrungs-

erwerb mit Teilprozessen in einem übergeordneten Gesamtablauf; solche Aktualgenesen können sich innerhalb der Ontogenese periodisch wiederholen wie beim Nahrungserwerb, bei Schlafphasen, oder im Falle der Fortpflanzung.

Wir fassen die drei Klassen zusammen unter der Bezeichnung „Hologenese“; diese ist gemeint, wenn wir bei der Definition des Verhaltens von „Entwicklung“ sprechen.

Von dieser Definition sind immer noch zwei Begriffe übrig geblieben: „organismisch“ und „Umwelt“. Hier handelt es sich um ein Begriffspaar, dem Komplementarität zugrunde liegt. „Umwelt“ ist nur definiert durch den Organismus, als Außenwelt, zu der direkte oder indirekte Wechselwirkungen bestehen. Die Lebensvorgänge (Aktualgenesen) und die individuelle Existenz (Ontogenese) des Organismus sind auf diesen Ausschnitt der Außenwelt (die Umwelt) angewiesen. Dies ist das Rahmenkonzept für die generellen Lebensbedingungen. Der bestimmende Inhalt der Definition leitet sich in diesem Kontext aus den drei nun definierten Begriffen ab: Interaktion, Informationswechsel und Entwicklung. Das heißt mit anderen Worten: Entwicklung schließt immer auch die Stammesgeschichte als tiefste Ebene des „Seins“ mit ein.

Jetzt haben wir uns darauf vorbereitet, das Phänomen „Angst“ aus verhaltensbiologischer Sicht untersuchen und interpretieren zu können. Wenn wir bei Tieren Reaktionen mit Symptomen der Angst beobachten, dann gibt es irgendwelche Bedingungen in der Umwelt, die diesen Zustand ausgelöst haben. Bei den Rhesusaffen könnte der Anblick einer Schlange die Ursache für diese „Aktualgenese“ des Verhaltens sein, der aktuelle Verhaltensablauf. Wir wissen aber in diesem Falle, dass auch die Individualgeschichte im Spiel ist, die Ontogenese, denn dieses Tier hat die Reaktion von einem Vorbild übernommen. Diese Art des Lernens ist ebenso wie das gezeigte Verhalten artspezifisch, und damit ist die Stammesgeschichte angesprochen, denn wie der Organismus darauf überhaupt reagieren kann, hängt von seiner Artzugehörigkeit ab (ob Huhn, Makak oder Schimpanse).

Ein Hase hoppelt über den Acker. Seine großen Augen überblicken fast das ganze Umfeld. Sie sehen einen grün gekleideten Menschen, der des Weges geht und jetzt herüber schaut. Der Hase läuft zum Waldrand und verschwindet in einer Erdmulde. Die Augen weit offen „drückt“ er sich dort, die Ohren fest angelegt. Sein Herzschlag verlangsamt sich und er atmet noch langsam, was man dem Körper nicht ansieht. Der Mensch, den der Hase wahrgenommen hatte, ist ein Verhaltensbiologe, und der analysiert jetzt seine Beobachtung: Zunächst betrachte ich die „proximate Ebene“, die Aktualgenese. Das führt zu der Fragestellung: *Wie* verläuft das Verhalten?

Das wurde soeben beschrieben, wobei der Beobachter die zuletzt vom Hasen eingenommene Körperhaltung als (tonisches) Verhalten registriert. Das vorangegangene Verhalten war „phasisch“, also kurzzeitig wechselnd. Die Motivation für dieses Verhalten bezeichnet der Verhaltensbiologe als „Furcht“.

Jetzt folgt die Deutung des Verhaltens auf der „intermediären Ebene“, die Ontogenese; „intermediär“ deswegen, weil diese „oberflächlichen“ (proximaten) Vorgänge auch von den stammesgeschichtlichen Vorgaben (tiefste = ultimate Ebene) mit bestimmt werden, also die Form der Individualentwicklung des Hasen. Das führt zu der Fragestellung: *Wozu* wird das Verhalten ausgeführt?

Der Verhaltensbiologe nennt den individuellen „Zweck“ dieses Verhaltens: Schutz vor einer möglichen Gefahr. Erst wenn ein Mindestabstand unterschritten wird, würde der Hase aufspringen und sein arttypisches Fluchtverhalten umsetzen. Im Verlauf seines Lebens (Ontogenese) sammelt der Hase Erfahrungen, die sein Verhalten verändern können.

Jetzt bleibt noch eine Frage übrig, und damit wird die tiefste (ultimate) Ebene angesprochen: *Warum* tut der Hase das alles?

Gefragt ist nun das Wissen über die Stammesgeschichte des Hasen, die auch seinen Körperbau „geschaffen“ hat. Nur so findet der Wissenschaftler vielleicht eine Antwort, warum der Hase sich so verhält und das ziemlich nahe verwandte Kaninchen in gleicher Situation anders. Er operiert in Gedanken mit Begriffen wie „Selektion“ und „Anpassung“.

Wie in der Wissenschaft üblich, erfolgt nun eine Verallgemeinerung: die oberste Ebene als Frage nach dem Wie geht tiefer: sie sucht nach den neurobiologischen Vorgängen im Körper, die Informationen nutzen, verarbeiten und in Bewegungen umsetzen. Dies wurde bereits ein wenig im neurobiologischen Kapitel behandelt, kann aber aus verhaltensbiologischer Sicht noch vertieft werden, wenn die Verhaltensweisen in belastenden Kontexten genauer untersucht werden. Die Frage nach dem Zweck wurde bereits angesprochen: es könnten Erfahrungen gesammelt werden, die bei künftigen ähnlichen Situationen die Stressbewältigung erleichtern. Die Frage nach den letzten Gründen müsste sich an Faktoren orientieren, die den Evolutionsprozess beeinflussen, beispielsweise bei Partnerwahl durch Weibchen, die vielleicht Männchen bevorzugen, die am besten mit solchen Stresssituationen fertig werden. Hier kann die „Gesamtfitness" (inklusive Fitness, vgl. Abb. 10) ins Spiel kommen, die durch den Anteil eigener Gene charakterisiert wird, die an künftige Generationen weiter gegeben werden. Darauf könnte das individuelle Verhalten in den hier zur Erörterung stehenden Extremsituationen, die Angst auslösen, Einfluss nehmen.

Einsichten in diese Zusammenhänge setzen voraus, dass man weiß, wovon man spricht, wenn man Angst als „Verhalten" bezeichnet, was leider viele moderne Lehrbücher umgehen oder so einschränken, dass solche Ansätze keinen theoretischen Hintergrund haben, wie diese Definition: Verhalten *„bezieht sich auf Bewegungen, Lautäußerungen und Körperhaltungen eines Tieres, ferner auf diejenigen äußerlich erkennbaren Veränderungen, die der gegenseitigen Verständigung dienen und damit beim jeweiligen Partner ihrerseits Verhalten auslösen können."* (Immelmann, Pröve u. Sossinka 1996).

Eine solche phänomenologisch orientierte Kennzeichnung geht davon aus, dass dieses „äußere" beobachtbare Verhalten die Grundlage der Verhaltensforschung liefert, die Daten für die Prüfung von Fragestellungen, die sich auf die Organisation des Verhaltens, die Funktion, die Angepasstheit oder die Evolution beziehen. Damit liefern die „Inter*aktionen*" die Spezifik der Verhaltensbiologie. Genau dies ist der Grund, warum bei solchen Definitionen Begriffe für emotionale oder kognitive Zustandsformen weitgehend herausfallen oder tabu sind. Das möchten wir bei der oben erörterten Verhaltensdefinition gern vermeiden, die sich mit einem „Dreivektorenmodell" verbindet, mit dem das Verhalten als dynamisches System mit Gedächtnis gekennzeichnet wird, das essentiell über die Sinnesorgane (Afferenzen) und über die Motorik (Efferenzen) mit der Umwelt verknüpft ist (vgl. Abb. 9).

Nun möchte ich auf die einzelnen Vektoren näher eingehen:

1. der „Eingangsvektor" nimmt informationelle und nichtinformationelle Eingangsgrößen aus der Umwelt auf, wobei diese Aufnahme vom Zustandsvektor (s. 2.) gesteuert wird. Informationelle Eingangsgrößen („Reize") sind solche, die im Zustandsvektor mit Bedeutung belegt und bewertet und damit, wenn erforderlich, auch über den Ausgangsvektor (s. 3.) „beantwortet" werden können. Die Nutzung informationeller Eingangsgrößen kann Auswahl (Selektoren), Erkennungsmechanismen (Detektoren) und „voreingestellte" Leistungskriterien der äußeren Sinnesorgane (Rezeptoren) nutzen. Das ist das „Eingangsverhalten"; an-

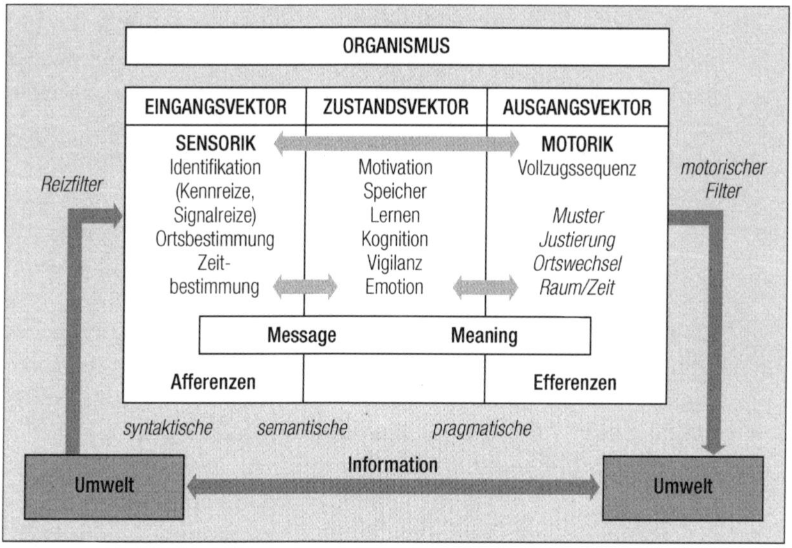

Abb. 9: Verhalten als organismische Interaktion mit der Umwelt auf der Grundlage eines Informationswechsels: Das „Drei-Vektoren-Modell", bei dem wichtige Eigenschaften der Vektoren eingesetzt sind, von denen einige erst im Verlauf der Evolution entstanden. Die Pfeile verweisen auf Wechselwirkungen, wobei der obere Pfeil einen möglichen „Kurzschluss" zwischen Sensorik und Motorik symbolisiert, der in lebensbedrohenden Extremsituationen auftreten kann. Die angedeutete Wechselwirkung der „sensorischen" und „motorischen Umwelt" (unten) verweist auf die sensorische Kontrolle der Motorik und die Wirkung der Motorik auf die Sensorik: Bewegung verändert die Wahrnehmung. Die starken Pfeile symbolisieren die komplexen Wechselwirkungen zwischen den Vektoren. „Message" steht für die „Botschaft", die aus dem Reizmuster (syntaktischer Aspekt) der Wahrnehmung als Information gewonnen wird (semantischer Aspekt). „Meaning" steht für die efferente, also in die Umwelt wirkende Umsetzung (pragmatischer Aspekt der Information). Diese kann als Gebrauchs- oder Signalverhalten eingesetzt werden. Die Filter am Eingang und am Ausgang werden durch die internen Vorgänge (Zustandsvektor) in ihren Eigenschaften bestimmt (selektive Wahrnehmung und selektive Motorik). Einzelheiten im Text.

ders gesagt: Wahrnehmung ist ein aktiver Vorgang des Organismus. Nichtinformationelle Eingangsgrößen werden zwar „registriert" (wenn die Sinnesorgane sie empfangen können), jedoch nicht identifiziert; sie können eine unspezifische Erregung hervorrufen und damit ein „Angstsyndrom" in Gang setzen.

2. Zustandsvektor (Zustandsverhalten) bezeichnet die Dynamik verhaltensrelevanter Informationsprozesse im Organismus, die bestimmt sind durch phylogenetisch, ontogenetisch und aktualgenetisch erworbene Gedächtnisinhalte (für „Wissen", „Können" und „Denken") sowie durch emotionale Zustandsformen wie Vigilanz (Aktivitätsniveau), „Wachheitsgrad" (Arousal) und „Erregung". Man kann unterscheiden zwischen: „freies Zustandsverhalten" (Spontanaktivität), erzwungenes Zustandsverhalten (reflexartige Reaktionen auf Eingangsreize) und integriertes Zustandsverhalten als Kombination interner Vorgaben und „Eingangsmeldungen" („Kennreize", „Signalreize"). Um erzwungenes Zustandsverhalten handelt es sich in unserem Zusammenhang, wenn ein „Schreckzustand" durch Außenreize erzeugt wird.
3. der Ausgangsvektor (Ausgangsverhalten = äußeres Verhalten) ist exakt das in den meisten einschlägigen Lehrbüchern definierte Verhalten (s. o.). Es handelt sich um jenen Verhaltensprozess, der umweltbezogen ist. Der Begriff „äußeres Verhalten" ist in der Psychologie gebräuchlich. Wir nennen dieses Verhalten „Gebrauchsverhalten", wenn es die eigenen Körperfunktionen sichert, wie bei der Nahrungsaufnahme oder der Körperpflege, und „Signalverhalten", wenn es anderen Individuen Signale sendet und damit deren Verhalten beeinflusst.

Das hier vertretene Konzept geht prinzipiell über die nur am Ausgangsvektor orientierten Definitionen hinaus, weil die Spezifik der Interaktionen mit der Umwelt, nicht an den „Aktionen" (aktives äußeres funktionsorientiertes Eigenverhalten) fest zu machen ist, sondern am Informationswechsel. So hat Glisson (1597–1677) – wie bereits erwähnt – seine Reizbarkeitstheorie zur Kennzeichnung einer grundlegenden Eigenschaft der Organismen auf Grund von Beobachtungen an Reiz-Reaktionsvorgängen im Organismus entwickelt. Entsprechend und weiterführend unterscheidet Albrecht von Haller (1657–1766) zwei fundamentale Begriffe, die weitgehend das abdecken, was wir mit der Bezeichnung „Informationswechsel" meinen: Sensibilität als Fähigkeit, Nerveneindrücke und Vorstellungen zu erhalten, und Irritabilität als Fähigkeit, sich bei Reizung zu bewegen und zusammenzuziehen.

Dieses Konzept wurde von Charles Darwins Großvater Erasmus Darwin (1731–1802) übernommen, er sah ebenfalls in der Sensibilität und Irritabilität eine Grundeigenschaft aller Organismen.

Damit wird der „Informationswechsel" als elementare Eigenschaft aller Lebewesen betrachtet, auf der Ebene der Verhaltensorganisation mit den drei funktionell zusammenhängenden Konstituenten „Eingangsverhalten“, „Zustandsverhalten“ und „Ausgangsverhalten“. Daraus kann auch die Entwicklung menschlichen Verhaltens als echte Emergenzstufe abgeleitet werden (vgl. auch Hansch 1997). Das erschließt einen Zugang zu dem begrifflichen Dilemma, dass bis heute – wie bereits angesprochen – zwischen der psychologischen und der verhaltensbiologisch orientierten Terminologie besteht. Aus diesem Grund ist es für unsere Fragestellung wichtig, die Vielfalt der Umweltbeziehungen zu präzisieren. Wir unterscheiden drei *Umweltklassen:*

1. Der eigene Körper als Umwelt: Interaktionen auf der Grundlage von Wahrnehmung und Motorik (äußeres Verhalten), die sich auf den eigenen Körper beziehen, wie beispielsweise bei der Körperpflege (Komfortverhalten).
2. Die ökologische Umwelt: Interaktionen mit der Umwelt, sowohl der abiotischen wie auch der biotischen, also anderen Lebewesen, ausgenommen die Artgenossen mit identischer genetischer „Grundausstattung“.
3. Die Population als Umwelt: Individuen mit einer identischen genetischen Grundausstattung, die gemeinsam einen „Genpool“ bilden, also „genetisch kompatibel“ sind. Wenn spezielle funktionelle Verhaltensbeziehungen bestehen, wird im weitesten Sinne auch von einer „sozialen Umwelt“ gesprochen.

Die Verhaltensbeobachtung an dem Hasen, der sich vor einer Gefahr durch Ausweichen und „Drücken“ in Sicherheit zu bringen sucht, hilft uns weiter, um eine weitere Klasse von Umweltbeziehungen zu unterscheiden, die *Interaktionsfelder* (vgl. Abb. 1):

1. Das Kontaktfeld, bei dem zum Verhaltensobjekt oder -subjekt ein physischer Kontakt besteht oder ohne Ortswechsel hergestellt werden kann; das war beispielsweise die Grube, in die sich der Hase drückte und reglos verharrte.
2. Das Nahfeld: Der gegenwärtige Ausschnitt der Umgebung, der von den Sinnesorganen wahrgenommen werden kann. Das war der Auschnitt der Umgebung, in dem der Mensch in den Gesichtskreis des Hasen gelangte; er löste damit das weitere Verhalten aus.
3. Das Distanzfeld ist der Ausschnitt der Außenwelt, der durch angeborenes und/oder erworbenes Wissen bekannt, der aktuellen Wahrnehmung aber nicht zugänglich ist, wie z. B. ein Winterquartier, ein Ruheplatz, ein Nest, ein Brutgebiet, ein Bau, eine Nahrungsressource, ein künftiger Le-

bensraum: bei manchen auf dem Land schlüpfenden Schildkröten das Meer, ein Artgenosse, der als Rivale fern gehalten oder als Fortpflanzungspartner angelockt werden soll. Als der auf einem Acker Nahrung suchende Hase den Menschen gesehen hatte, flüchtete er zu der ihm bekannten Bodenmulde, um sich für den Menschen unsichtbar zu machen, obwohl er diese von seinem vorigen Standort aus nicht wahrnehmen konnte.

Für den Verhaltensprozess sind zwei weitere Aspekte wesentlich:

Erstens gibt es für ein Tier bestimmte Gründe, die seine Umweltbeziehungen – den Kontext – als die motivationsspezifische spezielle Qualität mit ihrer Funktion für den Organismus bestimmen, beispielsweise die aktuellen Umweltansprüche wie Nahrungsverhalten, Schutzverhalten, Orientierungsverhalten, Sozialverhalten, Reproduktionsverhalten, Brutpflege, Ruhe-/Schlafverhalten; im Falle unseres Hasen wurde der Kontext „Nahrungsaufnahme“ durch den Kontext „Schutzverhalten“ abgelöst. Die generellen Kontexte, die wir auch Funktionskreise des Verhaltens nennen, sind meist hierarchisch gegliedert.

Zweitens wird das Verhalten beeinflusst durch die Situation, das spezielle Bedingungsgefüge bei der Umsetzung eines motivierten Verhaltens; im sozialen Kontext auch das Bezugsfeld. Beim Hasen-Beispiel war es erst der Rübenacker, dann der Mensch als Auslöser des Schutzverhaltens. Kurz gesagt: Der Kontext wird durch Motivation für das Verhalten vom Tier vorgegeben, die Situation von der Umwelt als spezielles „Bedingungsgefüge“. Angst kann also auftreten, wenn beides nicht zueinander passt. Das war beim Hasen der Fall, als der Mensch auftauchte. Da er „wusste“, was zu tun war, änderte er seine Motivation und setzte sein Sicherheitsverhalten ein. Die Motivation war „Furcht“. So betrachtet sind Hasen keine „Angst“-, sondern „Furchthasen“.

Zu Kontext und Situation ein weiteres Beispiel: Eine Meerkatze kann beim Nahrungserwerb oder bei sozialen Auseinandersetzungen im Baumgeäst in eine Situation geraten, die Angstreaktionen auslöst: sie gelangt in einen Bereich, wo sie leicht abstürzen kann. Tatsächlich gibt es bei baumbewohnenden Primaten immer wieder tödliche Unfälle. Aus dem Kontext ergeben sich die Rahmenbedingungen: Flucht vor einem Feind oder Suche nach begehrter Nahrung. Bei Verfolgung durch einen Beutegreifer kann sich das Angstpotenzial verdoppeln wobei die Risiken eingeschätzt werden müssen: Gefährdungsgrad durch den Feind gegen Absturzgefahr bei der Flucht. Die Angstreaktion überlagert hier – so nehmen wir an – die Furchtmotivation, da es im gedachten Fall keine Möglichkeit für ein erfolgreiches artspezifisches Verhalten gibt. Das war ein Beispiel für „situative Angst“. Bei der „kontextuellen Angst“ ist das schutzbedingte Verhalten vergleichsweise häufig, vor allem wenn es durch einen Beutegreifer (Prädator) ausgelöst wird. Dabei kann es für bestimmte Tierarten typische Prädatoren geben, also Beutegreifer, die Spezialisten sind, wie einige Adler-Arten, die Affen im regelmäßigen Beutespektrum haben; dazu gehören in Südamerika die Harpye, in Afrika der Kronenadler und auf den Philippinen der Affenadler. In solchen Fällen verfügen die davon betroffenen Primaten über spezielle Warnlaute und ein angepasstes Fluchtverhalten; beides setzen sie ein, so lange die Beutegreifer im Nahfeld sind, also „auf Abstand“ wahrgenommen werden. Sollte aber der Adler doch Erfolg haben, vielleicht durch einen Überraschungsangriff mit seinen langen Krallen zuschlagen, dann befindet er sich für den Affen im Kontaktfeld. Jetzt wird das ganze Angstsystem in Gang gesetzt, das vielleicht noch eine extreme Reaktion hervorbringt, die für den Affen eine Flucht ermöglicht. Die weit tragenden Notschreie könnten zwei Folgen haben: Artgenossen kommen zu Hilfe oder andere Beutegreifer werden angelockt, die das Verhalten des bereits erfolgreichen „Jägers“ behindern. („Jäger“ steht hier in Anführungsstrichen, weil diese Bezeichnung für den Menschen mit einem soziokulturellen Hintergrund gilt, der auf Tiere nicht übertragbar ist.)

Zu Angstreaktionen gegenüber Umweltereignissen, für die keine arttypischen Reaktionsmuster verfügbar sind, hat der Mediziner Rudolf Bilz (1971) das Konzept des Subjektzentrismus entwickelt. Er spricht von der „Evidenz eines Subjektes“, im Mittelpunkt eines Kreises zu stehen. Dadurch werden ungewöhnliche, nicht ortbare Umweltereignisse wie Gewitter gewissermaßen auf das Subjekt bezogen. Es wird zum Brennpunkt eines dreidimensionalen Erlebnisraumes, und er berichtet von einem Kater, der bei Donner ins Haus gelaufen kommt, um sich in einem Hauskeller zu verstecken. Dazu folgende Hypothese von Bilz: *„Es gibt Menschen, die unter dem Subjektzentrismus einer Gewitter-Angst leiden, aber auch Tiere, und man wird sogar sagen müssen, dass es das Animal im Menschen-Subjekt ist, das die Menschen in diese Not bringt.“*

Derselbe Autor berichtet auch über Schreckreaktionen bei Wildkaninchen, wenn ein Frettchen auf sie angesetzt wird. Dieses sucht das in der Tiefe seines Baues ruhende Tier auf, das dadurch so erschreckt wird, dass es am „Schreck-Basedow“ zugrunde geht; dies ließ sich im Labor nicht wiederholen: es war die spezielle Situation extremer Sicherheit, die im sonst schützenden eigenen Bau durch das „Frettieren“ aufgebrochen wurde. „Schreck-Basedow“ ist im klinischen Sinne eine „hyperthyreote Krise“ (Schilddrüsen-Überfunktion), die auch beim Menschen zum Tode führen kann.

Der moderne Tierschutz stellt an die Verhaltensbiologie in unserem Zusammenhang spezielle Anforderungen, die durch den Begriff „Leiden“ gekennzeichnet werden (vgl. Dawkins 1982). Marian Stamp Dawkins setzt „Leiden“ deutlich vom „Stress“-Phänomen ab, und bezieht Leiden auf subjektive Zustandsformen, zu denen Frustrationen und Angst gerechnet werden. Das verbindet sich mit der Feststellung, dass Stress ja nicht prinzipiell negativ für einen Organismus sein muss; Belastungen können die Resistenz erhöhen, sie sind auch im natürlichen Lebensablauf wichtig. „Leiden“ beschreibt dagegen einen negativen Zustand, der im Falle von Stress nur bei extremen Belastungen auftritt. Dabei ist aber darauf hinzuweisen, dass es gegenwärtig noch keine sicheren physiologischen Daten gibt, die es erlauben, Leiden von anderen Belastungsformen abzugrenzen. Daher möchte M. Dawkins den Begriff „Leiden“ auf Verhaltenszustände anwenden, bei denen Angstreaktionen auftreten oder frustrierende Situationen, die den Ablauf arttypischen Verhaltens verhindern. Wenn solche Verhaltensmerkmale nachweisbar sind, kann man auf Leiden schließen. Solche Verhaltensweisen können bei vom Menschen gehaltenen Tieren gelegentlich beobachtet werden: sie beißen sich in eigene Körperteile, manchmal mit schweren Verletzungen. Dawkins möchte jedoch „Leiden“ und „Angst“ nicht gleichsetzen. Nicht jeder Angstzustand lässt Verhaltenssymptome erkennen, die für Leiden kennzeichnend sind. Die Angst könnte als Vorwarnung vor möglichen Verletzungen ein hilfreicher Mechanismus sein und vielleicht Leiden verhindern.

Alle diese Fragestellungen weisen in eine bestimmte Richtung, wenn es darum geht, über das Verhalten Hinweise auf den inneren Zustand eines Organismus zu gewinnen: Verhalten als Bioindikator. Das ist eine nicht-invasive Methode. Das Tier wird in den speziellen Umweltbeziehungen rückwirkungsfrei beobachtet, und die Verhaltensabläufe werden in ihren optischen und akustischen Parametern erfasst und aufgezeichnet. Wenn durch entsprechende Untersuchungen Parameter bekannt sind, die mit bestimmten inneren neurophysiologischen Zuständen verknüpft sind, dann kann eine Diagnose (Indikation) vorgenommen werden, wobei zwei Möglichkeiten bestehen: 1. Wir stellen fest „das Tier ist belastet“, oder „es ist krank“, oder „es leidet“. Diese Diagnose ist „unspezifisch“, während sie spezifisch wird, wenn wir 2. sagen können: „das Tier hat Angst“ (aus erkennbaren Gründen), oder „es hat Schmerzen bei der Geburt“, oder „es hat eine Virus-Infektion in der Luftröhre“, was bei einem Hund wie beim Menschen unüberhörbar ist.

Man kann die Bioindikation auch aktiv einsetzen, indem die „Rückwirkung“ experimentell gesetzter Umgebungsbedingungen zur Datenerhebung genutzt wird, etwa durch Angebot bestimmter „Reize“, durch Spontanwahlversuche, durch Dressur, oder durch Erfahrungsentzug. Dazu gibt es in dieser Gesamtdarstellung ja zahlreiche Beispiele.

Von invasiven Methoden wird gesprochen, wenn durch Eingriffe in den Organismus physiologische Daten für eine Diagnose gewonnen werden.

Bei den nicht-invasiven Verfahren, die für die Verhaltensbiologie ja dominierend sind, bietet sich besonders bei den Vögeln und Säugetieren ein Verhalten an, das in seinen Eigenschaften stark von inneren Zustandsformen beeinflusst wird: das akustische Verhalten, die Stimme. Wir wissen, wie stark beim Menschen die Stimme von der „Stimmung“, von Wohlbefinden, Leiden oder Angst beeinflusst wird. Damit liegt es nahe, eine „akustische Bioindikation“ zu entwickeln, wozu in jüngerer Zeit hervorragende computergestützte Analyseverfahren verfügbar sind (vgl. Tembrock 1999). Beim Menschen hat die Phoniatrie dazu schon zahlreiche Daten erarbeitet (vgl. Wendler, Seidner, Kittel u. Eysholdt 1996), und für die „Bioakustik des Menschen“ liegt eine neue Übersichtsdarstellung vor (Rothgänger 1999). Für den Verhaltensbiologen zeichnet sich auf dem Hintergrund der Beispiele und dem hier vorgestellten Konzept ein zentrales Problem ab: Wenn ein durch eigenes Verhalten nicht aufzulösender Widerspruch zwischen Kontext und aktueller Situation auftritt, kann Angst entstehen. Hasen beispielsweise lassen sich schwer in Zoologischen Gärten halten, immer wieder möchten sie fliehen, aber dafür sind die artgerechten Bedingungen nicht gegeben. Der Hase „weiß nicht, wohin“. Will der Verhaltensbiologe diese Zusammenhänge genauer untersuchen, empfiehlt es sich, verschiedene Zeitdimensionen zu unterscheiden:

1. Die Situation für Verhaltensweisen, die unmittelbar sichtbar sind als direkte Folge einer äußeren Bedingung. Wir registrieren eine kurzzeitige Aktualgenese angstbedingten Verhaltens. In Extremsituationen kommt es zur „Hasenklage“, einer direkt ausgelösten Lautäußerung. Das ist ein „Auslöse-Effekt“. Wenn wir den Hasen in seinem Gehege länger beobachten, etwa einige Wochen, könnten Langzeit-Wirkungen erkennbar werden, wie Gewichtsabnahme, die hier bereits für Spitzhörnchen (Tu-

paja) vorgestellt wurden (vgl. Abb. 8). Das wird in der Verhaltensbiologie als „Beladungs-Effekt" bezeichnet. Durch die hormonalen Belastungswirkungen ändert sich das Verhalten gegenüber der Umwelt. Die Gründe sind überschaubar, wir befinden uns noch auf der oberen Ebene der Analyse des Verhaltens. Die Intensivhaltung von Geflügel ist ein erschreckendes Beispiel dazu, die Folgen sind unübersehbar.

2. Wenn wir den „intermediären level" in unsere Untersuchungen einbeziehen, so heißt dies, wir müssen die gesamte Individualentwicklung berücksichtigen, also die Ontogenese. Der Hase könnte beispielsweise bereits unter Haltungsbedingungen aufgewachsen sein und als Folge dieser „Prägung" auf eine spezielle vom Menschen vorgegebene Umwelt sich gegenüber Aussenbedingungern anders verhalten. Lernvorgänge kommen ins Spiel; für diese Wirkungen sind bei Singvögeln oder auch manchen Walen und Primaten die „Dialekte" als sozial geprägte Varianten in der Lautgebung ein gutes Beispiel.
3. Wir könnten auch jene Besonderheiten im Verhalten erfassen, die über die Stammesgeschichte zustande kommen, also auf dem „ultimaten level", und durch die genetische Individualität vorgegeben sind, so beispielsweise die Grundfrequenz der Stimme, also die „Stimmgattung" wie Bass, Bariton oder Tenor im männlichen Geschlecht oder auch der Klangcharakter der Stimme, das „Timbre". In der Motorik nimmt ebenfalls die individuelle Konstitution auf das Verhalten Einfluss.

Wie bei der „Belastung" (Abb. 10) können Änderungen der individuellen, der ökologischen oder der sozialen Fitness Folgen spezieller Umwelteinwirkungen sein, die Parameter der Stimme verändern, oder aber auch in Extremsituationen spezielle Lautformen auslösen, wie die „Notschreie" oder mit ähnlicher Funktion die „Angstschreie". Bei Neugeborenen und Säuglingen wurde bereits ein „Cry Score" vorgeschlagen (Vuorenkoski et al. 1971). Dabei wurden 13 Parameter unterschieden, für die jeweils 4 Bewertungsstufen definiert wurden. Zwischen der klinischen Diagnose und der Schreibewertung ergab sich eine Übereinstimmung von mehr als 90 % (vgl. Rothgänger 1999). Inzwischen wurde die Bewertungsskala noch vereinfacht (2 Stufen bei 8 Signalparametern) (Michelsson et al. 1983), die besonders bei Störungen im Bereich des Zentralnervensystems hohe bioindikatorische Valenzen hat. Bekannt ist ja das „Katzenschrei-Syndrom" mit stark veränderten Schreiparametern bei schnellem Anstieg auf eine längere Zeit konstant bleibende Grundfrequenz um 800 Hz. Es wurde 1963 erstmals beschrieben und klinisch nach dem Entdecker als Lejeune-Syn-

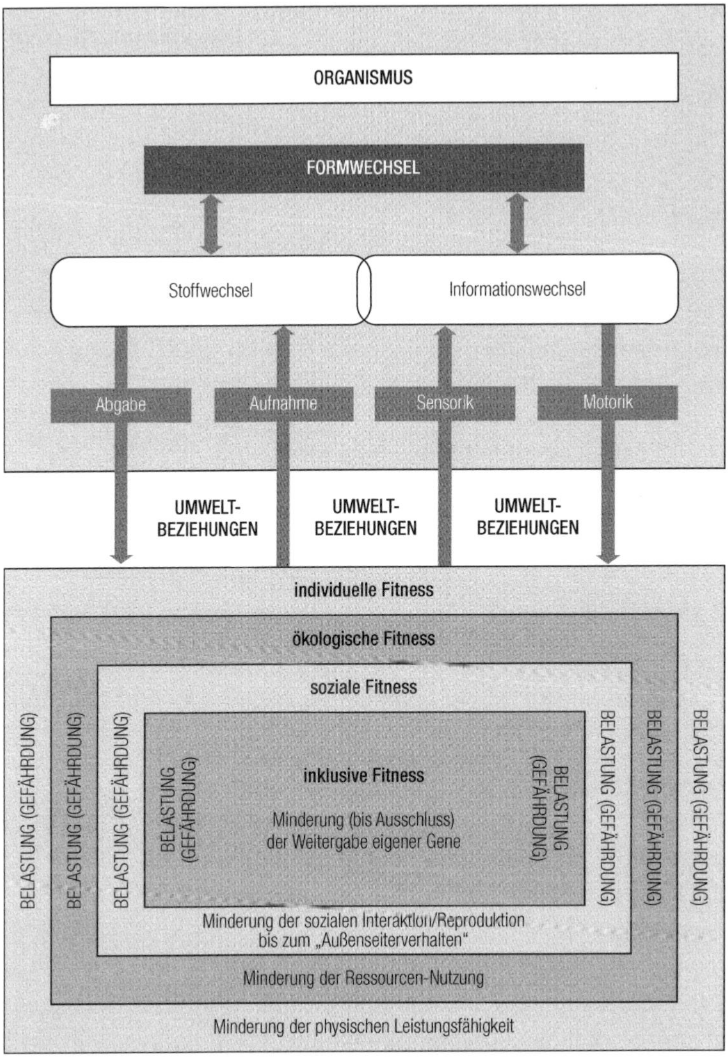

Abb. 10: Schematische Darstellung der Grundeigenschaften der Organismen und ihrer Umwelt-Beziehungen, für die hier vier Fitness-Klassen unterschieden werden, unter Einschluss der Folgen, die durch Belastung bzw. Gefährdung auftreten können. Die Darstellung soll ausdrücken, dass im Organismus Stoffwechsel und Informationswechsel Kreisprozesse in wechselseitiger Abhängigkeit sind bei gleichzeitiger Wechselwirkung mit dem Formwechsel (Wachstum, Formerhaltung und Fortpflanzung).

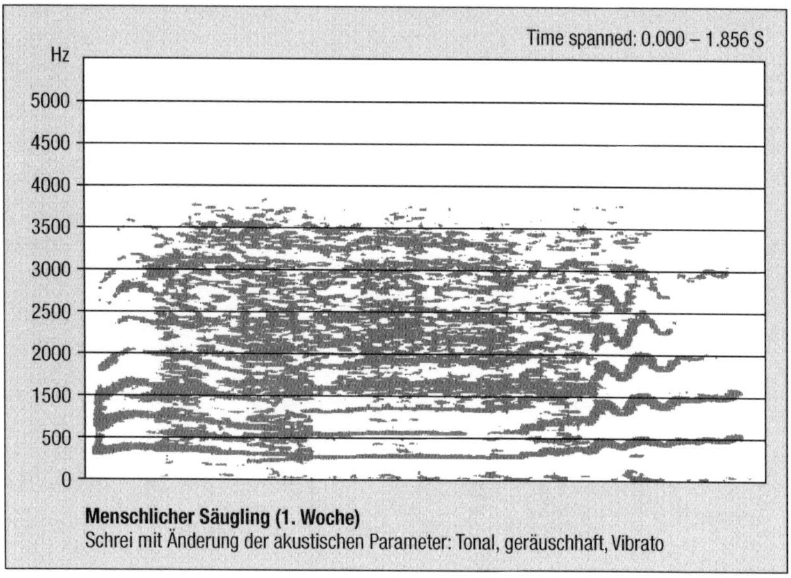

Abb. 11: Der Säuglingsschrei als Anzeige eines Zustandes, der Pflegeverhalten (durch die Mutter) anfordert. Die emotionale Komponente drückt sich in verrschiedenen Lautparametern aus. Die Abszisse zeigt die Zeitdauer (hier knapp 2 Sekunden), die Ordinate die Frequenz in der Bandbreite von 0 bis 5 kHz. Der Schwärzungsgrad korreliert positiv mit der Intensität.

drom bezeichnet. Ihm liegt eine Chromosomen-Mutation (Stückverlust) am Chromosom 5 zugrunde. Die Schreistimme des gesunden Säuglings zeigt eine starke Variabilität, die vor allem durch nichtlineare Prozesse bei der Schallproduktion in Kehlkopf und „Ansatzrohr" zustande kommt (Abb. 11).

Die Säugetierstimme leitet sich in ihren biologischen Eigenschaften aus Begleitgeräuschen der Atmung ab. Das lässt die Vermutung zu, dass ihre ursprüngliche Bedeutung in der Anzeige emotionaler Zustände lag: Signale der Belastung oder auch der Angst könnten bei Bedrohung der körperlichen Unversehrtheit in der Stimme enthalten sein. Viele Arten verfügen über Laute im Dienst des Schutzes und der Verteidigung. Einen Gegner anzuschreien mit unerwarteter Frequenz oder Lautstärke kann ihn vielleicht auf Distanz bringen, die eine Fluchtchance bietet. Oder aber die emotional besetzte Stimme signalisiert Wehrhaftigkeit durch Zähne oder andere „Waffen“. Bei physischer Bedrohung gibt es auch extreme, sonst nie geäußerte Laute, die auch als „Notschreie“ oder Angstschreie bezeichnet werden. Solche Lautäußerungen können bei gesellig lebenden Arten auch als „Hilfe-Rufe“ wirksam sein. Der soziale Kontext ist für diesen Zusammenhang bedeutsam, denn mit der Ausgestaltung der akustischen Kommunikation erschließen sich auch Möglichkeiten, im akustischen Verhalten Informationen über innere Zustandsformen zu übertragen, also Motivationen oder Emotionen, was sich auch kombinieren lässt. Wir möchten dabei zwei Grundformen unterscheiden, die wir als „diffuge“ und „affine Laute bezeichnen, Begriffe, die ursprünglich in der Sozialpsychologie vorgeschlagen wurden. Mit „diffug“ meinen wir abstandsvergrößernd, mit „affin“ genau das Gegenteil, also gewissermaßen „Geh!“ oder „Komm!“. Werden beide kombiniert, ist das Signal ambivalent, bedeutet also „Bleibe, wo du bist!“. Diffuge Laute sollen erschrecken, sie setzen plötzlich mit hoher Lautstärke ein und sind geräuschhaft; bei Füchsen werden sie lautmalend als „Keckern“ umschrieben. Affine Laute setzen leise ein, sind tonal mit Grundfrequenz und Harmonischen sowie einer Tendenz zu regelhafter Wiederholung.

Bei der Evolution der Primaten hat die Zweier-Gruppe als Kommunikations-Dyade einen neuen Stellenwert erhalten, bei der Sender und Adressat einander kennen, speziell in der Mutter-Kind-Beziehung, aber auch zwischen Sexualpartnern und Koalitionspartnern, für die der Begriff „funktionelle Freundschaft“ einigermaßen kennzeichnend ist. Zudem haben sich innerhalb der Art noch zwei weitere Kommunikationsfelder entwickelt, das intrasoziale mit Kommunikation zwischen individuell bekannten Gruppenangehörigen, sowie das intersoziale zwischen Gruppen mit anonymen Adressaten oft über größere Distanzen.

Die vorsprachliche akustische Kommunikation weist entsprechend ihrer stammesgeschichtlichen Ableitung sehr unterschiedliche Parameter auf, die in Abhängigkeit von Situation und Kontext unterschiedlich variiert werden können. Das gilt natürlich auch für die Schrei- und Singstimme des Menschen und für seine Sprechstimme, die sich beim Säugling in der Babbelphase in variierten Kurzlauten strukturiert, während er mit der Schreistimme auf die Welt gekommen ist. Dabei hat ihn die schmerzgeprägte Schreistimme der Mutter empfangen, die nach Untersuchungen an 279 deutschen Gebärenden eine Grundfrequenz von im Mittel 455 Hz aufweist (Rothgänger, Heidenreich 1995), die der des Neugeborenen annähernd entspricht. Diese Schreie der Mütter werden auch durch Bitten um Hilfe unterbrochen, der uralte Kontext ist demnach recht eindeutig: eine Situation physischer Hilflosigkeit und damit auch ein neurophysiologischer Status, der dem Angstsyndrom sehr nahe steht, allerdings ergänzt durch eine Oxytoxin-Ausschüttung. Oxytoxin ist ein im Hypothalamus gebildetes Peptidhormon, das rhythmische Uterus-Kontraktionen und Auspressen der Milch bewirkt. Der Einfluss emotionaler Zustandsformen kann sich auf verschiedene Parameter der Stimme auswirken (Abb. 12) (vgl. Trojan 1975, Scherer 1992). Mit den „vokalen Signalen der Angst“ beim Menschen hat sich A. Siegmann (1982) befasst. Hier stellt er fest, dass die akustischen Parameter der Stimme, die sich mit dem Angstzustand verbinden, noch wenig untersucht sind und dabei bezieht er sich speziell auf Lautstärke sowie auf Anzeichen für bestimmte Spannungszustände. Daher befassen sich die meisten Untersuchungen mit dem Sprechen. Angst verbindet sich mit Störungen im Sprechvorgang, die als „SDR“ (= Speech Disturbance Ratio) erfasst werden. Für den Angstzustand, der mit einer gesteigerten „Erregung“ umschrieben wird, kennen wir auch Beispiele bei Tieren. Singvögel wie Amseln oder Buchfinken zeigen bei territorialer Konkurrenz stark gestörte Strophen-Folgen ihrer arteigenen Lautsequenzen. Beim Menschen betreffen solche Störungen folgende Kategorien: Wiederholung, unvollständige oder rekonstruierte Sätze, Auslassungen, Versprecher und unzusammenhängende Laute, sowie Fülllaute. Es ist verblüffend, wie gut diese Kategorien sich auch auf Vogelgesänge oder Strophen bei extremer Erregung anwenden lassen. Bei Schimpansen können wahre „Kakophonien“ als Aneinanderreihung von Dissonanzen in solchen Situationen auftreten. Hier wäre SDR eine „*Sound* Disturbance Ratio“, das Maß gestörter Vokalisationen.

Es ist schon beeindruckend, in welchem Ausmaß eine Stimme bei Säugetieren durch innere Zustände modifiziert werden kann (s. Abb. 12). Der Parameter „Anstiegszeit“ ist primär auf die Lautstärke bezogen, kann aber auch die Frequenzmodulation beeinflussen. Beim Vibrato, das für die Singstimme kennzeichnend ist und im Säuglingsschrei schon auftreten kann (vgl. Abb. 11), werden Frequenz und Lautstärke in einer individualtypischen Weise moduliert. Bei emotional stark besetzten Schreilauten kann auch die Inspiration hörbar erfolgen. Unter zunehmender Erregung, auch bei Angstschreien, nimmt der geräuschhafte Anteil zu, die Stimme kann durch einen Registerwechsel in eine wesentlich höhere Grundfrequenz umschlagen, was bei Artgenossen nachweisbar zu einer verstärkten Zuwendung zur Schallquelle führt. Auch Biphonationen können auftreten: das Ohr vernimmt zwei verschiedene Frequenzen.

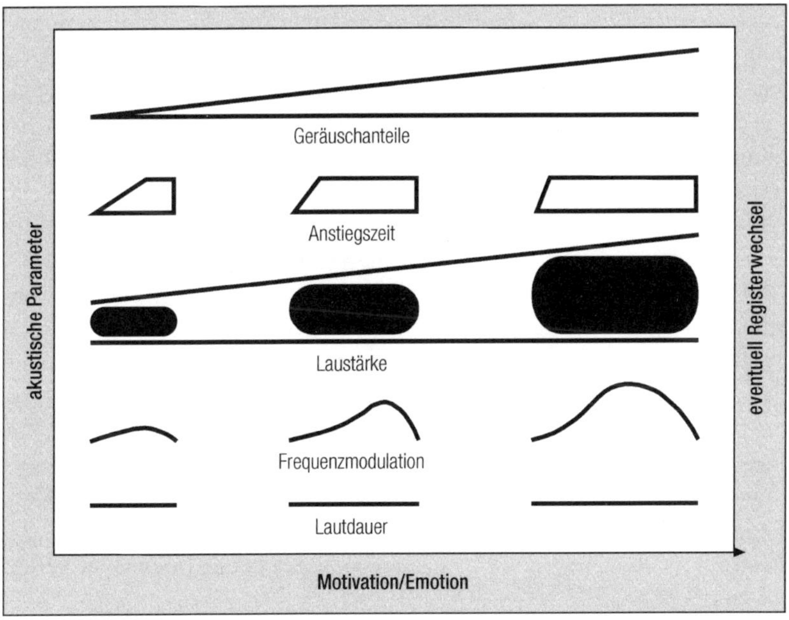

Abb. 12: Die Stimme als „Bioindikator“: Schematische Darstellung akustischer Parameter, die bei Säugetieren von der Stärke des motivational-emotionalen Zustandes beeinflusst werden. Bei der Lautdauer führt die Zunahme der Stärke dieses Zustandes zu Verlängerungen des Lautes; wenn ein „affiner“ Kontext gegeben ist, wird Distanzverminderung zwischen Sender und Empfänger angestrebt; beim Gegenteil – „diffuger Status“ – sind Verkürzungen der Lautlänge typisch. Verstärkte Motivation/Emotion fördert Frequenzmodulation, hier bedeutet die Ordinate ansteigende Frequenz. Wenn wir in einem Satz ein Wort betonen, heben wir zugleich die Stimme an. Im „affinen Status“ können – wie hier dargestellt – Lautlänge und Frequenzmodulation zunehmen. Das kann auch mit der Lautstärke kombiniert werden: hier bedeutet die Ordinate die Intensität, in der Akustik als Dezibel = dB dargestellt. Die Anstiegszeit bis zur maximalen Lautstärke kann sich bei zunehmender „Erregung“ verkürzen. Zugleich verliert die Stimme an „Klang“, die Geräuschanteile nehmen zu, und das ist ein komplexer Vorgang im „Ansatzrohr“. Unter bestimmten Bedingungen ist auch in solchen „erregenden“ Situationen ein Registerwechsel möglich, etwa von der „Bruststimme“ (= Modalstimme) zur „Kopfstimme“ (Falsett).

Der Mensch reagiert mit seinem akustischen Verhalten, von dem jetzt die Rede war, gegenüber inneren Stimmungslagen sehr sensibel. Wir sind, ohne dies ausdrücklich anzumerken, beim Signalverhalten angekommen.

Dieses hatten wir vom Gebrauchsverhalten unterschieden. Bei dem Bemühen, Verhaltenseigenschaften zu finden, die den Zustand „Angst“ anzeigen, ist diese Unterscheidung aber sicher wichtig, denn beim Signalverhalten dient das Verhalten ja einer Anzeige für einen möglichen oder – wenn adressiert – bestimmten Empfänger, dessen Verhalten dadurch beeinflusst werden soll. Gebrauchsverhalten dagegen hat die Aufgabe, individuelle Umweltansprüche zu sichern oder umzusetzen, ohne dass dabei ein anderes Individuum einbezogen wird. In diesem Falle sind Artgenossen oder Artfremde, wie auch der Mensch „Beobachter“. Dahinter steckt ein Problem: Bei Nagetieren, wie Mäusen, Ratten oder Meerschweinchen gehören zu den äußerlich erkennbaren Belastungsfolgen Zittern, „Schreckharnen“ oder Erstarren („freezing“). Sind das nur zwangsläufige Folgen der Belastung oder eines angstähnlichen Zustandes, oder haben sie vielleicht für Artgenossen Alarmfunktion? Es könnte für diese nützlich sein, bei Wahrnehmung des „Schreckharns“ alarmiert zu werden und den Ort zu meiden. Es ist tatsächlich bei Ratten nachgewiesen, dass sie sogar auf Gewebe oder Blutspuren von Artgenossen entsprechend reagieren (Stevens, Gerzog-Thomas 1977).

Keine Frage, die Verhaltensbiologie bringt mit einem Konzept, wie dem hier vorgestellten, gute Voraussetzungen mit, in die „Naturgeschichte der Angst“ mit ihren eigenen Methoden Einsichten zu gewinnen, die helfen können, auch unsere Ängste besser zu verstehen.

4 Angst als individueller Zustand

Wir haben im Tierpark Berlin die Löwen in einer Freianlage beobachtet, als sie ruhend oder schlafend von geräuschvoll beginnenden Bauarbeiten in nächster Nähe überrascht wurden. Bei einigen erhöhte sich die Atemfrequenz, andere standen auf. Es geschah, was jeder Beobachter in solchen Situationen bei Tieren und auch beim Menschen immer wieder erlebt: Es gibt erhebliche individuelle Unterschiede in den Reaktionen auf angsterregende Ereignisse. Alles, was bisher an Beispielen vorgestellt wurde, beschrieb Angst als individuellen Zustand. Das war eine Voraussetzung für die zahlreichen neurobiologischen Befunde, die wir bereits angesprochen haben. Erst, wenn nach Gründen für einen Angstzustand gefragt wird, rückt die Umwelt ins Blickfeld. Kurz: Das Phänomen „Angst" ist als individueller Zustand definiert, gleichviel ob wir „Angstsyndrom", „Angstreaktion" oder „Angstzustand" sagen. Wenn wir das hier vorgestellte Verhaltensmodell (s. Abb. 9) zugrunde legen, könnten wir auch sagen: „Angst ist eine spezielle Form des Zustandsverhaltens". Damit umschreiben wir alle jene inneren Vorgänge, die sich mit Wahrnehumg, Erleben, Denken und Handeln verbinden. Dieses Zustandsverhalten sichert im „normalen" Fall die Umweltbeziehungen über Wahrnehmung und Motorik; genau diese versagen aber, wenn ein Angstzustand vorliegt, denn der Zustand wurde dadurch erzeugt, dass der Organismus „nicht weiß, was er tun soll", er ist „hilflos". Anderenfalls hätte er vielleicht „Furcht", er „kennt die Ursache" und kann umweltangepasst reagieren. Eine Ratte kann durch ein erkanntes Ereignis in Furcht versetzt werden, die dann jedoch in Angst umschlägt, wenn ihre Umwelt die für diese Wahrnehmung „vorgesehene" Reaktion nicht zulässt, weil sie in einem engen Käfig gesetzt wurde. Das kann „Panik" mit völlig irrelevantem Verhalten auslösen. Sie springt an den Wänden hoch und bleibt dann zitternd in einer Ecke sitzen, es kommt zu unkontrollierten Entleerungen von Darm und Blase, kurz: es treten jene Symptome auf, die wir im neurobiologischen Kapitel bereits vorgestellt haben. In diesem Zusammenhang können bestimmte Verhaltensweisen „Dysfunktionen" zeigen (vgl. Dollinger 1971), deren Extreme Verringerung bis Einstellung der Aktivität oder „übernormale“ Aktivitätssteigerung sind. Dollinger berichtet über Todesfälle durch „Angstauslösung“ bei Kängurus im Londoner Zoo als Folge innerartlicher Kämpfe ohne Fluchtmöglichkeit sowie auf Grund von Raumfremdheit. Bei von Menschen gehaltenen Wildkaninchen sind ebenfalls die bereits erwähnten Schreckwirkungen als „Schilddrüsenstress“ beobachtet worden (Spoerri u. Stuenzi 1969, Eickhoff 1948), deren Wirkung Dollinger als *„zentralnervös ausgelöste, psychisch-traumatische Thyreotoxikose“* umschreibt, sie ist beim Menschen als „Basedow“ bekannt und beruht auf einem Überschuss von Schilddrüsenhormonen.

Als wir uns mit der Erforschung des Verhaltens beim Rotfuchs beschäftigten, hatten wir überhaupt keine Schwierigkeiten, die mehr als 50 Füchse zu unterscheiden, was – ziemlich unwissenschaftlich – zur Vergabe von Namen führte, und die beiden dominierenden Tiere, „Fiffi“ und „Jupp“ sind mir unvergesslich, und nicht nur diese beiden. Es ließ sich ein für alle gültiger Verhaltenskatalog, den die Verhaltensforscher auch als „Ethogramm“ bezeichnen, aufstellen. Gleichwohl gab es nicht nur im Erscheinungsbild, sondern auch im Verhalten individuelle Besonderheiten, die übrigens auch die Stimme betrafen. Als ich während der Ranzzeit gegen Mittag, während alle Füchse ruhten, die Bellstrophe (eine Folge von etwa 5 Belllauten) von „Jupp“ abspielte, sprang nur „seine Frau“ „Fiffi“ auf, obwohl sie – wie in dieser Zeit typisch – in Körperkontakt neben ihm lag. Sie ging einige Schritte zum Lautsprecher, blieb dann stehen und sah sich um, denn „Jupp“ lag unverändert dort, wo sie aufgestanden war. Alle anderen Füchse hatten nicht erkennbar reagiert. Fiffi hatte seine Stimme erkannt, was uns übrigens genau so wenig Schwierigkeiten bereitete, wie das Erkennen von Hähnen auf Grund ihres unverwechselbaren Krähens.

Das Thema Individualität hat einen hohen Stellenwert in der heutigen Verhaltensforschung. Dahinter stehen zwei grundsätzliche Voraussetzungen: Erstens ist es eine Folge der singulären Kombination des elterlichen Erbgutes bei der Befruchtung der Eizelle und der sich daraus ergebenden Entwicklung des daraus hervorgehenden Individuums. Zweitens kann die Ausprägung individueller Eigenschaften dadurch gefördert werden, dass sie als Signale wirksam werden. So vielleicht bei der Partnerwahl für die Fortpflanzung. Bilden Tiere darüberhinaus soziale Verbände, gewinnen individuelle Eigenschaften für die Wechselbeziehungen eine zusätzliche Bedeutung, wenn jeder also jeden „persönlich“ kennt, was für viele Säugetiere und Vögel zutrifft.

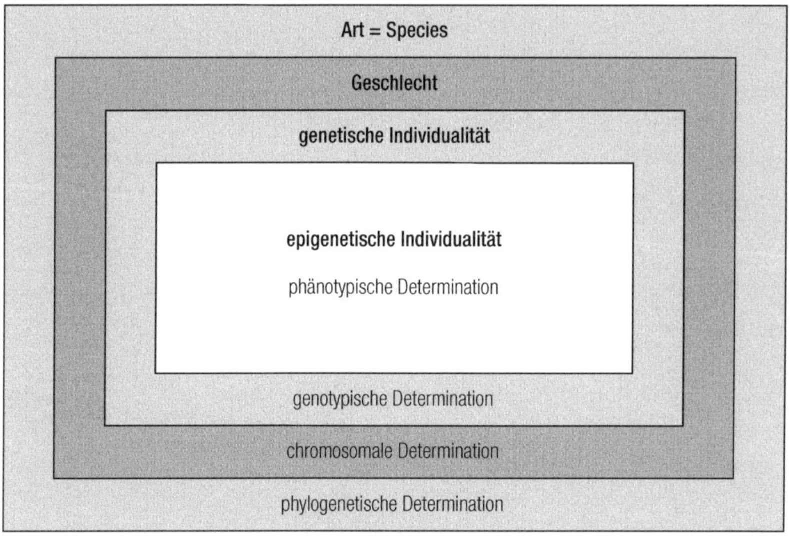

Abb. 13: Enkaptische Darstellung grundlegender Determinanten der Individualität Enkapsis („Einschachtelung“) bedeutet, dass jedes größere Feld die kleineren einschließt oder unterlagert, seine Besonderheiten also auch weiterhin gelten. Die „Art“ = Species als biologisch abgegrenzte Einheit untereinander fortpflanzungsfähiger Individuen entsteht im Verlauf der Stammesgeschichte = Phylogenese und kann sich im dieser zugrunde liegenden Evolutionsgeschehen auch wieder verändern. Das Geschlecht wird durch die Geschlechtschromsome bestimmt, bei Säugetieren mit XX = Weibchen und XY = Männchen. Auf diesem Hintergrund „Art“ und „Geschlecht“ formen sich die individuellen Eigenschaften durch die spezielle Kombination des Erbgutes bei der Befruchtung der Eizelle sowie durch die Umsetzung dieses Gentotypus im Verlauf der individuellen Entwicklung von der befruchteten Eizelle bis zum Tode (= Ontogenese). Diese „epigenetische Individualität“ wird daher von der Lebenserwartung und der Vielfalt ökologischer und sozialer Umweltbeziehungen bestimmt und nimmt mit dem genetisch und individuell vorgegebenen Lernvermögen zu. Daher sind diese individuellen Unterschiede beim Menschen am größten.

Versuchen wir nun, zusammenzufassen, was die Eigenschaften bestimmt, die Individualität kennzeichnen: Grundlage ist eine einzigartige genetische Kombination, die bei der Befruchtung einer Eizelle unter folgenden Voraussetzungen entsteht (Abb. 13):

Erstens werden die „arttypischen“ Eigenschaften fixiert. Unter einer „biologischen Art“ fassen wir alle Individuen zusammen, die als „potentielle Fortpflanzungsgemeinschaft“ von anderen Arten abgegrenzt sind, wie beispielsweise Gorilla, Bonobo, Schimpanse und Mensch, also auch dann, wenn sie geographisch nicht gänzlich von einander getrennt sind. Es gibt zwischen ihnen „Fortpflanzungs-Schranken“.

Zweitens ergibt sich bei Befruchtung der Eizelle eine genetische Vorgabe des Geschlechts, bei unserem Beispiel mit der Chromosomen-Kombination „xy = männlich“, „xx = weiblich“.

Drittens erfolgt bei der Befruchtung eine Neuordnung des Erbgutes, die zu einer singulären innerartlichen Kombination von Eigenschaftsausprägungen führt. Viertens erfolgt eine epigenetische individuelle Entwicklung der Anlagen, die durch tradiertes und fakultativ individuell angeeignetes Wissen und Können ausgeformt wird. Hier gewinnen die Umweltbeziehungen einen hohen Stellenwert.

Hinter diesen vier Voraussetzungen für Individualität verbirgt sich noch die Stammesgeschichte der Lebewesen, oder – anders gesagt – ihre Organisationsstufe, die vom Einzeller bis zum gesellschaftlich organisierten Sozialwesen Mensch reicht. Wir sprechen in diesem Zusammenhang von „Individuationsstufen“ (Abb. 14). Es macht gewiss einen erheblichen Unterschied, ob das Individuum nur aus einer Zelle besteht, wie eine Amöbe oder ein Paramecium („Pantoffeltierchen“), oder ob es ein mehrzelliger Organismus ist. Bei der biosozialen Individuation zeigen die „Staaten bildenden Insekten“, wie etwa die Honigbienen, Ameisen und Termiten ein derart hohes Maß der sozialen Kooperation, dass auch die moderne Forschung bei diesen Insektenstaaten von „Superorganismen“ spricht. Aber: Hier kennen sich die Angehörigen nicht individuell, sondern durch chemische Signale als zum eigenen „Sozialkörper“ gehörig. Dahinter steht auch ein hoher Grad genetischer Verwandtschaft. Diese Insekten sind freilich ein Sonderfall, und bei unseren nächsten Verwandten, den Primaten, beruht der Gruppenzusammenhalt auf individueller Kenntnis. Hier sind für die soziale Bindung Vertrautheit oder Verwandtschaftsgrad wichtige Voraussetzungen. Auch in unserem Sozialsystem der „gesellschaftlichen Individuation“ bilden Freunde und Verwandte ein eigenes System von Bindungen, das die vorangegangene und heute nur noch in wenigen Regionen bestehende Stufe der soziokulturellen Individuation kennzeichnet. Das gesellschaftlich organisierte Zusammenleben schafft eine neue Ebene „sozialen Bewusstseins“ im Zusammenhang mit Beruf, Organisationen und Institutionen.

Das sind Voraussetzungen für die Naturgeschichte der Individualität, die zeitlebens, also in der gesamten Ontogenese einem Individuationsprozess

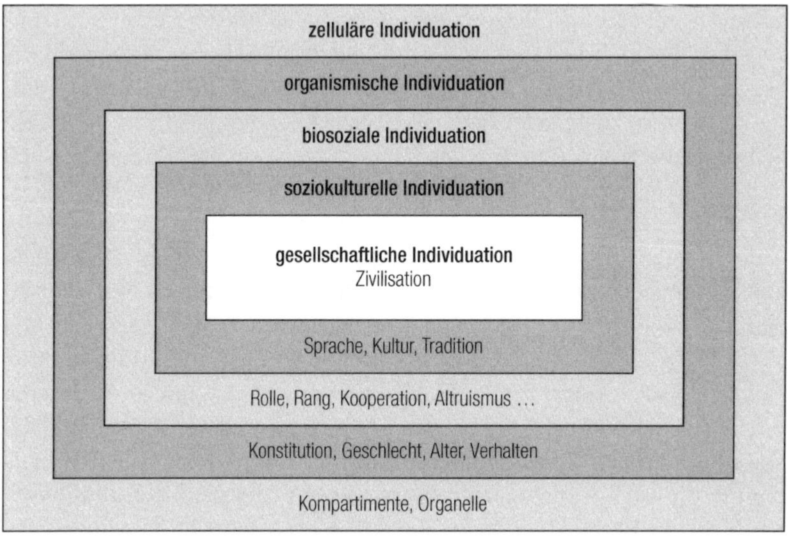

Abb. 14: Versuch einer Darstellung von Evolutionsstufen der Individuation, womit die Voraussetzungen für die Individualität (vgl. Abb. 13) gemeint sind. Beispiel: Menschen, die gesellschaftlich organisiert leben, bilden soziokulturelle Einheiten mit Sprache, Kultur und vielen Traditionen, sind aber auch soziale Lebewesen wie andere Primaten und als mehrzellige Organismen durch artspezifischen Körperbau, Geschlecht, Alter und elementares Verhalten gekennzeichnet, was in vielfältiger Weise in die gesellschaftlich organisierte Lebensweise mit Gesetzen, Normen und institutionellen Einrichtungen eingebunden ist. Für die moderne Medizin ist das Wissen um die basale Schicht, die Zellen, aus denen unserer Körper besteht, für eine erfolgreiche Therapie eine wesentliche Voraussetzung.

unterliegt, dessen Komplexität vor allem durch das Ausmaß der genetischen (z. B. „Mücke“ oder „Elefant“) sowie darüber hinaus der epigenetischen Anteile dieser Individuation bestimmt wird (s. o. unter „viertens“), und darin hat der Mensch einen einzigartigen Status auch innerhalb der ihm nächst verwandten Primaten. Dieses komplexe Eigenschaftsgefüge hat Anteil an der Ausprägung der „Persönlichkeit“. Viele Psychologen möchten diese Spezifik der Individualität allein dem Menschen zubilligen, weil sie davon ausgehen, dass es soziokulturelle Kriterien sind, die Individualprofile prägen, die mit dieser Bezeichnung verbunden werden. Der dahinter stehende Grundbegriff ist die „Person“, eine Individualität, die über ein bewusstes „Ich-Erleben“ verfügt. Schon in der Antike wurde davon ausgegangen, dass als „Person“ eine individuelle Existenz einer vernunftbegabten Natur bezeichnet und damit auf den Menschen bezogen wird, dessen Grundverfassung Heidegger als ein „tätiges In-Sich-Selbst“ darstellte, dem ein „mögliches In-der-Welt-Sein“ vorausgehe. Es ist mit einem Selbstbewusstsein verbunden, das mit dem Ichbewusstsein Charakter und Persönlichkeit entfaltet. Dies wäre dann humanspezifisch. Der Psychologe Reinhard Pekrun (1988) hat versucht, menschliche Persönlichkeitsmerkmale zu kennzeichnen. Er unterscheidet erstens körperliche Persönlichkeitsmerkmale: Dazu gehören die „genetische Ausstattung“ einer Person und die phänotypisch gegebenen überdauernden morphologischen und physiologischen Zustände, besonders auch jene, die der individuellen psychischen Entwicklung zugrunde liegen oder auf psychische Strukturen oder Prozesse Einfluss nehmen, wie etwa die besonderen Leistungsfähigkeiten der großen Sinnesorgane und des Bewegungsapparates. Beispiele hierfür, die auch verhaltensbiologisch relevant sind, sind Konstitutionstypen oder im Bereich der Kommunikation die natürliche Stimmlage. Pekrun grenzt von den „körperlichen Strukturen“ noch die „habituellen körperlichen Prozesse“ ab, die durch individuell unterschiedliche Frequenzen und Verlaufsformen gekennzeichnet sind. Dazu haben wir auch bei Tieren Untersuchungen durchgeführt (Tembrock 1978). So ließ sich beim Tiger nachweisen, dass Individuen, die „schneller kauen“ auch beim normalen Laufen ein höheres Schritttempo aufweisen.

Zweitens bilden nach Pekrun kognitive Strukturen Persönlichkeitsmerkmale, die auf Grund von gespeicherten Informationen zustande kommen. Hier werden unterschieden: Wahrnehmungen, Denkprozesse und Emotionen sowie Motivationen und Handlungen. Wieder sind also die Emotionen angesprochen, da sie in Inhalten, Frequenzen und Verlaufsformen von Person zu Person variieren können. Das gilt nach Larsen und Diener (1987) auch für die Intensität der Emotionen. In der Angstforschung wurden beim Menschen Differenzierungen zu individuellen Ausprägungen verschiedener Komponenten nachgewiesen. In diesem Zusammenhang ist auch das „Erregungs-Hemmungs-Modell“ zu erwähnen, das darauf Bezug nimmt, dass beispielsweise anhaltende Angstzustände oder Depressionen andere Emotionen wie „Freude“ hemmen. Auch in diesen Wechselbeziehungen sind (beim Menschen) erhebliche individuelle Unterschiede bekannt. Damit rückt das Thema „Affekt“ in das Zentrum der Betrachtung der Individualität. Hier bietet Ciompi (1997) ein interessantes Konzept an. Er definiert den Affekt wie folgt: „*Ein Affekt ist eine von inneren und äußeren Reizen ausgelöste, ganzheitliche psycho-physische Gestimmtheit von unterschiedlicher Qualität, Dauer und Bewußtseinsnähe.*" Dabei wird dem „affektiven Gedächtnis" (Arnold 1970) eine hohe Bedeutung für die Persönlichkeitsorganisation zugewiesen, denn „*Affekte wirken wie Schleusen oder Pforten, die den Zugang zu unterschiedlichen Gedächtnisspeichern öffnen oder schließen*" (Ciompi 1997).

Es gibt gegenwärtig kaum hinreichend fundierte Ansätze, diese auf den Menschen bezogenen Begriffe naturwissenschaftlich so zu begründen, dass ein Bezug zu den „Persönlichkeitsprofilen" möglich wird, wie sie von Primaten auch in der professionellen Verhaltensforschung beschrieben werden (vgl. Goodall 1991, Frans de Waal 1991). Dazu sei ein Bericht von Jane Goodall über ihre Schimpansen in Gombe zitiert: „*Es gibt wohl kaum Zweifel, dass die Unterschiede im Verhalten, die wir bei Freud, Frodo und Prof beobachtet haben, zu einem großen Teil von den unterschiedlichen Persönlichkeiten ihrer Mütter und ihrer Methode der Kindererziehung herrühren. Natürlich gibt es auch genetische Unterschiede zwischen diesen drei jungen Männchen; ... Manchmal aber kann man den Beginn eines ungewöhnlichen Verhaltens auf einen bestimmten traumatischen Vorfall in der frühen Kindheit zurückführen. Zum Beispiel wurde Prof, als er zwei Jahre alt war, während einer Jagd von einem erwachsenen Kolobusaffen angefallen. Passion saß da und sah zu, Prof im Arm, als plötzlich eins der Kolobusmännchen sie wütend ansprang und angriff. Ihr passierte gar nichts; Prof wurde ein Zeh glatt abgebissen. Diese schmerzhafte und erschreckende Erfahrung hinterließ offenbar bei Prof eine tiefsitzende Angst vor Affen ... Auch vor Pavianen hatte Prof als Kind interessanterweise fürchterliche Angst ... Wenn sich, etwa beim Fressen, ein großes Pavianmännchen näherte, begann Prof vor Angst zu winseln und versteckte sich hinter Passion*" (seine Mutter).

Dieser Bericht könnte mit dem gleichen Vokabular auch ein Menschenkind in seinem individuellen Verhalten schildern. Hier geht es nicht um das Thema „Kind", das ja noch gesondert angesprochen wird, sondern um die Kombination „Angst" und Individualität oder Persönlichkeit. Für diesen Zusammenhang müssen wir uns der Frage nach den Eigenschaften stellen, die jene unteilbare Einheit des Seins kennzeichnen, die wir als Person oder Persönlichkeit bezeichnen, und deren elementare Grundlage für alle Lebewesen die singuläre und auch unwiederholbare Individualität bildet (vgl. Abb. 14).

Das aber bedeutet, dass es auch innerhalb einer Tierart unabhängig von Alter und Geschlecht individuelle Besonderheiten im Verhalten geben kann, die zu unterschiedlichen Antworten bei Umgebungsereignissen führen, die Angstzustände erzeugen können. Hier gilt eine Faustregel: Je größer die Lernfähigkeit bei der betreffenden Art, desto vielfältiger die individuelle Ausformung des Verhaltens. Lernen ist ein Begriff mit vielen Facetten, der sich kaum definieren lässt. Sagen wir es zu unserer Verständigung hier sehr allgemein: Lernen ist Umweltanpassung auf Grund von individueller Erfahrung. Ich habe vorgeschlagen, dabei zwei grundsätzliche Möglichkeiten zu unterscheiden: erstens das *„obligatorische Lernen“*, für das es arttypische Lerndispositionen gibt, die zu einem bestimmten Zeitpunkt („sensible Phase“) Lernvorgänge anfordern, um die Ausgestaltung des arttypischen Verhaltens zu sichern. Beim Menschen ist der Erwerb der Muttersprache dafür ein Beispiel. Zweitens das *„fakultative Lernen“*, das Lernbereitschaften („Interessen“) voraussetzt, deren Inhalte jedoch offen sind. Beim Menschen gehört der Erwerb von Fremdsprachen in diesen Zusammenhang; wenn er nicht durch äußere Bedingungen, sondern auf Grund eines „inneren Antriebes“ erfolgt, könnte eine „Sprachbegabung“ im Spiele sein.

Unter den vorgenannten Voraussetzungen können wir auch sagen, dass die arttypische Ausprägung der Individualität vor allem von den obligatorischen Lernvorgängen als individuelle Umweltanpassung bestimmt wird, während Persönlichkeitseigenschaften durch fakultative Lernvorgänge ihren speziellen Charakter gestalten. Sie bedeuten weit mehr als „Anpassung“, sie tragen zur eigenwertigen Gestaltung der Umweltbeziehungen bei.

Die Naturgeschichte der Angst verbindet sich in vielschichtiger Weise mit der Naturgeschichte der Individualität, bei der wir hypothetisch vier Stufen unterscheiden, die sich aus der Stammesgeschichte (Phylogenie) und der Individualentwicklung (Ontogenese) ableiten:

Die *Individualität 1. Ordnung* wird mit den konstitutionellen Eigenschaften des Körpers in Beziehung gesetzt, die Pekrun auf den Menschen bezogen als „körperliche Persönlichkeitsmerkmale“bezeichnet. Damit verbindet sich das elementare Verhalten, das den physischen Kontakt mit der Umwelt herstellt. Es wird in Anlehnung an die Psychologie als prozessuales Verhalten bezeichnet. Das ist das lebenswichtige Verhalten des Neugeborenen, es sichert die Aufnahme der Muttermilch, die Nahrungsaufnahme, die Fortbewegung. Beim Kind ist das die Phase des physischen „Begreifens“ von Eigenschaften der Umwelt. Die besondere Qualität dieser Individualität leitet sich daher unmittelbar aus den körperlichen Eigenschaften ab. Und wenn das Kleinkind mit den Händen die eigenen Beine bewegt, bezieht es auch die äußeren Körpereigenschaften als „Umwelt" mit ein.

Die *Individualität 2. Ordnung* verbindet sich mit der Umwelt, die den Körper umgibt und durch Nase, Auge und Ohr außerhalb der aktuellen physischen Reichweite des Körpers erschlossen wird. Mit der Fähigkeit, auf diesem sensorischen Wege Eigenschaften der Umwelt zu unterscheiden, baut sich ein diskriminatorisches Verhalten auf, das beispielsweise beim Nahrungserwerb eingesetzt werden kann, das Erkennen von Objekten und ihre Unterscheidung, verbunden mit individuellen Präferenzen. Damit wird das Nahfeld als Bereich aktueller sinnlicher Wahrnehmung Bestandteil der individuellen Umweltbeziehungen; die Parameter der Individualität sind um eine neue Qualität bereichert.

Die *Individualität 3. Ordnung* verbindet sich mit der ökologischen Umwelt sowie den Artgenossen, die als Individuen in ihren Umweltbeziehungen prinzipiell übereinstimmen; sie bilden die Population, die auch mögliche Fortpflanzungspartner enthält. Jetzt ist ein konzeptuelles Verhalten gefordert, das auch Eigenschaften und Ereignisse berücksichtigt, die raumzeitlich für die Sinnesorgane nicht präsent, wohl aber für das Individuum verhaltensrelevant sind; sie definieren das Distanzfeld: Der Fuchs, der irgendwo in seinem Streifgebiet Nahrung sucht, holt diese für seine Jungen im Bau, der versteckt vielleicht Kilometer entfernt am Waldrand liegt. Suchbilder könnten Voraussetzung für eine systematische Nahrungssuche sein. Wissen und Können für die Wahrnehmung lebensnotwendiger Umweltansprüche sind jetzt gefordert; diese mentalen Eigenschaften bestimmen die neue Qualität dieser Stufe der Individualität.

Die *Individualität 4. Ordnung* verbindet sich beim Menschen mit einem virtuellen Feld der individuellen Existenz, getragen von kognitiven Konstrukten über die Eigenschaften der „Welt", die auch metaphorisch als „Weltbilder" umschrieben werden können. Sie setzen sprachliche Kommunikation voraus und können als „Weltanschauung" tradiert werden. Mit dem Ausbau dieser „gedachten Umweltbilder" gewinnt auch die eigene Existenz als Individuum schrittweise einen neuen Standort im Bewusstsein, das immer weiter auf die Basis zurückgreift und mit der reflektiven Erfassung der „körperlichen Persönlichkeitsmerkmale" ein „Ichbewusstsein" erzeugt.

Diese individuell ausgeformten Umweltbeziehungen können beim Menschen nach einem Vorschlag von Triandis (et al. 1985) in zwei Grundformen unterteilt werden, den Idiozentrismus als individualistische Normorientierung, und den Allozentrismus als kollektivistische Normorientierung. Diesen soziologisch angelegten Ansatz möchten wir ein wenig verallgemeinern; damit er auch für die „Naturgeschichte des Menschen" anwendbar wird. Dazu greifen wir auf unsere Abbildung 10 zurück, in der die Umweltbeziehungen der Lebewesen durch Eigenschaften der Fitness generell erfasst werden. Wir verstehen unter „Normorientierung" die Festlegung der Rahmenbedingungen für die Normen des umweltbezogenen Verhaltens; in der Psychologie spricht man auch von Handlungs- und Wertstandards. Unsere Hypothese ist: Der Hintergrund solcher Normorientierungen beim Menschen besteht in seiner biologischen Evolution aus den Fitness-Kriterien. Daraus leiten wir ab, dass der Idiozentrismus, also die individualistische Normorientierung, sich an der individuellen Fitness orientiert, am eigenen Wohlbefinden, der eigenen „Tüchtigkeit", der physischen Leistungsfähigkeit. Richtet sich die Normorientierung vor allem auf die Nutzung der Ressourcen, dann können wir von einem Ökozentrismus sprechen, der die ökologische Fitness optimiert. Die nächste Stufe wäre dann im Sinne von Triandis die kollektivistische Normorientierung, der Allozentrismus, die Optimierung der sozialen Interaktionen, die soziale Fitness. Schließlich bleibt noch die Gesamtfitness, auch inklusive Fitness genannt, die Weitergabe eigener Gene; hier geht es um das Ganze, also auch um künftige Generationen, daher möchten wir dies als Holozentrismus bezeichnen. Dazu ein später noch zu erläuternder Hinweis: Nach unserer Vorstellung verlagert sich dieser Holozentrismus beim Menschen von den Genen auf die „Meme", also soziokulturell erworbenen Werte und Leistungen, wie beispielsweise Kunstwerke, mit diesen „überlebt" Rembrandt auch als Persönlichkeit bis heute.

Noch ein paar Anmerkungen zu dem Begriff „Zentrismus": Für die Zentrierung wird bei Triandis (1994) eine individuelle Disposition angenommen, die durch die jeweilige soziokulturelle Einbindung des Einzelnen bestimmt wird. Für unser verallgemeinertes Modell möchten wir drei Möglichkeiten der Zentrierung des Individuums unterscheiden:

1. biogenetische Vorgaben, fixiert an das Erbgut, denen artspezifisch ausgeformte Dispositionen der Werte und Normen des Verhaltens zugrunde liegen,
2. tradigenetisch vorgegebene Rahmenbedingungen, durch Tradition an den „Nachwuchs" weitergegeben,
3. ratiogenetisch, also bewusst individuell erworbenes und verstandenes Wissen und Können, das Werte und Normen einschließt.

Das bedeutet – vereinfacht gesagt –, dass ein Individuum nicht nur auf Grund biogenetischer Dispositionen beispielsweise idiozentrierte, also ichbezogene Umweltbeziehungen in seinem Verhalten umsetzt, sondern dass es situationsbedingt auch „Ökozentriker", „Allozentriker" oder „Holozentriker" sein kann. Das hat Konsequenzen für unser Thema: Ob ein Individuum oder gar eine Persönlichkeit im konkreten Fall in einen Angstzustand versetzt wird, hängt von unterschiedlichen Bedingungen ab, und diese Abhängigkeit nimmt mit den „Facetten der Persönlichkeit" zu. Erst in Extremsituationen verwischen sich diese individuellen Unterschiede und die elementaren vorwiegend biogenetisch vorgegebenen Dispositionen bestimmen das Verhalten. Dabei ist daran zu erinnern, dass Angstzustände den individuellen Spielraum des Verhaltens ohnehin stark einengen. Doch auch hier können die vorgenannten Bedingungen allein schon dadurch Unterschiede hervorrufen, dass die „Angstschwelle" individuell aus oben genannten Gründen differieren kann.

Dabei kann auch eine besondere Verhaltensstrategie im Spiele sein, die „Gegenphobie" (vgl. Masson u. McCarthy 1997), die sich gegen bestimmte Formen angsterregender Umwelteigenschaften oder -ereignisse richtet, indem diese geradezu aufgesucht werden, ein Verhalten, das bei Menschen bekannt ist. Dazu gehört auch die von Bilz (1971) als „Urphänomen" bezeichnete Situation der Ausweglosigkeit, die elementare Angstzustände hervorrufen kann. Diese Ausweglosigkeit hat mehrere Ebenen, die in Beziehung gesetzt werden können zu den vier Individualitätstufen. Da ist einmal die physische, operationale oder prozessuale Ebene: Der eigene Körper stößt überall an undurchdringliche oder unüberwindbare physische Hindernisse. Erdbebenopfer wissen von dieser im tiefsten Sinne „beklemmenden Angst" zu berichten. Sodann gibt es die über Wahrnehmungen kontrollierte Entscheidungsebene: Für das Verhalten ist kein „Ausweg" erkennbar. Schließlich ist die konzeptionelle Ebene angesprochen: Es lässt sich kein Lösungsweg aus der aktuellen Angstsituation finden, auch das Wissen auf Grund früherer Erfahrungen versagt. Hier könnten Beobachtungen, über die Kruuk (1972) und Chadwick (1983) bei verschiedenen Huftieren berichten, vielleicht Hinweise geben: Immer wieder werden Gnus, Zebras oder Gazellen beobachtet, die sich Beutegreifern, wie Hyänen nähern, nachdem diese einen Artgenossen überwältigt haben – ein Verhalten, das auch als „Gafferphänomen" oder „Faszinationsverhalten" bezeichnet wurde. Der Artgenosse befindet sich in einer ausweglosen Situation, wenn er weder fliehen noch sich erfolgreich wehren kann. Chadwig hält bei der Schneeziege bestimmte auch für Artgenossen erkennbare Verhaltensweisen für Angstsymptome: das Zurücklegen der Ohren bei rhythmischem Vorschnellen der Zunge und steiles Hochstellen des Schwanzes. Von Gorillas ist bekannt, dass ihnen in Angstsituationen die Knie zittern. Aber genau bei diesen Verhaltensweisen, bei denen noch kein physischer Kontakt zu der Ursache des Verhaltens besteht, werden starke individuelle Unterschiede deutlich, und das Kniezittern kann auch bei „Prüfungsangst" auftreten, die jedoch beim Menschen ein großes Spektrum individueller Unterschiede aufweist. Hier ist eine konzeptionelle Bewältigungsstrategie nötig.

Angst kann auch dazu dienen, Schmerz zu vermeiden. Das kann in Lebensräumen mit großen Höhenunterschieden eine wichtige Verhaltensstrategie sein, die bei Schneeziegen von Chadwick (1983) beobachtet wurde, wenn sie in zu steile Geröllhänge gelangten: dann traten die bereits beschriebenen Symptome auf und sie versuchten wieder auf sicheren Untergrund zu kommen. Auch Affen, die bereits schlechte Erfahrungen hinter sich haben, zeigen Angstsymptome, wenn sie auf hohen Bäumen in dünnes Geäst geraten (siehe vorn!). Hier sind offensichtlich Erfahrungen im Spiel; es gibt aber auch genetische Vorgaben für das Erkennen solcher Gefahren, und Nagetiere, die sich auf Ästen und Zweigen bewegen, haben auf der Bauchseite lange Sinneshaare, vergleichbar den Vibrissen an Lippen und Wangen, mit denen über Vibrationen die Tragfähigkeit der Zweige „gemessen" werden kann. Auch die in der Haut liegenden Pacini-Körperchen sind Vibrationsrezeptoren. Diese arbeiten als Beschleunigungsdetektoren, während die Sinneszellen an den Haarfollikeln als Geschwindigkeitsdetektoren fungieren. Tiere, die sich in Lebensräumen aufhalten, die große Höhenunterschiede aufweisen, haben zwar keine „Höhenangst", wohl aber „angeborene" Verhaltenssicherungen vor einem Absturz, zu denen auch unter bestimmten Bedingungen Angstzustände gehören können, die dann auftreten, wenn aus anderen Gründen die Verhaltenskontrolle verloren geht, wie etwa auf der Flucht vor Beutegreifern. Wenn Felsbewohner einem Steilhang ausweichen, dann ist primär nicht Angst im Spiel mit den bereits geschilderten Symptomen, sondern Furcht vor einem möglichen Absturz; daher reagieren sie dann nicht „panisch", sondern mit kontrolliertem arttypischen Verhalten, wie dies auch Chadwick (1983) bei den Schneeziegen beobachtet hat. Wenn Beutegreifer (Prädatoren) ihr „Opfer" bedrohen, wie es Kruuk bei Hyänen gesehen hat, die ein Gnu umstellt hatten, kann eine vollständige Blockade des Verhaltens auftreten, die man vielleicht als „Schock“ bezeichnen könnte. Dieser wird in der Medizin als organismische Reaktion auf einen Aggressionszustand unterschiedlicher Herkunft definiert, der vor allem durch eine gesteigerte Aktivität des sympathischen Nervensystems gekennzeichnet ist, und bei Gewalteinwirkung als „traumatischer Schock“ auftritt. Typische äußere Symptome sind erhöhte, oder seltener verringerte Herzfrequenz (Bradykardie), flache Atmung, Schweißausbruch und Verlust der Orientiertheit. Wie beim traumatischen Schock bewirkt auch bei Angstzuständen eine Aktivierung des sympathischen Systems über den lateralen Hypothalamus Tachykardie, galvanische Hautreaktionen, Erbleichen, Pupillenerweiterung und Erhöhung des Blutdrucks (vgl. Kandel, Schwartz u. Jessell 1996).

Bei dem beobachteten Verhalten könnte aber auch eine Bradykardie (Verringerung der Herzfrequenz) auftreten, die beim gesunden Menschen auch unter extremen Außenbedingungen vorkommen kann, die mit Trauma, Schreck oder Schmerz verbunden ist, und dann als „orthostatischer Kollaps“ bezeichnet wird. Die Minderdurchblutung kann zum Verlust des Bewusstseins führen. Genau dies hat Chadwick (1983) bei einer etwa 2 Jahre alten Schneeziege beobachtet, die gefangen wurde, um ihr einen Sender anzulegen. Sie versuchte, sich von einem Seil zu befreien; als ihr die Augen verbunden wurden, verfiel sie in einen Kreislaufkollaps mit anschließender Ohnmacht. Solche Beobachtungen lassen nur verallgemeinernde Vermutungen zu den Verhaltensvorgängen im Tier zu. Hier könnte man diese Abfolge vermuten: Zunächst ein Furchtzustand mit dem Versuch, sich zu wehren, wobei die Hörner gegen den Menschen gerichtet wurden; nachdem dieses Verhaltens ohne Wirkung blieb, könnte das Angstsyndrom mit den neurobiologischen Symptomen aufgetreten sein, das nach dem Verbinden der Augen zu einem Schock führte, der über Bradykardie mit Kollaps und Ohnmacht endete. Masson und McCarthy (1997) berichten von einem Büffel, den ein Löwe ohne ernstliche Verletzung zu Fall gebracht hatte. Er war offenbar geschockt und blieb bewegungslos liegen, während der Löwe an seinem Schwanz kaute. Hediger (1979) schildert übrigens einen vergleichbaren Fall: „*Kein Geringerer als David Livingstone (1813–1873), der berühmte englische Missionar und Afrikaforscher … wurde unter merkwürdigen Umständen von einem Löwen gepackt und so geschüttelt, wie etwa ein Terrier eine Ratte zu behandeln pflegt. Dieser Schock bewirkte eine Art Stupor oder Halbnarkose, in der zwar jede Einzelheit der Ereignisse registriert, aber weder Schmerz noch Angst empfunden wurde.*“ (Kleine Erinnerung: Stupor verbindet sich mit Bewegungslosigkeit und Erstarrung als Zustand, der bei wachem Bewusstsein keinerlei Aktivität erkennen lässt. Beim Menschen kann er bei abnormen Erlebnisreaktionen auftreten, sowie bei schwerer Depression oder bei Schizophrenie.) Vergleichbare Verhaltensweisen sind als „abnorme Erlebnisreaktionen" auch aus der Zoo-Tierhaltung bekannt. Hediger (1965) berichtet bei der Erörterung von unbiologisch ausgelegten Grundrissen und Raumformen der Tiergehege von Bedingungen, die Gesundheit und Leben der Insassen gefährden können, beispielsweise Sackgassen oder spitze Winkel. Bei Flucht – und damit einem zunächst Furcht-motivierten Verhalten – führt diese an den Käfig- oder Gehegegrenzen entlang, wobei das Tier in einen physiologischen Erschöpfungszustand geraten kann, *„der sich zur psychischen Aufregung (Angst) addiert. Das Festrennen in einer Sackgasse oder einem spitzen Winkel bedeutet in vielen Fällen sein sicheres Ende."* Hediger schildert dann einen Fall, der in diesem Angstzustand, den er ohne Bedenken als „psychische Aufregung" umschreibt, zum völligen Versagen der Orientierung geführt hat: *„Unvergesslich ist mir … das Verhalten einer Nilgau-Antilope, die infolge eines Schreckerlebnisses an der der Schreckensquelle abgekehrten Umzäunung so dicht entlang raste, dass sie sich an den (falscherweise) im Innern des Geheges aufgestellten Pfosten den Unterkiefer brach und die ganze Schnauze aufschlug, unter Verlust mehrerer Zähne. Mit dem blutigen Stumpf prallte sie bei jedem Pfosten neu an; in ihrer Panik vermochte sie diese Hindernisse nicht mehr wahrzunehmen."* Seine Auffassung von der Übertragung des Begriffes „Angst" auf Tiere hat zwei Wurzeln: „Berufsmäßige Tiererfahrung" führt zu intuitiven Deutungen des Tierverhaltens; außerdem ist das Nervensystem der Säugetiere demjenigen des Menschen natürlich homolog, also aus übereinstimmenden genetischen Voraussetzungen hervorgegangen, denn auch der Mensch ist ja ein Säugetier: *„Angst kann auch bei Tieren psychosomatische Folgen haben, also z. B. zu Magengeschwüren führen."* Dollinger (1971) hat über den „Tod durch Verhalten bei Zootieren" berichtet. Dazu gehören Beispiele für Panikreaktionen gegenüber ungewöhnlichen Umgebungsereignissen. In dem hier vertretenen Sinne sind solche Panikreaktionen Verhaltensweisen, bei denen motiviertes Fluchtverhalten keine adäquaten Möglichkeiten vorfindet und dadurch von Angstzuständen überlagert wird, die zu unkontrolliertem Verhalten führen.

Wenn vom Menschen gehaltene „Wildtiere" in einen unbekannten Raum umgesetzt werden, können sie individuell mit Panik reagieren. Ein interessantes Beispiel für Rhesusaffen sei hier angeführt (Reinhardt et al. 1991): Diese wurden für wissenschaftliche Untersuchungen einzeln in Käfigen gehalten und daran gewöhnt, sich regelmäßig Blutproben abnehmen zu lassen, wobei sie, ohne fixiert werden zu müssen, mit den Versuchsleitern kooperierten. Diese Venenpunktur war für die Affenmännchen physiologisch nicht belastend, was sich aber grundlegend änderte, als sie für diese Untersuchungen in einen ihnen unbekannten Raum gebracht wurden; jetzt traten typische Belastungssyndrome auf (hier über den Cortisol-Spiegel gemessen), die für Angstzustände bzw. Stress kennzeichnend sind. Dabei zeigen die vorliegenden Messwerte zusätzlich individuelle Unterschiede. Diese Unterschiede sind 15 Minuten nach der Blutentnahme deutlich größer bei den Versuchen im Heimkäfig als bei der Venenpunktur mit Fixierung in der fremden Versuchsanlage. Die Angst verringert die individuellen Unterschiede um 11,6 % (Abb. 15). Wir wissen es auch vom Menschen: Es gibt „ängstliche" Typen und solche, die nur schwer in Angst zu versetzen sind. Bei Mäusen reagieren Muttertiere auf Männchen, die in ihr Revier eindringen, mit einem typischen Angriffsverhalten. Dabei sind jene Weibchen am aggressivsten, bei denen nur schwer Angst ausgelöst werden kann (vgl. Maestripieri et al. 1991). Diese Aggressionsbereitschaft wird reduziert, wenn trächtige Mäuse vor der Geburt wiederholt in unbekannte Umgebung versetzt werden, wodurch diese Tiere „ängstlicher" werden; damit sinkt nach der Geburt die Bereitschaft, fremde Männchen anzugreifen. Wiederholte beängstigende oder belastende Situationen können bei einzelnen Ratten zu bleibenden Veränderungen in ihrem Verhalten führen (vgl. Drugan et al. 1989). Bei Rattenmännchen sinkt die Bereitschaft zum Erkundungsverhalten mit zunehmender Angst und bei beiden Geschlechtern nimmt die motorische Aktivität ab. Manche Ratten können sich aber auch an wiederholte Belastungen gewöhnen und werden dann wieder lebhafter. Insgesamt waren aber in diesen Versuchen die „Verhaltensdefizite" bei den Weibchen geringer als bei den Männchen (Albonetti und Farabollini 1992). Bei manchen Belastungen etwa durch Beschallung kann es geschlechtsspezifische Unterschiede in den Reaktionen der Ratten geben, diese ließen sich jedoch nicht bei den Angstsymptomen nachweisen.

Dass Tiere und Mensch auf bestimmte Umweltereignisse mit Angstzuständen reagieren, kann zwei verschiedene Ursachen haben:

1. ein plötzlicher Reiz, vielleicht ein Geräusch, wobei die Reaktionen individuell verschieden sind,
2. Erinnerung an frühere Erfahrungen; noch heute kann das Heulen von Sirenen bei Menschen, die den zweiten Weltkrieg mit erlebt haben, belastende Emotionen auslösen (vgl. Gahr 1996):

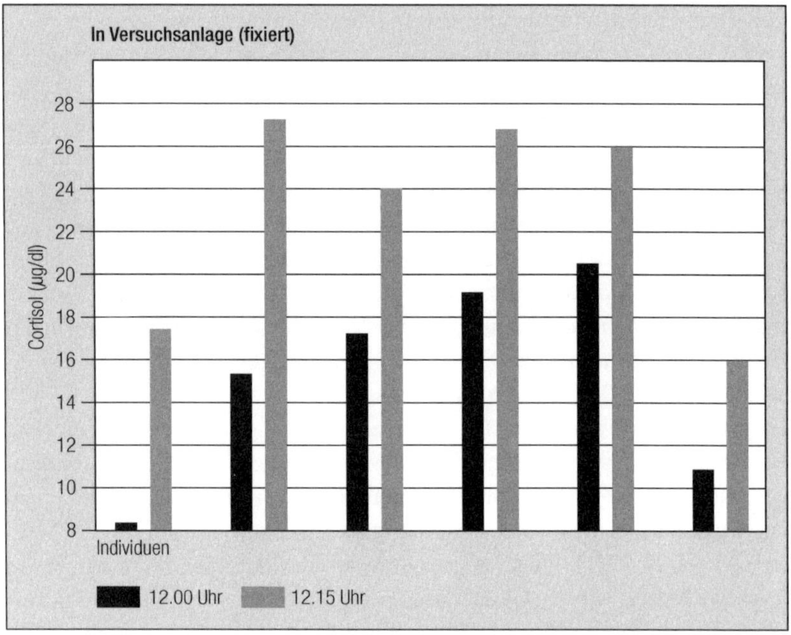
In Versuchsanlage (fixiert)
Cortisol (µg/dl)
28
26
24
22
20
18
16
14
12
10
8
Individuen
12.00 Uhr
12.15 Uhr

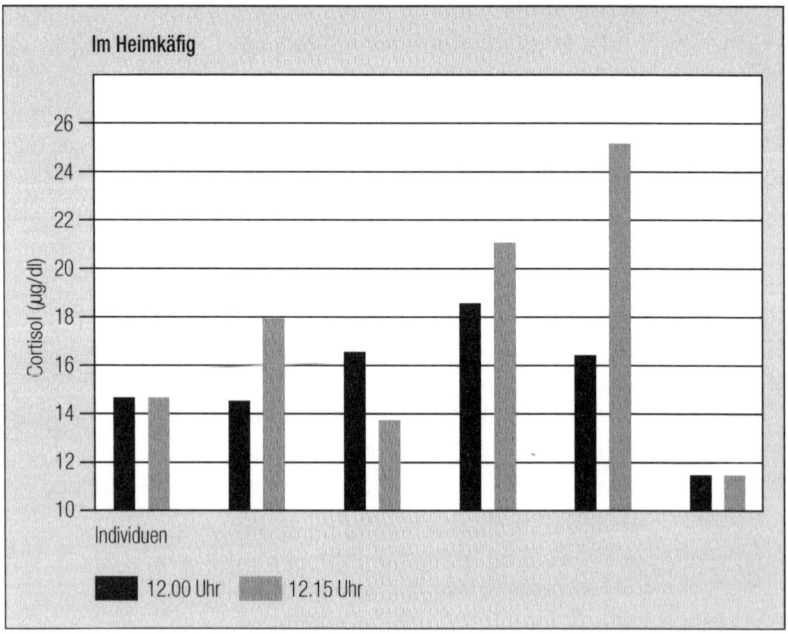
Im Heimkäfig
Cortisol (µg/dl)
26
24
22
20
18
16
14
12
10
Individuen
12.00 Uhr
12.15 Uhr

Einen entscheidenden Einfluss scheinen dabei zwei Bedingungen zu haben: die Zeitdauer der Verknüpfung von Reiz und Reaktion sowie die „Bewertung“ des Reizes. Bei „emotionalen Reaktionen“ vollzieht sich dieser Prozess sehr schnell; auch ein Mensch reagiert bereits, ehe ihm die Voraussetzungen für sein Verhalten bewusst werden. Entscheidend ist die „Gewichtung“ des Reizes, und an dieser können subjektive Erfahrungen Anteil haben, wie die Verknüpfung von Sirenenheulen und Bomben, wodurch individuell unterschiedliche Reaktionen zustande kommen. Unter solchen Voraussetzungen zeichnen sich elementare Kategorien von Emotionen ab: Wut und Furcht, Neugierde und Freude (Lust). Vielleicht darf man die Hypothese wagen, dass diese emotionalen Zustände im Verhalten höherer Wirbeltiere auftreten. Dies würde bedeuten, dass es bei ihnen artspezifische Verhaltensmuster gibt, die von solchen Emotionen begleitet werden. Erst, wenn diese Verhaltensmuster nicht umgesetzt werden können – aus welchen Gründen auch immer –, dann wandelt sich Wut in „Ärger“ und Furcht in „Angst“. Der emotionale Zustand kann sich dann nicht mit einer Handlungsbereitschaft verbinden. Es kann zum Kollaps oder zur Panik kommen, und im sozialen Kontext, der noch gesondert angesprochen wird, zu „Trauer“ durch Bindungsverlust. Diese emotionalen Zustände sind die letzte Möglichkeit einer „Bewältigung“ subjektiver Situationen, vielleicht gelingt es einem Partner, den Ärger oder die Angst wieder abzubauen.

Sollte diese Hypothese zutreffen, dann wären die großen individuellen Unterschiede dieser „Bewältigungsstrategien“ erklärbar, die auch tatsächlich beobachtet werden, beispielsweise in ganz unterschiedlichen individuellen Reaktionen gegenüber bestimmten Umgebungsobjekten. Die Schimpansin „Viki“, die bei Menschen aufwuchs, zeigte „panische Angst vor

Abb. 15: Bei Rhesusaffen zeigt der Cortisolspiegel 15 Minuten nach einer Venenpunktur eine Veränderungen gegenüber dem jeweiligen Ausgangswert (helle Balken), was hier für 6 verschiedene Tiere dargestellt ist. Cortisol ist ein Steroidhormon der Nebennierenrinde. Bei Belastung steigt die Produktion. In diesem Falle ist es vor allem eine Immunreaktion, doch sind Emotionen und Immunreaktionen eng gekoppelt. In der unteren Darstellung befanden sich die Tiere bei der Venenpunktur im Heimkäfig, oben dagegen fixiert in einer Versuchsanlage. Der Anstieg des Cortisolspiegels ist im Heimkäfig deutlich geringer, zeigt aber starke individuelle Unterschiede. In der Versuchsanlage weist der Cortisolspiegel höhere Belastung aus, zugleich verringern sich die individuellen Unterschiede (nach Daten aus Reinhardt et al. 1991).

Ölzeug“ (Masson, McCarthy 1997), während die unter ähnlichen Bedingungen herangewachsene „Washoe“ vergleichbar reagierte beim Anblick von Staubwedeln. Roger Fouts (1998) konnte mit Hilfe der Zeichensprache sogar einen „Schauerhund“ „erfinden“, der Washoe in Angst versetzte. Der ebenfalls bei Menschen aufgewachsene Orang-Utan „Cody“ geriet in Panik, als er zum ersten Mal einen Artgenossen sah, obwohl er nicht bedroht wurde. Es war – seine Mutter.

Das ist „Furcht vor Unbekanntem“, auch als Neophobie bezeichnet, die in Situationen, die nicht über eigenes Verhalten zustande kommen, keine Furcht, sondern tatsächlich – wie die Begleitsymptome zeigen – Angst ist. Masson und McCarthy berichten auch von einem indischen Tierschützer, der einen Leoparden und einen Tiger, die verwaist waren, aufzog. Deren erste Begegnung mit ihrem natürlichen Lebensraum – dem Dschungel – führte auch hier zu panischer Angst, die erst durch behutsame Wiederholungen in vertrauter sozialer Umgebung abgebaut werden konnte.

Das verweist auf ein weiteres zentrales Problem der Naturgeschichte der Angst, die Bedeutung des sozialen Kontextes und damit der Bindung.

5 Angst als soziales Phänomen

Verlust von Bindungspartnern oder die soziale Isolation sind eine fast unerschöpfliche Quelle für Angstzustände, wenn diese Ereignisse nicht im Spektrum des natürlichen Verhaltens „vorgesehen" sind. Das freilich gilt nur, wenn wir von höheren Wirbeltieren sprechen und jener Form des Zusammenlebens, bei dem sich die Angehörigen der Gruppe persönlich kennen. Wenn eine Ameise den Kontakt zu ihrem „Volk" verloren hat, dann ist ihr gesamtes Verhalten darauf gerichtet, ihn wieder herzustellen. Die Hypothese, dass sie „Angst" hätte, bringt uns keinen neuen Gesichtspunkt für das Verständnis ihres Verhaltens. Hat jedoch ein Makaken-Kind seine Mutter aus den Augen verloren und braucht deren Hilfe, beginnt es laut zu schreien, wobei die Stimme in hohe Frequenzen umkippen kann. Und es ruft weiter, auch wenn andere Gruppenangehörige sich ihm zuwenden; erst die Nähe der Mutter, ihr Körperkontakt lässt es verstummen. In solchen Primaten-Gruppen gibt es immer wieder einmal aggressive Auseinandersetzungen, die als „sozialer Stress" Zustände der Angst zur Folge haben können. „Stress" wird hier im Anschluss an D. v. Holst (1988) als dynamischer Vorgang zur Regulation der Individuendichte in natürlichen Populationen definiert. Wir sagten es bereits: Die Vorgänge im Organismus bei „Stress" und „Angst" haben enge Beziehungen: Stress kann Angstgefühle hervorrufen. Die Symptome sind unübersehbar, wenn ein Spitzhörnchen (Tupaja) 12 Tage unter sozialem Stress steht, der dadurch entstanden ist, dass es sich einem Ranghöheren „unterwerfen" und im selben Käfig leben muss, befindet es sich in ständiger Angst: verschiedene Organe und der ganze Körper haben an Gewicht verloren, eines ausgenommen: die Nebenniere, deren Volumen erheblich zunimmt (vgl. Abb. 8). Dabei gibt es übrigens zwei Reaktionstypen. Die einen sind subdominante Verlierer, die überaktiv sind und durch Ausweichen oder Flucht Begegnungen zu vermeiden suchen und sich bei Konfrontation auch verteidigen. Sie können unter solchen Bedingungen mehrere Wochen leben. Nicht so die submissiven Verlierer, die sich verkriechen und für den Beobachter „depressiv" aussehen; *„sie sterben aus andauernder Angst vor dem Sieger"*. In der

Natur wären die Unterlegenen längst aus dem Streifgebiet des Überlegenen verschwunden. Aber auch in diesen Lebensräumen schafft der Mensch Bedingungen, die „sozialen Stress“ begünstigen, wenn er Waldgebiete durch Abholzung künstlich begrenzt, so dass ein Ausweichen kaum noch möglich ist. Soziale Spannungen können aber nicht nur durch Rangstreitigkeiten zustande kommen, sondern auch dadurch, dass die „Rollen-Verteilung“ nicht eindeutig geklärt ist, etwa durch den Anteil der beiden Geschlechter und der Altersstufen. Zudem gibt es noch zwei ganz wichtige Bedingungen, die das Zusammenleben von Artgenossen belasten können: die Gruppengröße als Anzahl der Individuen pro Sozialeinheit, und die Anzahl der Individuen pro Flächeneinheit, in der Tierhaltung als „Besatzdichte“ bezeichnet (vgl. Tembrock in: Scheibe 1987).

Bei der Nutztierhaltung gilt, dass bei optimaler Gruppengröße eine höhere Besatzdichte toleriert wird als bei Gruppengrößen, die deutlich darunter oder darüber liegen. Anders gesagt: Stimmt die Gruppengröße, toleriert das Individuum auch einen geringeren Bewegungsraum. Es gibt danach zwei Möglichkeiten einer Belastung: die Gruppe ist zu klein oder zu groß, oder aber der individuelle Aktionsraum ist zu klein oder zu groß; beides kann „Angst“ verursachen und womöglich zusammen vorkommen, was nicht als einfache Addition wirksam wird. Dabei ist zu bedenken, dass beide Bedingungen nicht selten für die jeweilige Art keine konstanten Größen darstellen, sondern im Lebensablauf oder auch im Jahresgang wechseln und vom Nahrungsangebot beeinflusst werden. Die heutige Nutztierhaltung gewährleistet häufig die elementarsten Ansprüche nicht. Bei der Haltung von Hühnern führen instabile Gruppen durch zu hohe Besatzdichte oder zu große Gruppen ohne Möglichkeit, sich zu untergliedern, zu schweren Verhaltensstörungen und Gesundheitsschäden. Auch im natürlichen Lebensraum gibt es beispielsweise bei Feldmäusen gelegentlich Massenvermehrungen, auch als „Mäusejahre“ bezeichnet. A. Rasa und van den Höövel (1984) stellten in gezielten Untersuchungen fest, dass bei hoher Besatzdichte Todesfälle bei Weibchen mit Symptomen eines hypoglykämischen Schocks auftraten, während Männchen Symptome einer Urämie aufwiesen. Als Gründe dafür werden geschlechtsspezifische Unterschiede im Sozialverhalten und in der Sozialstruktur angenommen. In Versuchen waren kleine Weibchen in den ersten 4 Tagen der neu gebildeten Gruppe häufigen Angriffen seitens der großen Weibchen ausgesetzt, ehe sie von den Gruppen aufgenommen wurden. Rangtiefe Männchen wurden dagegen von den dominierenden Männchen permanent angegriffen, so dass anhaltende Belastungsfolgen auftraten, vergleichbar jenen, die für Spitzhörnchen bereits erwähnt wurden. Bei den Weibchen traten Todesfälle während der ersten 4 Tage auf.

Kann man solche Ergebnisse auch auf die Primaten und unsere nächsten Verwandten unter ihnen übertragen? Baker und Aureli (1997) haben die Frage gestellt, ob es möglich ist, über bestimmte Verhaltensweisen festzustellen, ob ein Schimpanse Angst hat. Das bedarf einer Vorbemerkung: Umfangreiche Freilandbeobachtungen haben erwiesen, dass es bei Schimpansen „Kannibalismus" gibt, wobei besonders Kinder angegriffen, getötet und anschließend nicht selten von mehreren Individuen verzehrt werden. Außerdem wurden Kämpfe zwischen Gruppen beobachtet, die tödlich für einzelne Tiere oder auch ganze Gruppen endeten. Diese beiden innerartlichen Aggressionsformen sind mit intensiver Lautgebung verbunden. So lag es nahe, in den Yerkes-Laboratorien, in denen mehrere Schimpansengruppen gehalten werden, zu prüfen, ob solche Vokalisationen bei Nachbargruppen Angst auslösen können. Dazu wurden 81 Tiere beobachtet. Zu Beginn stand die Frage nach beobachtbaren Bewegungen, die in Konfliktsituationen auftreten. Dazu gehören die von Tinbergen erstmals beschriebenen „Übersprungbewegungen", wie das Sichkratzen in „Verlegenheit", die besser als „deplatzierte Bewegungen" bezeichnet werden, denn sie passen eben nicht in die aktuelle Situation. Maestripieri (1992) vermutet, dass solche Verhaltensweisen gute Indikatoren für emotionale Zustände sein können, die mit „psychologischem Stress" verbunden sind. Der Zustand eines internen Konfliktes führt zu Übersprungbewegungen, die einen emotionalen Hintergrund haben in Form von Unsicherheit oder Angst. Wie kann man dies prüfen? Übersprungbewegungen treten auch beim Menschen in bestimmten Situationen auf: Wir kratzen uns beispielsweise „in Verlegenheit" den Kopf. In der Medizin sind verschiedene Präparate bekannt, die Angstzustände abbauen, also anxiolytisch wirken, oder solche, die Angst aufbauen, und damit anxiogen wirken. Setzt man diese Präparate bei Primaten ein, werden Übersprungbewegungen verringert oder verstärkt (Schino et al. 1991, 1996). Dies konnte bereits bei drei Makaken-Arten nachgewiesen werden, besonders für Körperpflegebewegungen, Gähnen oder Sichkratzen als deplatzierte Bewegungen. Bei Schimpansen gibt es dazu noch wenig Befunde. Interessant sind die Beobachtungen von Aureli und de Waal (1997), wonach bei zu hoher Populationsdichte solche Bewegungen verstärkt auftreten. Durch vorangegangene Untersuchungen hatten Baker und Aureli (1996) bereits den Einfluss von Vokalisationen in

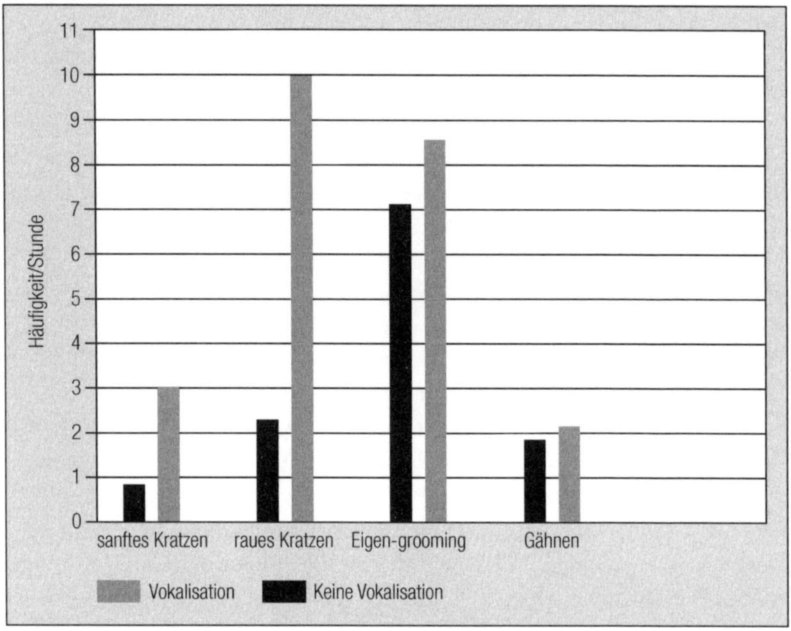

Abb. 16: In Belastungssituationen („Stress“) treten bei Schimpansen deplatzierte Bewegungen auf, die auch als „Übersprungbewegungen“ bezeichnet werden. Dazu gehört das „raue Kratzen“, flüchtige Kratzbewegungen, an denen der ganze Arm beteiligt ist. Bei Schimpansen, die bestimmte Schreie von Artgenossen hören konnten, die Bedrohung bedeuten, hier als „Vokalisationen“ bezeichnet, steigert sich dieses Verhalten signifikant. Es wird als Symptom der Angst gedeutet (nach Daten von Baker und Aureli 1996).

der Nachbarschaft auf das Verhalten innerhalb der Gruppe von Schimpansen nachgewiesen. Solche Lautäußerungen erzeugen Unsicherheit und könnten signalisieren, dass der Lautgeber Ziel eines Angriffsverhaltens ist. Daher war die Hypothese gut begründet, dass bestimmte Lautäußerungen anderer Schimpansen in der Nachbarschaft innerhalb einer Gruppe Angst auslösen. Die Ergebnisse waren überzeugend: Vokalisationen in der Nachbarschaft führten zu verändertem Verhalten, wobei besonders das „raue Sichkratzen“ als deplatzierte Bewegung signifikant erhöht war (Abb. 16). Dies ist eine grobe Kratzbewegung mit Beteiligung des ganzen Armes. Das raue Kratzen wurde auch verstärkt, wenn die Lautäußerungen einer Nachbargruppe lauter wurden. Dabei war aber noch ein Phänomen interessant:

Bei einzeln gehaltenen Schimpansen trat diese Reaktion nicht auf, obwohl bei einzeln gehaltenen Tieren dieses Verhalten ohne äußeren Anlass deutlich öfter vorkam als bei in Gruppen gehaltenen Schimpansen; es zeigt also auch geringeres „psychisches Wohlbefinden" an. Schon der berühmte amerikanische Schimpansen-Forscher Robert M. Yerkes sagte „*ein* Schimpanse ist kein Schimpanse". Die Befunde zur Wirkung der Lautäußerungen von Artgenossen deuten jedoch darauf hin, dass die Angst sich auf die Übertragung der Aggressionsbereitschaft auf die eigene Gruppe bezog, weil es sich in solchen Fällen um mit starken Lautäußerungen verbundene Rangkämpfe handelte. Tätliche Streitigkeiten können bei Primaten in der Gruppe „ansteckend" wirken und bei Schimpansen ernstlich im wortwörtlichen Sinne verletzend sein; auch darin sind sie uns ähnlich. Die Angst ist also in der möglichen physischen Gefährdung begründet. Die als Körperpflegebewegungen auftretenden deplatzierten Bewegungen (Übersprungbewegungen) nehmen daher Folgehandlungen solcher Verletzungen vorweg. Es wurde übrigens beobachtet, dass raues Kratzen in anderen Belastungssituationen ebenfalls häufiger auftritt. Auch für Menschen ist bekannt, dass in Situationen, die Angst auslösen, auf den eigenen Körper gerichtete Verhaltensweisen deutlich verstärkt auftreten (Waxer 1977, Fairbanks et al. 1982). Wir dürfen also verallgemeinern, dass sowohl beim Menschen als auch bei verschiedenen Tieren auf den eigenen Körper orientiertes Verhalten ein guter Indikator für Belastung und Angst ist.

Angst auf Grund physischer Bedrohung oder in subjektiver Erwartung einer solchen, erinnert an die bereits geschilderte „panische Angst"; bei dieser waren wir aber davon ausgegangen, dass ein Prädator, also ein „Beutegreifer", als „natürlicher Feind" die Unversehrtheit des Körpers oder auch das Leben bedroht. In einem solchen Fall kann beim Menschen die Herzfrequenz um etwa 10 Schläge/Minute ansteigen, und damit auch ein plötzlicher Anstieg des Aktivierungsniveaus folgen, das die Neurobiologen auch als „Arousal" bezeichnen (vgl. Gilbert 1989). Solche Folgen sind auch möglich als Folge einer gestörten Wahrnehmung, bei der eine physische Gefährdung angenommen wird.

Das Zusammenleben mit Artgenossen führt zu Bindungen, deren Ausmaß mit der Abhängigkeit oder auch mit dem Nutzen zunimmt. Angst vor Verlust eines Partners, das ist ein großes Thema in der „Naturgeschichte der Angst". Es ist die Trennung, oder funktionell orientiert gesagt: die Aufhebung einer sozialen Bindung. Die grundlegenden Arbeiten von John Bowlby (Übersicht 1984) über die menschliche Mutter-Kind-Bindung haben bleibende Spuren in der Wissenschaftsgeschichte hinterlassen und werden hier auch noch im Kontext der Entwicklung angesprochen. Seine Grundauffassungen seien mit seinen eigenen Worten kurz vorgestellt: „*Die hier vertretene Hypothese … stützt sich auf die … Instinkttheorie. Sie postuliert das Band zwischen Kind und Mutter als Produkt der Aktivität einer Anzahl von Verhaltenssystemen, deren voraussehbares Ergebnis die Nähe zur Mutter ist … Dem Bindungsverhalten wird unter den sozialen Verhaltensweisen dieselbe Wichtigkeit beigemessen wie dem Paarungsverhalten und dem Elternverhalten. Es wird ihm eine spezifische biologische Funktion zugesprochen.*“ Bowlby erörtert auch den „Platz in der Natur“, den das Bindungsverhalten hat, und beschäftigt sich mit den Primaten und speziell den Menschenaffen, ehe er sein Hauptthema, den Menschen, aufnimmt. Es geht ihm also auch um die Naturgeschichte der Trennungsangst, der er eine eigene Monographie gewidmet hat (Bowlby 1976). Das Schlüsselwort heisst aber „Bindung“. Im sozialen Kontext lassen sich funktionell zwei Grundformen unterscheiden:

1. Bindung auf Grund einseitiger (unilateraler) Abhängigkeit: Ein Bindungspartner ist zur Sicherung seiner Existenz auf den anderen angewiesen. Dafür gibt es zwei grundsätzliche Möglichkeiten:
   - Entwicklungsbedingte Abhängigkeit, typisch für alle „Nesthocker“, oder – allgemeiner formuliert – für alle pflegeabhängigen Entwicklungsstadien.
   - Sozialbedingte Abhängigkeit: Bestimmte Kasten sind auf Versorgung angewiesen; bei „Staaten bildenden“ Insekten ist dies in vielfältiger Weise ausgeprägt. Bei der Honigbiene füttern die Töchter ihre Mutter, „damit“ sie weitere Nachkommen erzeugen kann.
2. Bindung auf Grund wechselseitiger Abhängigkeit zur Sicherung der Existenz und/oder gemeinsamer Umweltansprüche oder sozialer Ansprüche. Auch diese Bindung kann unterteilt werden in:
   - geschlechtsspezifische Bindung zur Sicherung der Fortpflanzung, der reproduktiven Fitness,
   - sozialspezifische Bindung zur Sicherung der Gesamtfitness, also der inklusiven Fitness, was über „Arbeitsteilung“, soziale Rollenfunktionen oder sozialen Status, d. h. die Rangordnung, realisiert werden kann.

Auf diesem Hintergrund lässt sich in großen Umrissen die „Geschichte der sozialen Bindung“ ein wenig rekonstruieren. Die älteste Form der Vermehrung ist die Zellteilung; sie ist im tiefsten Sinne eine Generationenfolge, da sie die Elterngeneration durch Zellteilung in die Generation der Nachkommen auflöst. Mit diesem Prinzip ist wohl auch die „Brutvorsorge“ entstanden: die Fortpflanzung erfolgt in einer Umwelt, in der auch die Nachkommen existieren und sich entwickeln können. Bei den mehrzelligen Organismen verbindet sich diese Fortpflanzung gewöhnlich mit einer „r-Strategie“, bei der die genetische Vielfalt durch riesige Anzahlen von Eiern gesichert wird, von denen aber nur ganz wenige zur Entwicklung kommen. So setzt jedes Weibchen bei den mit den Lachsen verwandten Stinten etwa 50000 Eier ab, wonach es in der Regel abstirbt. Diese Fischarten suchen ganz bestimmte Laichgebiete unter großem Aufwand auf. Die Brut wird dort schlüpfen, wo sie selbst einmal zur Welt gekommen sind; hier handelt es sich also um *Brutvorsorge*. Es gibt eine Bindung an den ersten Lebensraum der Nachkommen. Diese Brutvorsorge ist weit verbreitet, auch bei der Mehrzahl der Insektenarten, bei denen jene Arten, die über ein Puppenstadium eine Verwandlung durchlaufen, wie etwa Schmetterlinge, zur Eiablage Wirtspflanzen ihrer Raupen aufsuchen müssen, zu denen sie in ihrem eigenen Leben keine Beziehungen haben. Eine erste Form der Bindung gibt es erst bei der *Brutfürsorge*, denn hier hält sich das Elterntier, meist die Mutter, bei den abgelegten Eiern auf und betreut sie so lange, bis die Nachkommen schlüpfen und durch Eigenverhalten ihre weitere Entwicklung sichern können. Beim dreistachligen Stichling baut der Vater das Nest, schützt die Eier und auch noch einige Tage die Jungen im Nest; wenn sie dieses verlassen, endet die Brutfürsorge.

Erst mit der *Brutpflege* entsteht eine Wechselbeziehung zwischen der Elterngeneration und den Nachkommen, wobei das Verhalten davon abhängt, in welchem Reifegrad die Nachkommen aus dem Ei schlüpfen oder geboren werden:

- *Nesthocker* sind zunächst vollständig auf elterliche Pflege angewiesen, und dabei steht das Wort „elterlich“ für Mutter, Vater oder für beide, diese elterliche Pflegepartnerschaft ist jeweils arttypisch vorgegeben.
- *Platzhocker* sind beim Schlüpfen bzw. der Geburt bereits bewegungsfähig und können selbstständig Nahrung aufnehmen, bleiben anfangs aber noch an den Ort ihrer Geburt gebunden; im Falle der Primaten ist dies zumeist der mütterliche Körper. Sie sind „Traglinge“.
- *Nestflüchter* sind beim Schlüpfen bzw. bei der Geburt innerhalb kurzer Zeit voll verhaltensfähig und können den elterlichen Tieren folgen.

Bei den Säugetieren besteht eine Besonderheit für das Brutpflegeverhalten: Die Nachkommen sind in jedem Falle zunächst ausschließlich auf Muttermilch angewiesen. Hier wird viel in die Nachkommen „investiert", und es werden etwa so viele aufgezogen, wie in der Umwelt Überlebenschancen haben; die Anzahl entspricht etwa der „Tragfähigkeit" (Kapazität) des Lebensraumes. Daher bezeichnet man diese Form der Fortpflanzung als „K-Strategie". Aus dieser Art der Bindung können größere Gemeinschaften hervorgehen, die dann kontinuierlich bestehen bleiben, wobei die Zusammensetzung sich im Jahresgang regelhaft verändern kann, beispielsweise, wenn andere Gebiete zur Sicherung der Ernährung aufgesucht werden müssen.

Die hier sehr kursorisch zusammengestellten Formen der Brutpflege muss man kennen, um Verhaltensweisen zu erfassen, welche die Bindung sichern. Auch für die Fragestellung, unter welchen Bedingungen „Trennungsangst" auftreten kann, ist die Kenntnis dieser Vorgänge wichtig. Dazu gehört ebenfalls die Erinnerung an die Hypothese, dass „Angst" eine Funktion hat, nämlich einen möglichen Ausweg aus einer bedrohlichen Situation zu finden. Das heißt auch, dass „Trennungsangst" für Nesthocker anfangs irrelevant ist, denn für sie gibt es bei Verlust der Pflegenden keine naturgegebene Chance zum Überleben. Daher haben sie in dieser Entwicklungsphase kein echtes Bindungsverhalten, sondern nur Verhaltensweisen, die Pflegehandlungen anfordern, und untereinander sind die Geschwister nicht selten rabiate Konkurrenten. Das wird erst anders, wenn sie in Sozialverbänden aufwachsen. Bei den meisten Arten durchlaufen auch Nesthocker (Vögel) oder Nestlinge (Säugetiere) eine spätere Entwicklungsphase, in der sie über ihr Verhalten Beziehungen zur Umwelt herstellen können; jedoch sind sie weiterhin auf elterliche Pflege angewiesen und sollten somit die Bindung an die Pflegenden sichern. Damit ist eine Voraussetzung für „Trennungsangst" gegeben. Für die Brutpflege-Bindung besteht bei Säugetieren ein zusätzlicher Bezug zwischen Mutter und Kind in der Entwicklungsphase, in der Muttermilch noch ein essentieller Bestandteil der Ernährung ist. Daher ist zu erwarten, dass die Trennungsangst hier eine besondere Gewichtung erfährt. Es gehört bei Säugetieren zu den Ausnahmen, dass Mütter „austauschbar" sind, wie dies bei Elefanten bekannt ist, bei denen gewöhnlich jede Mutter, deren Milchdrüsen aktiv sind, auch bereit ist, „Kinder" der Gemeinschaft zu säugen. Daher wird bei Elefanten die Pflegebindung erst dann wirklich aufgehoben, wenn das Kind nicht nur von seiner Mutter, sondern von der Gruppe getrennt wird. Wir möchten aus dem Gesagten ableiten, dass die Pflegebindung älter ist als die soziale Bindung. Daher betrachten wir zunächst sie als mögliche Quelle für Zustände der Angst und der Depression. „Depression“ wird hier als Folge eines länger anhaltenden Zustandes definiert, der zu Beginn Angst erzeugt. Noch einmal sei daran erinnert, dass der Angstzustand mit seinen neurobiologischen Grundlagen (s. Kapitel 3) die „natürliche Funktion“ hat, die Chance zu bieten, eine Situation zu beenden, bei der die verfügbaren Verhaltensweisen keinen Ausweg vorgeben. „Depression“ wird psychologisch als Zustand der „Hilf- und Hoffnungslosigkeit“ umschrieben, der sich situativ auch bei Tieren nachweisen lässt. Wenn die Trennung durch äußeren Eingriff vollzogen wird, entsteht eine Verhaltensfolge, die mit einem „Protest“ beginnt und – wenn erfolglos – in Angst übergeht, in „Verzweiflung“ mit anhaltender Depression, die nicht selten mit dem Tode endet, wie es Goodall bei dem Schimpansenkind „Flint“, dessen Mutter „Flo“ starb, beobachtet und in einem Satz zusammengefasst hat: „*Seine ganze Welt hatte sich um Flo gedreht, und ohne sie war sein Leben leer und bedeutungslos*“. Bei ihrem Tod war er immerhin schon über 8 Jahre alt, hielt sich noch einen Tag bei der Toten auf, verfiel in eine tiefe Depression und starb nach dreieinhalb Wochen.

Bolwig (1963) berichtet von einem Husarenaffen, den er im Alter von wenigen Tagen in Pflege genommen hatte, der von Anfang an „*keine Angst vor dem Menschen zeigte, ständig schrie und in Panik geriet, wenn er allein gelassen wurde … Nachts wachte er aus dem Schlaf auf und wimmerte und klammerte sich an mich, und wenn ich versuchte, seinen Griff zu lösen, zeigte er alle Anzeichen von panischer Angst.*“

Cathe Hayes (1951) adoptierte ein 3 Tage altes Schimpansenbaby. Schimpansen können sich aus eigener Kraft zu dieser Zeit nicht an die Mutter anklammern, in der Natur werden sie dann beim Transport oder Säugen von der Mutter mit einer Hand gehalten. Bei C. Hayes begann die kleine Schimpansin aber mit 4 Monaten, sich an die Pflegemutter anzuklammern. „*Wenn sie auf dem Boden stand und ich Anstalten machte, wegzugehen, schrie sie und klammerte sich an mein Bein, bis ich sie aufnahm.*“ Ähnliches berichtet das Ehepaar Kellog (1933) über ein Schimpansenkind, das im Alter von 7 Monaten adoptiert wurde und 9 Monate dann bei ihnen lebte: „*Gua in einem Zimmer allein zu lassen oder schneller zu gehen, als sie laufen konnte, erwies sich, soweit wir es beurteilen konnten, als die schlimmste Strafe, die man ihr überhaupt nur zufügen konnte. Offensichtlich war es ihr unmöglich, alleine zu bleiben, ohne zu leiden.*“ Das Verhalten verglichen sie mit dem ihres Sohnes, der zweieinhalb Monate älter war: „*Beide zeigten ausgesprochen ängstliche Verhaltensweisen, wenn die Er-*

wachsenen Anstalten trafen, das Haus zu verlassen.“ Trennungsangst kann bei Primaten durch Streicheln, Halten und Umarmen, also durch Verhaltensweisen mit intensivem Körperkontakt abgebaut werden. Dadurch wird ein „Sicherheitssystem“ hergestellt (vgl. Gilbert 1989); Chance (1988) spricht auch von einem „hedonischen Zustand“, der Bindung und Kooperation bei Primaten kennzeichnet. Dabei sind Opioidsysteme (Opiate wie Endorphine und Enkephaline) in der neurobiologischen Verhaltensorganisation an diesen Reaktionen beteiligt, indem ihre Wirkung abnimmt und gehemmt wird, wenn Angstzustände auftreten, was auch pharmakologische Versuche bestätigt haben.

Bei Kindern von Primaten – den Menschen eingeschlossen – tritt diese Trennungsangst erst auf, wenn die Kinder imstande sind, körperlichen Kontakt mit der Mutter herzustellen. Es gibt aber Hinweise, dass unmittelbar nach der Geburt der Anblick der Neugeborenen in der Mutter Vorgänge in Gang setzen kann, die prägungsähnlich eine Bindung zum Kind herstellen, und das gilt auch für menschliche Mütter, so dass ein längerer Kontakt nach der Geburt sehr wichtig ist, ganz besonders bei den Arten, bei denen sich das Kind aktiv am Mutterkörper festhält. Damit wäre auch eine Angst vor Verlust des Kindes oder der Kinder auf Grund der stark biologisch motivierten Pflegebindung zu erwarten. Diese ist aber anscheinend nur beim Menschen mit einem Wissen um den Tod verbunden. Jane Goodall hat eine Schimpansen-Mutter beobachtet, die ihr totes Kind noch einige Zeit mit sich herumtrug, und vielleicht erst durch postmortale Änderungen des Körpers zur Trennung veranlasst wurde.

Trennungsangst gewinnt aber eine neue Dimension bei dem sich aus der Brutpflege entwickelnden sozialen Zusammenhalt über die Generationenfolge hinweg. Hier bietet die Gruppe für alle Individuen und besonders auch die Nachkommen einen besseren Schutz vor äußeren Gefahren; da Gruppenangehörige jedoch auch Nahrungskonkurrenten sind, nimmt das Nahrungsangebot erheblichen oder entscheidenden Einfluss auf die Gruppengröße (vgl. Fleagle, Janson, Reed 1999). In solchen nicht-anonymen Gruppen können komplexe individuelle Bindungsmuster entstehen (vgl. F. de Waal 1988, 1997), so werden beim Bonobo Bindungen auch in erheblichem Umfang durch nicht-reproduktives Sexualverhalten immer wieder gefestigt. Aus der Zoo-Tierhaltung sind zahlreiche Beispiele bekannt, dass einzelne Individuen, die von einer Gruppe getrennt werden, zunächst Angstsymptome zeigen und dann Depressionen erleiden.

Im sozialen Zusammenleben gibt es verschiedene Bindungsklassen: Die

Mutter-Kind-Bindung, die sexuelle Partner-Bindung, die Verwandtschaftsbindung, die Gruppen-Bindung, und die individuelle Bindung als selektive soziale Partnerschaft, beim Menschen gewöhnlich mit „Freundschaft" umschrieben.

Diese Bindungen, die sich kombinieren können, haben ja bestimmte Funktionen. Wir sprechen von primären Funktionen, wenn sie stammesgeschichtlich als arttypische Eigenschaft zustande gekommen sind, also einen „Anpassungswert" an die natürliche Umwelt haben. So kann es bei Geschwistern für die Verhaltensentwicklung vorteilhaft sein, in bestimmten Phasen enger zusammenzuhalten. Es gibt aber auch Arten, wie die Fleckenhyäne, bei der von Anfang an ein Konkurrenzkampf zwischen den Geschwistern auf Leben und Tod einsetzt, und dies in einer Höhle, in deren Inneres die Mutter gar nicht gelangen kann. Hier könnte es so etwas wie „Geschwisterangst" bei den schwächeren Individuen geben. Sexualverhalten kann die Funktion eines sozialen Bindungsverhaltens annehmen, was beispielsweise bei der uns sehr nahe verwandten Schimpansenart, dem Bonobo, der Fall ist; beim Menschen selbst sind über 90 % der sexuellen Kontakte nicht reproduktiv. Das öffnet die Möglichkeit, dass dieses Bindungsverhalten auch zwischen gleichgeschlechtlichen Individuen eingesetzt werden kann, was für Bonobo und Mensch auch zutrifft. Das wird hier alles angesprochen, um die zahlreichen möglichen Facetten der „Bindung" zu veranschaulichen, die zugleich auch eine Quelle für Trennungsangst sein können. Aber auch quantitativ bestehen erhebliche Unterschiede als Bindungsgrad oder Bindungsintensität, die sowohl von der Art der Bindung als auch von ihrer Dauer abhängen können. Bei der menschlichen Lebenspartnerschaft kann es Angst vor einem möglichen Verlust des Partners geben, während nach seinem Eintreten die „Trauer" im Kern eine Depression enthält, die als Folge der erzwungenen Trennung eine „Existenzangst" enthalten kann. Es gibt zahlreiche Beobachtungen bei Tieren, die bei Verlust eines Partners Depressionen zeigen mit Symptomen, die wir von anhaltenden Angstzuständen kennen. Thomas (1993) berichtet von einer Hündin, die von ihrem Partner getrennt wurde, wobei sie vom Fenster aus beobachtete, wie ihr Partner, ein Rüde, in ein Auto gezerrt wurde (vgl. Masson, McCarthy 1997): „*In den Wochen danach verließ sie die Fensternische nicht, sondern saß, mit dem Gesicht zum Fenster und dem Schwanz zum Zimmer, verkehrt herum auf dem Sitz, sah hinaus und wartete … Schließlich muss ihr bewusst geworden sein, dass er nicht wiederkommen würde. … sie … wurde depressiv. Sie bewegte sich schwer-*

fälliger, war weniger ansprechbar und wurde rasch wütend über Dinge, die sie zuvor kaum zur Kenntnis genommen hätte ... (sie) erholte sich nie mehr von ihrem Verlust, und wenn sie auch ihre Stellung als Alphaweibchen nie einbüßte, lag ihr doch nichts mehr an einer dauernden Bindung zu einem Männchen ...".

Was hier beschrieben ist, würden wir beim Menschen als Depression bezeichnen. Es ist aber streng genommen keine Trennungsangst, sieht man einmal von dem vom Menschen erzwungenen Trennungsvorgang selbst ab, führt jedoch zu einem Zustand, der durch die aktuelle Trennungsangst hervorgerufen wurde. Das ist beim Menschen ungleich komplexer, weil er durch mögliches Wissen oder bestimmte Einsichten bereits die Trennung voraussehen kann; in der Trennungsangst steckt dann immer auch noch ein Element der Hoffnung auf das Ausbleiben der Trennung.

Sehr bekannt wurden die umstrittenen Versuche von Harlow (vgl. Harlow, Seligman 1972) an Rhesusaffen, die mit verschiedenen Fragestellungen und Versuchsansätzen ebenso wie andere Arten sozial isoliert wurden, unter anderem auch mit der Zielsetzung, Depressionen zu erzeugen. Das Ergebnis waren schwer verhaltensgestörte Individuen, bei denen der Psychologe Seligman davon ausging, dass sie – weil „hilflos" der monotonen Umwelt ausgesetzt – in einen Angstzustand gerieten, der in anhaltende Depression überging.

Wir möchten diese ethisch unverantwortlichen Versuche nicht weiter verfolgen, sondern noch einmal die natürlichen Voraussetzungen sozialen Zusammenlebens betrachten, um die Vielfalt möglicher Bedingungen auszuloten, unter Angstzuständen extreme Situationen zu bewältigen. Dabei scheint es bestimmte Verhaltensweisen zu geben, die mit den typischen neurobiologischen Veränderungen verbunden sind, die Belastung oder Angst anzeigen, gleichzeitig aber mögliche Hilfeleistungen von Artgenossen auslösen. Dazu gehört bei verschiedenen Säugetierarten das bereits erwähnte „Einfrieren", ein physisches Erstarren. Allgemeiner ausgedrückt: Angstzustände können mit einem Verhalten verbunden sein, das soziale Zuwendung aktiviert und damit ein Individuum aus „sozialer Hilflosigkeit" befreit.

Interessant ist in diesem Zusammenhang ein eigentlich im Rahmen der Soziologie des Menschen entwickeltes Konzept für „sozioemotionale Kategorien" (Manstead, Semin 1992). Es lässt sich unschwer auf die biosoziale Ebene des Zusammenlebens übertragen und verdeutlicht drei Interaktionsebenen, in denen Angst auftreten kann:

1. Angst vor Entscheidungen bei Konfrontationen;
2. Angst bei Spannungen („Hilfe suchend"), wenn das individuelle Verhalten versagt;
3. Angst vor Integration im Stadium einer „passiven Ablehnung", wenn diese die Spannung nicht lösen kann.

Die letztgenannte Situation ist bei Haltung von Tieren kein Ausnahmefall, da unter diesen Bedingungen nicht selten ein Individuum in eine Gruppe integriert werden soll. Beim Menschen, der gesellschaftlich organisiert in einem staatlich vorgegebenen Rechtsrahmen lebt, ist dies eine vielschichtige und aktuelle Problemstellung. Soziale Fremdheit kann eine Quelle von Angstzuständen sein und zu Spannungen führen. Sie erfordert schließlich Entscheidungen oder führt über erfolgreiche Hilfesuche zur Konfrontation, was wiederum Angst vor dieser Konfrontation erzeugen kann. Auf das komplexe Bedingungsgefüge hat Hinde (1992) aufmerksam gemacht: Zwei Individuen sollen in einer Beziehung stehen, die Angst auslösen kann. Das vom Nervensystem und von Hormonen bestimmte Verhalten wird von der sozialen Struktur und von der Umwelt beeinflusst. Das führt zu bestimmten Interaktionen unter Kontrolle der Randbedingungen, und darauf nehmen die Beziehungen zwischen beiden Individuen und ihrer sozialen Gruppe Einfluss. Umwelt heisst beim Menschen: es könnte um Eigentum, Geld, kulturelle Werte oder Partner gehen. Hinde wollte damit gewissermaßen ein „Grundgerüst" solcher Beziehungsmuster zeigen. Darin sind natürlich auch verschiedene Möglichkeiten für Zustände der Angst angesprochen. Die Komplexität sozialer Beziehungen lässt sich im Anschluss an diese Darstellung wie folgt kennzeichnen:

- vorangegangene Beziehungen,
- Erwartungen,
- individuelle Eigenschaften,
- die Verhaltensmuster der Interaktionen,
- das soziale Netz anderer Beziehungen,
- der Kontext der Interaktionen,
- der Einfluss der Beziehungen zwischen Individuen auf die soziale Gruppe,
- die sozialen Normen der Gruppe, beim Menschen die soziokulturelle Struktur.

Diese Auflistung verfolgt einen Gedanken, der ein wenig an Wilhelm Wundt erinnert und im ersten Kapitel vorgestellt wurde: Erkenntnisse der Psychologie zu nutzen, um Einsichten in tierisches Verhalten zu erschließen. Wenn der Verhaltensbiologe Hinde menschliches Verhalten so formalisiert, wie dargestellt, und daraus die hier aufgezählten Grundvorgänge abgeleitet werden können, dann besteht auch die Möglichkeit, zu prüfen, ob wir auf diesem Wege das Sozialverhalten der Tiere besser verstehen können. Beim Thema „Angst“ sind wir Grenzwanderer zwischen klassischer Biologie und der Psychologie. Wir nutzen Einsichten in die biologischen Grundlagen tierischen Verhaltens, um den Menschen besser verstehen zu können, und Erkenntnisse der Humanpsychologie, um innere Vorgänge bei uns nahe stehenden Tieren zu erschließen. Die Tiersoziologie kennt eine Anzahl von Verhaltensweisen, die zumindest bei einem Partner Angstzustände erzeugen können, beispielsweise dann, wenn zum natürlichen Verhaltensrepertoire die selektive Tötung bestimmter Artgenossen gehört. Ein bekanntes Beispiel dafür ist die Kindestötung (Infantizid). Allein innerhalb der Primaten sind weit über 20 Arten bekannt, bei denen dieses Verhalten im natürlichen Lebensraum beobachtet wurde (vgl. Paul 1998). Das Verhalten wird fast nur von solchen Männchen ausgeübt, die ein „Fortpflanzungsmonopol“ haben und eine Weibchengruppe durch Verdrängung der dort anwesenden Männchen oder durch Rangwechsel übernehmen. Getötet werden dabei Jungtiere, die in ihrer Ernährung noch an die Mutter gebunden, also nicht „entwöhnt“ sind. Bei manchen Arten kann diese Tötung sich auf männliche Nachkommen konzentrieren, was auch bei Schimpansen beobachtet wurde. Trächtige Weibchen können ebenfalls attackiert werden, häufig mit der Folge von Aborten. Das alles bedeutet: sowohl die Weibchen als auch die Kinder können durch neue Männchen in Angst versetzt werden. Bekannt sind einschlägige Beobachtungen bei Löwen; die Zustände, in die hier die Jungtiere versetzt werden, sind vergleichbar denen, die bereits beim Angriff auf Beutetiere geschildert wurden. Die Weibchen, die „überleben sollen“, um Mütter von Nachkommen der (oder des) neuen Männchen(s) zu werden, befinden sich in einer anderen Situation der physischen Bedrohung, die aber auch Formen der Angst auslösen kann, weil nur begrenzte Möglichkeiten der Abwehr bestehen. Menschlich gesprochen: Da diese Verhaltensweisen zum natürlichen Repertoire der jeweiligen Tierart gehören, „wissen sie“, was in solchen Situationen geschieht, sie könnten also „Angst davor“ haben, die im Verhalten nicht selten als Versuch umgesetzt wird, sich mit dem Kind den Blicken und dem Zugriff des neuen Männchens zu entziehen. Nach Beobachtungen sind beim Berggorilla 37 % der Todesfälle bei Kindern Folge von Kindestötungen durch Männchen (Watts 1989, 1991).

Bei Schimpansen gibt es aber auch tödliche Angriffe auf andere Gruppen, an denen ausschließlich Männchen beteiligt sind. Eine erschütternde Schilderung stammt von Wrangham und Peterson (1996, vgl. Paul 1998): *„Am 11. November 1977 traf es den 17-jährigen Sniff. Der letzte Akt des Dramas hatte begonnen. Aufs höchste erregt und laut schreiend packten …* [sechs] … *Männchen der Kasakela-Gruppe Sniff, der vor nicht allzu langer Zeit noch zu ihnen gehört hatte, vor einigen Jahren aber den Fehler begangen hatte, sich der separatistischen Kahama-Gruppe anzuschließen. Wie wild schlugen sie auf ihren früheren Spielkameraden ein, traten ihn, bissen ihn in Nase, Mund und Rücken, brachen ihm ein Bein … und gemeinsam stießen sie ihn einen Hügel hinunter. Einen Tag später wurde Sniff noch einmal – zum letzten Mal – gesehen: hinkend, kaum fähig, sich zu bewegen.*" Könnten wir Ähnliches nicht heute in einer Zeitung gelesen haben, über verfeindete Menschengruppen? Soziale Angst, eine Kehrseite der hochstrukturierten Sozialstrukturen bei Primaten, aber auch anderen Säugetieren! Bei den „staatenbildenden" Insekten ist Entsprechendes bekannt, doch kein Biologe würde es wagen, bei dieser Tiergruppe solche Zustandsformen anzunehmen, die wir hier – neurobiologisch begründet – als „Angst" bezeichnen. Angst wäre bei Termiten auch sinnlos; ihre „Soldaten"-Kaste ist in der Evolution eigens dazu entstanden, das eigene „Volk" gegen alle Eindringlinge oder Angreifer zu verteidigen.

Soziale Angst kann noch eine andere Ursache haben, die bereits angesprochen wurde: Bei Gruppen, deren Angehörige sich individuell kennen, gibt es meist Rangordnungen. Dahinter steht die Konkurrenz um wichtige Ressourcen oder um Fortpflanzungspartner. Wir möchten hier drei Formen der Konkurrenz unterscheiden: Die Konkurrenz als Wettbewerb, in der heute oft anglisierten Fachsprache als „Scramble Competition" bezeichnet, die Konkurrenz als Wettkampf = Contest Competition, und die Konkurrenz mit „Heimvorteil" = Bourgois Competition. Der letztgenannte Begriff wurde von mir eingeführt und bezeichnet Konkurrenz zwischen Tieren, die ein Territorium besitzen.

Diese drei Möglichkeiten lassen sich auch so umschreiben (1) Der Bessere siegt, (2) der Stärkere siegt und (3) der Inhaber des Territoriums siegt. Der „Bessere" ist derjenige unter den Konkurrenten, der die Ressourcen effektiver nutzen kann, weil er durch sein Verhalten Vorteile erzielt. Der „Stärkere" ist derjenige, der Konkurrenten physisch überwindet oder von der Ressource fern hält: er „beseitigt" die Konkurrenz. „Bourgois" ist derjenige, dem ein Gebiet „gehört", in der die Ressource liegt, um deren

Nutzung konkurriert wird. Diese natürlichen Verhaltensregeln sind im Sport beim Menschen unübersehbar: Beim Hochsprung sind die individuellen Leistungen das Maß für den Erfolg, beim Tennis gibt es Sieger und Verlierer durch direkten Einsatz des „Verhaltens" gegeneinander, und beim Fußball hat eine Mannschaft meistens Heimvorteil, wenn nicht auf „neutralem" Boden gespielt wird.

Das Thema „Angst" hat hier viele Facetten. Man kann Angst vor der Konkurrenz haben, oder Angst vor einem überlegenen Konkurrenten, Angst vor der Niederlage, oder Angst beim Betreten eines fremden Territoriums, dessen Markierung „Betreten verboten" bedeutet. Im menschlichen Verhalten ist uns beispielsweise in der sportlichen Konkurrenz der Gebrauch des Wortes „Angst" in allen genannten Kontexten bekannt, und bei Sportarten, die auf „Gewinnen" im direkten Kampf gegeneinander ausgelegt sind, kann ein „Heimvorteil" die Chancen verbessern.

Auch Menschen, die für begehrte Ressourcen in fremde Territorien eindringen, können Angst vor dem Entdecktwerden haben. Allein der Aufenthalt in einem fremden Gebiet kann zu einem Unterlegenheitsgefühl des „Nicht-Eigentümers" führen.

Das ist eine interessante Variante der Ursachen für den Zustand der Angst: Grund ist nicht, dass man nicht weiß, was man tun soll, sondern, dass man tut, was man nicht soll. In solchen Situationen hilft manchmal „Lügen".

Ein sozialer Aspekt ist bislang nicht explizite angesprochen, die „kollektive Angst". Es gibt beim Menschen extreme Situationen, die Gruppen von Individuen in Angst versetzen, etwa bei Naturkatastrophen oder durch Kriegsereignisse. Dann kann der „äußere Druck" Individualunterschiede verringern, aber auch eine Art „Gruppenangst" erzeugen. Einzelindividuen können damit die Überlebenschancen verbessern, indem sie Angst verdrängen oder nicht zeigen wollen. Sie können dadurch die Situation eher unter Kontrolle bringen und nötige Entscheidungen treffen. Zudem dürfte auch das zuvor bestehende soziale Beziehungsnetz die Ausbreitung von Angst in einer solchen Gruppe beeinflussen. Darüber hinaus können soziale Interaktionen, vor allem Körperkontakt zwischen Individuen mit hoher sozialer Bindung, bei den Akteuren die Angst verringern. Wir erinnern an Befunde bei hoch sozialen Tierarten, die einzeln völlig anders und viel stärker auf Belastungsfaktoren reagieren als in Gesellschaft mit Artgenossen, speziell mit vertrauten Individuen.

6 Angst im ökologischen Kontext

Angsterleben ist vielschichtig, und es wird auch uns Menschen oft nicht leicht, bei einer eigenen Angsterfahrung nachträglich zu erkennen, welche Ursachen und Gründe uns in diesen Zustand versetzt haben. Um wie viel schwieriger ist diese Erkundung, wenn wir Tiere beobachten, von denen wir annehmen, dass sie sich in Angst befinden oder befunden haben. In dieser Darstellung wurde versucht, Wege zu diesen Einsichten zu erschließen. Erst war die Frage einzukreisen: Was ist Angst? Dann galt es, festzustellen, welche Vorgänge im Organismus den so bezeichneten Zustand hervorbringen, um daraus Möglichkeiten abzuleiten, über „objektive", also messbare Veränderungen Hinweise auf den Angstzustand zu gewinnen. Dabei stellen wir fest, dass es zahlreiche individuelle Unterschiede gibt. Also mussten wir uns mit der Bedeutung der Individualität beschäftigen. Diese aber wird in vielfältiger Weise von der sozialen Umwelt beeinflusst, womit ein weiteres Thema gegeben war. Das Dilemma ist unübersehbar: Angst ist ein „ganzheitliches" Phänomen, das wir dem Verhalten zugeordnet haben; also war auch zu erläutern, was „Verhalten" ist. Das ist eine Voraussetzung, um „ganzheitliche" Vorgänge zu einer tieferen Einsicht in Teile aufzulösen. Wir legen das Verhaltenskonzept unserer Aufgliederung zugrunde. Das gibt uns die Möglichkeit, zuletzt die Teile wieder zu einem „Ganzen" zusammenzufügen.

Damit gerät jetzt der Begriff „Umwelt" in unsere Betrachtung, und wir wissen aus eigener Erfahrung, welchen hohen Stellenwert die „Umwelt" für das Angsterleben hat. Bisher sind die Umweltbedingungen, die Angstzustände erzeugen können, im Zusammenhang mit den individuellen Eigenschaften und im sozialen Kontext betrachtet worden. Jetzt geht es um die Umweltbedingungen, die sich in zwei Grundklassen einteilen lassen: (a) abiotische Faktoren und (b) biotische Faktoren. Der Ökologe meint mit „abiotisch" Umgebungseigenschaften, die nicht an Lebewesen gebunden sind: der Boden von der Wüste bis zum Hochgebirge, die Luft, das Wasser vom Tümpel bis zum Ozean, und das Klima mit seinem regionalen „Wetter", den Tages- und Jahreszeiten und dem Sonnenlicht, der Voraussetzung für das Leben auf unserem Planeten, das in seiner Gesamtheit die „Biosphäre“ bildet. In die Dynamik der abiotischen Umwelt gehören auch jene Vorgänge, die uns immer wieder in Angst versetzen: Orkane, Sturmfluten, „Unwetter“, Dürre, Überschwemmungen, Vulkanausbrüche und Erdbeben.

Die Biosphäre als Gesamtheit aller Organismen bildet die „biotische Umwelt“, die „Lebensgemeinschaften“, die neben den abiotischen Faktoren den Lebensraum der Tiere bilden. Es handelt sich dabei um Tiere und Pflanzen, Einzeller und Bakterien. Zu diesen kann es vielfältige Beziehungen geben: sie können Nahrungsobjekte sein, Konkurrenten um Nahrungsressourcen, „Feinde“ wie Beutegreifer, Parasiten und Krankheitserreger, sie können aber auch wichtige Elemente des Lebensraumes bieten, wie Schatten oder Sichtschutz, aber auch Nisthöhlen in einem Baumstamm, um nur einige Beispiele zu nennen. Diese Umweltbeziehungen werden durch spezielle Umweltansprüche der jeweiligen Organismenart vorgegeben. Ihre Umsetzung könnte bei einem Rotfuchs so ablaufen: Er verlässt mit Beginn der Dämmerung seinen Bau, um Nahrung zu suchen. Dabei hat er es auf ein bestimmtes Nahrungsobjekt abgesehen, aus welchen Gründen auch immer ist er auf Mäuse fixiert, und dazu verfügt er sogar über ein „Suchbild“. Da er nichts davon wahrnehmen kann, befindet sich seine angestrebte Beute noch im „Distanzfeld“. Der Fuchs muss erst einmal suchen. Dieses „orientierende Verhalten“ endet, wenn der Fuchs Signale wahrnimmt, vielleicht verraten ihm Gerüche oder Geräusche die Anwesenheit von Mäusen, oder er sieht sie auch. Nun ist das „Nahfeld“ für sein motiviertes Verhaltens gegeben, es gibt aktuelle Informationen über das gesuchte Objekt. Jetzt muss er entscheiden, ob er zum „Mäuselsprung“ ansetzen kann, der den Kontakt zur Beute herstellt (Kontaktfeld) und damit das Beuteverhalten beendet. Mit diesem Beispiel ist die Grundstruktur motivierten Verhaltens angesprochen. So entstehen besondere Umweltbeziehungen, die wir mit dem Begriff „Kontext“ umschreiben. Der Ansatz ist bereits angesprochen: die Umweltansprüche, im Beispiel „Umwelt als Nahrungsquelle“. Die Beziehungen eines Tieres oder auch des Menschen zur jeweiligen Umwelt sind spezifisch für die jeweilige Art und können durch ganz unterschiedliche Kontexte bestimmt werden. Da wir hier die Umweltbeziehungen als Quellen der Angst betrachten, empfiehlt es sich, die möglichen Kontexte zu betrachten. Dafür schlagen wir den Begriff „Funktionskreis“ vor. Er wurde wohl 1920, verbunden mit einem ganz speziellen theoretischen Konzept, erstmals von Jakob von Uexküll definiert, was sich bei ihm (1930) so liest: „*Unter Funktionskreis verstehe ich die doppelte Leistung des Merkens und Wirkens, in die auch das Objekt mit eingeschlossen ist.*" Das Subjekt nimmt das Objekt als „Merkmalträger" über einen Rezeptor wahr, der mit einem „Merkorgan" verbunden ist, während das Wirkorgan über den Effektor mit dem „Wirkmalträger" desselben Objektes verknüpft wird, und damit ist der Funktionskreis geschlossen. Diese streng wissenschaftliche Beschreibung lässt sich auf unseren Fuchs anwenden, für den sie folgenden Sachverhalt umschreibt: Der Fuchs sieht eine Maus, springt, packt und tötet sie. Uexküll fügt hinzu: „*Man kann vier Arten von Funktionskreisen unterscheiden. Die erste bezieht sich auf die im Medium auftretenden Hindernisse, die das Tier aus seiner Umwelt ausschaltet, indem es sie umgeht, oder ihnen ausweicht. Die zweite umfaßt alle Beutekreise der Nahrungssuche und der Nahrungsaufnahme, die dritte alle Feindeskreise, sowohl der Verteidigung wie der Flucht. Die vierte Art der Funktionskreise enthält alle Geschlechtskreise der Männchen wie der Weibchen.*"

Diesen Begriff habe ich aufgenommen und unter Verzicht auf das spezielle Konzept der „Umweltlehre" von v. Uexküll verallgemeinert (Tembrock 1955, 1956). In dieser Form hat sich der „Funktionskreis" in der verhaltensbiologischen Literatur im deutschen Sprachgebrauch weitgehend eingebürgert. Für die „Klassen" der Funktionskreise möchte ich folgende Einteilung unserer Erörterung möglicher Umweltbeziehungen als Ursachen für Angsterleben zugrunde legen (vgl. Tembrock 1992):

1. *Orientierungsbedingtes Verhalten* dient der Sicherung der Kontrolle des Körpers, der Raumansprüche, der Zeitansprüche und als Erkundungsverhalten der Sicherung der Informationsansprüche.
2. *Stoffwechselbedingtes Verhalten* dient der Nahrungssuche, dem Nahrungserwerb, der Nahrungsaufnahme, der Nahrungsspeicherung mit körpereigenen Mitteln (wie Backentaschen) oder unter Einbeziehung ökologischer Randbedingungen („Verstecken"), oder gemeinsam mit Artgenossen (z. b. Honigbiene). Außerdem gehören dazu das Harnen und Koten (Miktion, Defäkation), die Aufnahme von Flüssigkeiten, Verhalten im Dienst der Atmung und der Thermoregulation, sowie Ruhen und Schlafen, Strecken („Rekelsyndrom") und Gähnen.
3. *Schutzbedingtes Verhalten* tritt auf als vorbeugendes Schutzverhalten, als antagonistisches Schutzverhalten („Verteidigung"), als Sicherung der Unversehrtheit des Körpers (Ausweichen, Fliehen, Verbergen) und als Schutz von Ressourcen. Als „Komfortverhalten" werden Verhaltensweisen der Körperpflege und zum Schutz vor Parasiten und Krankheitser-

regern eingesetzt: Putzen mit körpereigenen Organen, Körperpflege unter Einbeziehung der ökologischen Umwelt, wie Wasser, Sand, Reibeflächen, sowie mit Hilfe von Artgenossen als soziale Körperpflege.

4. *Bauverhalten* hat so spezifische Verhaltensmuster, dass es eine gesonderte Darstellung erfordert, obwohl es zumeist Teil anderer Funktionskreise ist, nur in Ausnahmefällen dient es der Herstellung eines „sozialen Territoriums“ wie bei Ameisen, Termiten u. a. (den Menschen eingeschlossen).
5. *Konkurrenzverhalten* tritt als innerartliches und zwischenartliches Verhalten auf, wobei ich folgende Grundformen unterscheiden möchte: das Wettkampfverhalten mit Kräftemessen und Einsatz von Kampfmitteln (körpereigene, oder Gegenstände, oder Artgenossen = „Soldaten“ bei Termiten oder Ameisen), um den Erfolg zu sichern (wenn zwischen Artgenossen ausgetragen, wird es als „agonististisches Verhalten“ bezeichnet), sowie das Wettbewerbsverhalten, das den Erfolg durch Leistung anstrebt. Einen Sonderfall stellt das Konkurrenzverhalten „mit Heimvorteil“ dar, also im eigenen Territorium (vgl. S. 109).
6. *Migrationsverhalten* ist das Verhalten bei Wanderungen.
7. *Fortpflanzungsverhalten* kann in zwei Funktionsbereiche unterteilt werden: das Sexualverhalten mit Sexualpartner-Ansprüchen sowie das Pflegeverhalten mit altersabhängigen Pflegeansprüchen der Nachkommen zur Sicherung der Gesamtfitness.
8. *Sozialverhalten* beruht auf Partneransprüchen, die nicht an einen Funktionskreis gebunden sind und ist formal durch eine interindividuelle Bindung gekennzeichnet.
9. *Spielverhalten* beruht auf Verhaltensabläufen, die ohne erkennbare äußere Funktion auf den eigenen Körper, die Umwelt oder Spielpartner bezogen sind. Spiele ohne Partner nenne ich „Solitärspiele“, die als Körperspiele, Bewegungsspiele oder Objektspiele ausgeführt werden. In gleicher Weise lassen sich die Sozialspiele unterteilen, wobei die Körperspiele dann als Kampfspiele umgesetzt werden; neutraler ausgedrückt kann man sie auch als „Kontaktspiele“ zusammenfassen.

Wenn diese Umweltbeziehungen über weitgehend genetisch vorgegebenes arttypisches Verhalten umgesetzt werden, sprechen wir von „Primärmotivationen“. Sekundärmotivationen entstehen dadurch, dass durch individuelles Lernen Umweltweltbezüge auftreten, die im natürlichen Umfeld nicht möglich sind; also wenn ein Fuchs oder ein Marder gezielt zur Sicherung ihres Nahrungsbedürfnisses einen Hühnerstall aufsuchen. Eine noch weit höhere Stufe der Ablösung von den lebensnotwendigen Umweltansprüchen ist erreicht, wenn der Bonobo „Kanzi“ seine an Menschen gerichteten Wünsche über eine Signalsprache mit Bedienung eines Tastensymbols umsetzt. Das aber bedeutet auch, dass solche Sekundärmotivationen über ein erworbenes Verhalten realisiert werden, und damit zu Situationen führen können, für die bei Gefahr kein biologisch vorgegebenes Verhalten zu ihrer Bewältigung verfügbar ist. Das Risiko wächst bei solchen Umweltbezügen, in angsterzeugende Situationen zu geraten, und dies ist genau der Weg, der die Umweltbeziehungen des Menschen ausgestaltet hat. Das wird uns im letzten Kapitel beschäftigen. Für jetzt haben wir aber unsere Möglichkeiten ausgebaut, nach Quellen für den Zustand Angst in der ökologischen Umwelt zu suchen, wobei sich mit den „Funktionskreisen“ ein facettenreiches, aber doch überschaubares Spektrum von Kontexten abzeichnet. Damit verbindet sich auch eine Vielfalt von Verhaltensweisen und möglichen Situationen.

Zu bedenken ist auch, dass junge Füchse, Löwen oder Schimpansen wie auch viele andere Arten mancherlei lernen müssen, ehe sie erfolgreich die richtige Ernährung sichern können. Dieses Lernen ist also notwendig; deshalb nennen wir es auch „obligatorisches Lernen“. Belastungssituationen („Stress“) können auch durch unzureichendes Wissen und Können entstehen; zudem können Angstsituationen durch Erlerntes besser bewältigt werden. Wiepkema (1990) verrweist in diesem Zusammenhang auf die Relation zwischen einer Voraussagbarkeit und/oder Kontrollierbarkeit von belastenden Umweltbedingungen. Es lassen sich zwei Stressarten unterscheiden:

1. akuter Stress = Status des Organismus, wenn als unmittelbare Folge die Voraussagbarkeit und Kontrollierbarkeit relevanter Umgebungsbedingungen reduziert sind.
2. chronischer Stress = Status des Organismus, wenn über eine längere Periode die Voraussagbarkeit und Kontrollierbarkeit gegenüber relevanten Änderungen der Umgebung extrem vermindert sind.

Damit versagen die Lernvorgänge, die eine verhaltensgerechte Anpassung an die veränderten Umweltbedingungen ermöglichen, und dies heisst in der akuten Phase: die Bedingungen sind angsterregend, und in der chronischen Phase: sie bleiben beängstigend, was von Wiepkema vor allem im Zusammenhang mit der modernen Nutztierhaltung bei Schweinen untersucht wurde. Bei solchen bewegungsfreudigen Tierarten äußert sich dieser Zustand in unangepassten Bewegungsmustern, die als „Bewegungsstereotypien“ bezeichnet werden. Wir haben auch beim Rotfuchs solche Stereo-

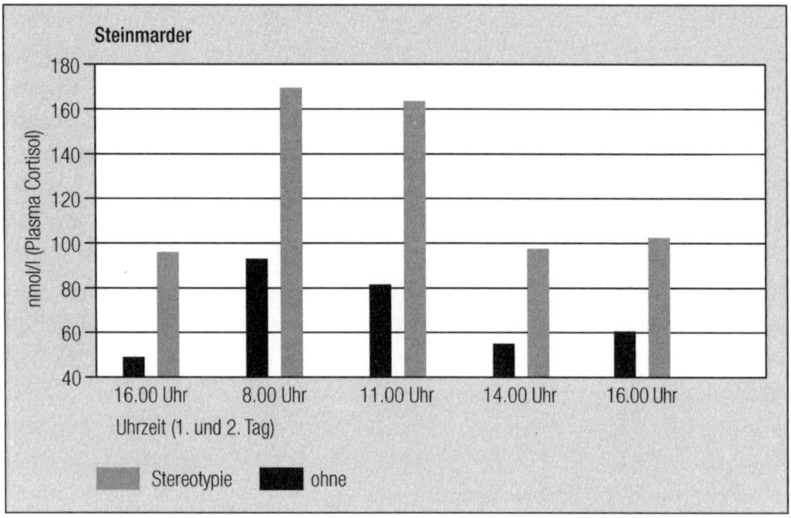

Abb. 17: Steinmarder mit Bewegungsstereotypien zeigen im Tagesgang einen deutlich erhöhten Plasma-Cortisol-Spiegel im Blut (nach Daten aus Hansen 1993).

typien beobachtet, als ein Rüde von dem ranghöchsten in der Ranzzeit angegriffen und „niedergekämpft" wurde, den Raum aber nicht verlassen konnte. Er lief von Stund an Stereotypien, die an einem bestimmten Ort Aufrichten an der Wand und Kopfdrehen einschlossen. Er zeigte keine Reaktionen auf andere Füchse. Umgesetzt in einen anderen Raum verhielt sich der Rüde wieder „normal" (Tembrock 1958). Man kann vermuten, dass Stereotypien den permanenten Angstzustand unterdrücken, weil sie das artgerechte Verhalten blockieren. Untersuchungen am Steinmarder haben gezeigt, dass bei Individuen mit Stereotypien der Plasma-Cortisol-Spiegel deutlich erhöht ist (Hansen 1993) (Abb. 17).

Was „Angst als individueller Zustand" bedeutet, hat uns bereits beschäftigt, wobei natürlich auch die Umwelt eine Rolle spielte. Mittelpunkt war jedoch das Individuum mit seinen Eigenschaften. Jetzt ist die ökologische Umwelt das Thema. Damit rücken die artspezifischen Dispositionen in den Vordergrund, und zwar in Abhängigkeit von den Kontexten, den Funktionskreisen. Die Frage lautet nun: Unter welchen Voraussetzungen können in diesen ganz unterschiedlichen Kontexten Angstzustände auftreten? Für den Versuch einer Antwort gehen wir von den Funktionskreisen aus, beginnen also mit dem *orientierungsbedingten Verhalten*:

Die meisten Tiere bewegen sich in einem vielgestaltigen Lebensraum, und dazu gehört eine elementare „Körperbeherrschung“; Junge haben damit oft Schwierigkeiten, selbst wenn sie in einem so entwickelten Zustand geboren werden wie das Fohlen eines Pferdes, nämlich als „Laufling“. Die ersten Schritte bereiten auch hier Schwierigkeiten. Im hohen Grade hilflos sind jedoch die Nestlinge, seien es neugeborene Katzen, Hunde oder Füchse, Ratten oder Mäuse. In diesem Alter besteht noch eine „Behinderung“ in der Raumbeherrschung, also der Bewegungsfähigkeit, die auch im hohen Alter wieder auftreten kann. Zusätzlich besteht die Möglichkeit einer eingeschränkten Körperkontrolle durch eine angeborene oder erworbene Behinderung (vgl. Tembrock 1998). Alle drei „Verhaltensvektoren“, die wir bereits vorgestellt haben, können zu einer Behinderung in der Körper- und Bewegungskontrolle führen: der „Ausgangsvektor“ durch eine vom Normbereich abweichende Einschränkung der Motorik, der „Eingangsvektor“ durch Abweichung im sensorischen Bereich, wie eingeschränkte oder ganz ausfallende Sehfähigkeit, entsprechend im Hörbereich oder bei der „chemischen Kontrolle“ der Umwelt durch die Nase. Im „Zustandsvektor“ können Normabweichungen in den zentralen Vorgängen der Verhaltenskontrolle unter Einschluss der Gedächtnisleistungen auftreten. In diesem Falle wäre das zentrale Nervensystem betroffen. Die Folgen sind Minderungen der Fitness. Angstzustände könnten in diesen Fällen daher drei unterschiedliche Ursachen haben:

- Angst als Folge motorischen Versagens oder auch vor dessen Folgen,
- Angst als Folge des Versagens bei Wahrnehmung der Umwelt und vor deren Folgen,
- Angst als Folge von Fehleinstellungen gegenüber der Umwelt; oder Fehleinstellungen durch Ausfall der emotionalen Verhaltenssteuerung und damit auch des Angstsystems im Hirnstamm („geistige Behinderung“).

Beim Menschen gibt es noch eine weitere Möglichkeit der Behinderung, sie betrifft die Sprache als Mittel der Kommunikation. Fehlleistungen in der Kommunikation wären auch bei Tieren denkbar, sie könnten zu Belastungen der sozialen Umweltbeziehungen führen; dazu gibt es aber kaum Befunde.

Aus verhaltensbiologischer Sicht unterscheiden wir zwei Elementarkontexte (vgl. Tembrock 1998):

1. das individuelle Verhalten des Individuums mit den Regelabweichungen auf Grund einer Behinderung:

- bezogen auf den eigenen Körper (Körperkontrolle),
- bezogen auf die ökologische Umwelt im Kontext verschiedener Funktionskreise oder Umweltansprüche,
- bezogen auf die soziale Umwelt;

2. das Verhalten nicht-behinderter Individuen gegenüber Behinderten:
   - im Kontext familiärer Bindungen,
   - im Kontext außerfamiliärer sozialer Bindungen,
   - im Kontext der von der sozialen Struktur vorgegebenen Interaktionen wie in Verbindung mit einer Rangordnung oder einer Rollenverteilung.

In diesem Zusammenhang ist das Konzept der „Fehleranfälligkeit" und der „Fehlertoleranz" von C. und E. v. Weizsäcker (1986) interessant, die sich mit Normen und Bewertungsmöglichkeiten befassen.

Da wir hier den Funktionskreis „orientierungsbedingtes Verhalten" angesprochen haben, ergeben sich auch die Quellen für Angstzustände in diesem Kontext mit den drei Möglichkeiten der Körperkontrolle:
- Kontrolle liegt im Bereich der arttypischen Normen,
- Kontrolle ist altersbedingt eingeschränkt,
- Kontrolle ist durch Behinderung eingeschränkt.

Beispiele für „beängstigende Situationen" bei der Umsetzung des Verhaltens wurden bereits bei Arten angesprochen, die sich in absturzgefährdeten Situationen bewegen, sei es auf Felsklippen oder im Geäst von hohen Bäumen. Das gilt – wenn auch differenziert– für alle drei Ausgangsbedingungen. Ursache der Angst ist dann die Unsicherheit in der Bewältigung der Fortbewegung in einem arttypischen Lebensraum, der Eigenschaften aufweist, die auch für ein Individuum, dessen Körperkontrolle im Normbereich liegt, Risiken einschließt. Diese treten dann auf, wenn der Grund für die Fortbewegung gegen die physische Gefährdung abgewogen werden muss, weil der Hunger einen vielleicht 140 Kilogramm wiegenden Orang-Utan antreibt, begehrte Früchte in einer Baumkrone zu erreichen. Bei dieser Abwägung kommt noch ein weiterer Faktor ins Kalkül: Schwer erreichbare Nahrung nimmt einen vollen physischen Einsatz in Anspruch, so dass keine „motorischen Reserven" mehr verfügbar sind im Falle eines Angriffes durch einen Beutegreifer oder Konkurrenten. Eine besondere Situation, die mit starken Schmerzen verbunden war, trat beim Erkundungsverhalten eines Jungfuchses auf, der in einem Innenraum gehalten wurde. Er verkeilte sich mit einem Bein im Heizkörper. Unter heftigen, weitgehend unkoordinierten Körperbewegungen suchte er sich zu befreien, und rutschte dabei immer tiefer in den sich nach unten verengenden Spalt mit vorspringender Kante; der Welpe reagierte mit extrem lauten Schreien, die wir im „normalen Verhalten“ nie gehört haben. Unsere Befreiungsversuche wurden dadurch erschwert, dass die sonst zahme Mutterfähe durch heftige Beißangriffe unsere Handgriffe behinderte, da sie offensichtlich in ihnen den Grund für die „Hilferufe“ des Welpen sah. Das endete sofort, als der Welpe dann doch befreit werden konnte. Eine vergleichbare Situation habe ich bei einem frei lebenden Igel erlebt, der am Rande eines Dorfes in Mecklenburg in einen Stichgraben gefallen war, der für eine Grundstückmauer angelegt worden war, und aus dem er mit eigner Kraft nicht hinaus gelangen konnte. Seine Schreie waren über größere Entfernung hin noch zu hören und zunächst gar nicht zu deuten (vgl. Tembrock 1972, 1996). Diese Laute waren mit einer extremen Belastungssituation verbunden, die sicher von den physiologischen Vorgängen begleitet war, die wir dem Angstsystem zugeordnet haben; dafür sprechen auch die funktionell unmotivierten Schreie, die keinen „natürlichen Zweck“ haben konnten: Igel leben nicht sozial und kein Artgenosse hätte irgend eine Hilfe leisten können. Dennoch ist eingetreten, was wir für solche Situationen vermuten: etwas tun ist immer noch besser als resignieren, vielleicht geschieht „ein Wunder“. Das ist die natürliche und hier gewiss auch unbewusste Funktion des Angstverhaltens. Das „Wunder“ geschah: der Igel konnte, auf ihm sicher bekannten umliegenden Erdboden gesetzt, eilends im Dunkel entschwinden.

Der zweite oben beschriebene Funktionskreis ist das *stoffwechselbedingte Verhalten*. Wovor sollte man hier Angst haben? Aus menschlicher Sicht vielleicht vor Giftstoffen vor allem in Früchten und Samen. Tiere bringen dazu ein phylogenetisch erworbenes „Vorwissen“ mit oder aber sie wurden von der Mutter angeleitet, genießbare Nahrung von ungenießbarer zu unterscheiden, was bei verschiedenen Säugetieren, wie beispielsweise Braunbären, nachgewiesen ist. Bei Prädatoren, die wehrhafte Beutetiere angreifen, könnte – neurophysiologisch gesehen – ein Angstzustand entstehen, wenn ihnen beim Angriff Schmerzen zugefügt werden. Das wissen viele Katzenhalter, deren Tiere versuchten, kampferprobte Ratten zu erbeuten. Nach solchen Erfahrungen werden die Ratten in Zukunft gemieden. Da dies ein arttypisches Verhalten ist, besteht nun der Zustand der Furcht vor ihnen; der Beobachter würde vielleicht sagen, dass seine Katze „Angst vor Ratten“ hat. Es wäre aus der Sicht der Neurophysiologie zu begründen, dass diese Angst bei der ersten Erfahrung auf Grund schmerzhafter Bissverletzungen und dem Versagen der Mittel, die Beute zu überwältigen, aufgetreten ist. Nachdem die Ratte als mögliches Beuteobjekt „aussortiert“ wurde, fällt sie in die Objektklasse von aggressiven Tieren, die zu meiden sind.

Ganz anders sind die Ausgangsbedingungen im folgenden Funktionskreis, dem *Schutzverhalten*. Dieser Kontext bezieht sich auf Bedrohung aus der ökologischen Umwelt, wobei Gefährdungen (a) aus der abiotischen Umwelt stammen können und (b) aus der biotischen, also der Biosphäre und (c) aus der Noosphäre, durch den Menschen verursacht. Die Noosphäre sollte man von der „ökologischen Umwelt“ absetzen, da sie ein Produkt der menschlichen Zivilisation und damit der Wirtschaft ist, so dass sie als ökonomische Emergenzstufe der Entwicklung auf unserem Planeten und damit als Ergebnis des gesellschaftlich organisierten menschlichen Daseins umschrieben werden kann.

Gefahren aus der abiotischen Umwelt sind, wie oben schon erwähnt, ungewöhnliche Ereignisse im Bereich der Hydrosphäre, wie Sturmfluten, der Atmosphäre wie Orkane, Wirbelstürme oder Gewitter, oder der Geosphäre wie Erdbeben und Vulkanausbrüche. Das Feuer als Gefahrenherd hat neben den natürlichen Quellen wie Vulkanausbrüche, Blitzschlag oder Selbstentzündung seit es Menschen gibt, noch die Künstliche: vom Menschen gelegte Brände. Im biotischen Kontext ergeben sich Gefährdungen aus der Umwelt durch Prädatoren, Parasiten, Krankheitserreger, organische Erkrankungen sowie zwischenartliche und innerartliche Konkurrenten. Diese Auflistung bringt uns Menschen eine Vielfalt von Ursachen für Ängste in Erinnerung. Angst erwarten wir, wenn die natürlichen Mittel des Schutzes versagen oder überhaupt keine verfügbar sind. Die Umsetzung von Schutzansprüchen ist in besonderer Weise mit dem Selektionskonzept von Darwin verbunden, denn Prädatoren, Parasiten und Krankheitserreger würden aussterben, fänden sie keine „Opfer“ oder Wirte, von oder in denen sie leben können. Dabei haben die Prädatoren einen besonderen Status, sie sind „Beutegreifer“ und können nur überleben, wenn sie andere Organismen töten. Das unterscheidet sie von Parasiten, die nur überleben, wenn auch ihre Wirte am Leben bleiben. Anders gesagt: Es sind vor allem die „Beutetiere“, die Grund zur Furcht haben, und wenn diese versagt, auch in einen Angstzustand geraten können. Damit verbindet sich ein evolutiver Antagonismus zwischen „Räuber“ und „Beute“. Die Beuteobjekte entwickeln zahlreiche Schutz- und Abwehrmechanismen, die sich in die hier schon wiederholt benutzten Kategorien einteilen lassen: 1. körpereigene Mittel, 2. Mittel aus der ökologischen Umwelt, und 3. Mittel aus der sozialen Umwelt. Hier geht es um Leben und Tod, daher überrascht es nicht, wenn gerade in diesem Funktionskreis ein großes Spektrum von „Erhaltungsstrategien" entstanden ist. Wir wollen versuchen, die Vielfalt ein wenig überschaubar zu machen:

1. Wahrnehmung der Schutzansprüche durch Nutzung körpereigener Mittel:
   - aktiv durch Verteidigung mit Hilfe von Zähnen, Hörnern, Krallen, Nägeln, Mundwerkzeugen, Fangarmen, Extremitäten, Abwehrsubstanzen, Gifte;
   - passiv durch konstitutionelle Mittel wie Schalen, Panzer, Stacheln,
   - aktiv durch Bewegung als Ortswechsel = Fluchtverhalten;
   - aktiv durch Bewegungen oder Haltungen, wie „Totstellen", Sichdrücken, dann oft mit bestimmten Form- und/oder Farbmustern verbunden (Schutzfärbung usw. = Somatolyse, Mimese) oder durch Nachahmung geschützter ähnlicher Arten, die Warnfarben aufweisen („Müllersche Mimikry");
2. Wahrnehmung der Schutzansprüche durch ökologische Mittel:
   - passiv durch Nutzung von Umgebungsbedingungen wie Höhlen, Spalten oder verbergende Strukturen oder Medien (Sand, Wasser),
   - aktiv durch Benutzung von Umgebungs-Medien, die auf den „Feind" geworfen werden (Wasser oder Sand), oder die als Gegenstände benutzt werden können: Schimpansen schleudern Stöcke (Äste) oder Steine gegen Leoparden.
3. Wahrnehmung der Schutzansprüche mit Hilfe von Artgenossen, die bei manchen Arten als Kasten („Soldaten" bei Termiten oder Ameisen) ausgebildet sein können.

Die grobe Übersicht lässt erkennen, dass die Evolution hier eine fast unübersehbare Vielfalt von „Anpassungen" hervorgebracht hat, oder wie wir heute vorzugsweise sagen „Strategien", um die Fitness sowohl der Prädatoren wie auch der potentiellen Beutetiere zu sichern, das ist fast ein „Wettrüsten". So hat ein Hase Schutzanpassungen: vorbeugend die großen, fast die ganze Umgebung erfassenden Augen, die riesigen Ohrmuscheln, und die zum Laufen mit schnellen Wendungen besonders geeigneten Hinterbeine können vielleicht sein Leben retten. Da hat wohl auch der Begriff „Angsthase" seine Wurzeln. Aber in solchen Situationen hat der Hase eine besondere „Strategie": Wenn er die Gefahr dank seiner großen Sinnesorgane erkennt, bevor er entdeckt wurde, dann „drückt" er sich in eine Mulde, legt Beine und Ohren dicht an den Körper und die Augen bleiben weit geöffnet, während die Herzfrequenz deutlich sinkt (O. v. Frisch 1966). Wenn der „Feind“ aus welchen Gründen auch immer eine kritische Distanz unterschreitet, schnellen Herz- und Atemfrequenz weit über die Normalwerte, noch bevor der Hase mit einem Riesensatz aufspringt und die Flucht ergreift. Diese physiologischen Zustände lassen keine „Angst“ erkennen, es sind Sonderanpassungen, und erst wenn alles versagt und der Hase erbeutet wird, bevor er fliehen kann, dann entsteht eine Stress-Situation, und es ertönt ein sonst nie zu hörender Schrei, den die Jäger „Hasenklage“ nennen (vgl. Leicht 1979). Bei Kaninchen ist dies in vergleichbarer Situation ein extrem lautes Kreischen, das ich einmal vernommen habe, als ein Hauskaninchen von Füchsen bedroht, aber noch nicht ergriffen war. Es kann – plötzlich geäußert – beim Beutegreifer eine „Schrecksekunde“ auslösen, eine kleine Chance, vielleicht doch noch zu entkommen. Bei solchen „Notschreien“ wird neuerdings auch die Hypothese diskutiert, dass sie vielleicht weitere Prädatoren anlocken können und durch konkurrierendes Verhalten zwischen diesen die bedrohte Beute eine erhöhte Fluchtmöglichkeit haben könnte.

Wir ahnen aber im Zusammenhang mit dieser Klasse von Umweltbedrohung in Hinblick auf den Menschen eine weitere Quelle für die Naturgeschichte der Angst. Es geht um das vorbeugende Verhalten: Ein Tier, das seinen schützenden Bau verlässt, „sichert“ oft lange, ehe es jenen Bereich betritt, in dem es von Prädatoren wahrgenommen werden kann. Dasselbe trifft zu, wenn ein bisher unbekannter Lebensraum betreten wird, oder aber ein Lebensraum, der die Möglichkeiten einschränkt, Prädatoren rechtzeitig zu erkennen. Der Mensch denkt oder sagt dann vielleicht: „Ich habe Angst, in der Dämmerung allein in den Wald zu gehen“. Für Schimpansen könnte diese Angst zwei Gründe haben: Gefährdung durch einen Prädator, vor allem der Leopard, oder eine fremde Schimpansengruppe (vgl. S. 97). Beim Europäer dominiert in einer solchen Situation die Angst vor anderen Menschen; die Angst oder Furcht vor einem Beutegreifer bezog sich zunächst auf Großkatzen im ursprünglichen Lebensraum, ist später jedoch auf den Wolf übertragen worden. Diese Angst muss tief verankert sein, denn Tiere, die keine natürlichen Feinde haben, zeigen weder Furcht noch Angst, wenn ihnen fremde, im Lebensraum nicht heimische Lebewesen begegnen, wie beispielsweise der Mensch. Erst durch entsprechende Erfahrungen kann sich dieses Verhalten ändern.

Viele der oben aufgeführten Formen des Schutzverhaltens sind keine

Quellen für Furcht- oder Angstzustände, allenfalls indirekt, indem sie die Möglichkeiten einschränken, artgerechtes Schutzverhalten gegenüber Prädatoren umzusetzen, etwa bei einer intensiven Körperpflege. Die Gefährdung könnte aber durch Schwächung bei starkem Parasitenbefall, durch Krankheitserreger sowie durch organische Krankheiten gegeben sein, bei sozialen Bindungen zusätzlich auch durch soziale Isolation als Folge einer Vitalitätsminderung. Beim Menschen könnten Depressionen mit unspezifischen Angstzuständen nach Erkrankungen tiefe biologische Wurzeln haben, die uns nicht bewusst werden und im Einzelnen unbekannt sind.

Ein weiterer Kontext ist das *Bauverhalten*. Lebewesen verändern Eigenschaften ihrer Umwelt durch ein konstruktives Verhalten, oft im Zusammenhang mit ganz bestimmten Verhaltensweisen, wie die uns nahe verwandten Menschenaffen, die auf Bäumen täglich vor der Nachtruhe Schlafnester herstellen, die hinreichend stabil sein müssen, um einen Absturz aus oft nicht geringer Höhe zu verhindern. Bei Tieren sind Bauten selten, die durch Naturkatastrophen einsturzgefährdet sind und dann ihre Bewohner in einen hilflosen Zustand versetzen können. Im Normalfall haben Wohnbauten die Funktion, Schutz zu bieten, so dass ein Tier seiner Körperpflege, dem Säugen der Jungen und anderen Verhaltensweisen nachgehen kann, ohne ständig auf Sicherheit bedacht sein zu müssen. Bei vielen Hornvogelarten verengen die Weibchen den Zugang zu ihrer Bruthöhle in Baumstämmen so weit, dass nur der Schnabel des Männchens die Versorgung gewährleisten kann.

Der Kontext *Konkurrenzverhalten* wurde im innerartlichen Zusammenhang bereits im vorigen Kapitel angesprochen. Freilich war er dort begrenzt auf den sozialen Kontext. Es gibt aber nicht wenige Tierarten, bei denen ohne diesen innerartliche Konkurrenz auftreten kann. Braunbären-Mütter haben „Angst um ihre Kinder", wenn sich ein Männchen derselben Nahrungsquelle nähert, weil die Gefahr besteht, dass die Jungtiere vom ungleich stärkeren Männchen als „Beute" betrachtet werden. Genau genommen ist es ein Konkurrenzverhalten, wenn dieses durch Infantizid (Kindestötung) die Nachkommen anderer Männchen beseitigt.

Gleichwohl sind die Voraussetzungen für Furcht und Angstzustände bei der zwischenartlichen Konkurrenz um bestimmte Ressourcen in sehr viel höherem Maße gegeben als bei der innerartlichen Konkurrenz. Geparden weichen vor Hyänen oder Löwen und Leoparden als Nahrungskonkurrenten ohne Kampf aus, ein wahrscheinlich über die Mutter erlerntes Meideverhalten; hier gilt unser umgangssprachliches „Vor-Etwas-Angst-Haben", das mögliche Angst gar nicht erst aufkommen lässt, es sei denn, sie werden überrascht. Die Mutter hat ihnen durch ihr eigenes Vorbild beigebracht, die wegen ihres Gebisses und der Körperkräfte überlegenen Konkurrenten zu meiden. Sie würden mit Sicherheit bei Verteidigung der Beute in eine lebensbedrohende Stresssituation geraten. Hediger (1961) hat für Arten, die im selben Lebensraum mit ähnlichen Umweltansprüchen leben, den Begriff „biologische Rangordnung" vorgeschlagen, wenn eine eindeutige Überlegenheit einer Art nachweisbar ist und für die Ressourcen entsprechend eine Wettkampf-Konkurrenz (contest competition) besteht. Als Beispiele nannte er den Steinbock, der über Gämse und Reh dominiert, entsprechend Grizzly über Baribal, Leopard über Gepard, Fleckenhyäne über Streifenhyäne.

Auch das *Migrationsverhalten* bietet Stoff für unser Thema: Bei den regulären, gewöhnlich jahreszeitlich auftretenden Wanderungen sind belastende Situationen möglich, vor allem bei extremen von der Norm abweichenden Umweltbedingungen oder in ungewöhnlichen Situationen, bei Bodenwanderern durch „Engpässe" als Gedrängefaktor, bei Durchqueren von Wasserläufen etwa durch Prädatoren. So sind afrikanische Huftiere in solchen Situationen durch Krokodile bedroht.

Bei Säugetieren gibt es Wanderungen mit Rückkehr zum Ausgangspunkt, die – wie bei Zugvögeln – als reguläre Wanderungen auftreten, sowie Auswanderungen und irreguläre Wanderungen. Auswanderungen sind arttypische Fluktuationen, denen auch Einwanderungen gegenüberstehen. Interessant für unsere Thematik sind vor allem die irregulären Wanderungen und die „diskontinuierlichen Auswanderungen", die bei Nagetieren aus ökologischen Gründen im Herbst und Frühjahr stattfinden (Kalela 1961). So kommt es bei den Populationen der norwegischen Lemminge alle 3 bis 4 Jahre zu Massenvermehrungen mit etwa 200 Tieren pro Hektar, wenn ein milder Winter die Fortpflanzung ermöglicht und der folgende Sommer ein reiches Nahrungsangebot bietet. Dann können im Abstand von etwa 3 Wochen Nachkommen zur Welt kommen. Das hat zur Folge, dass im Herbst die Tiere wandern müssen, um geeignete Quartiere für den Winter zu finden. Solche Massenwanderungen weisen zwar eine dominierende Richtung auf, gewöhnlich bergabwärts, sind jedoch völlig unkoordiniert und mit häufigen Aggressionen verbunden, stellen daher mit Sicherheit für das Einzeltier eine starke Belastung dar, da auch der individuelle Aktionsrahmen extrem eingeengt ist. Wenn sie Fjorde erreichen, zwingt sie der Druck der Masse auch ins Wasser zu gehen, um schwimmend weiter zu kommen, in vielen Fällen endet damit das Leben. Dass unter solchen Bedingungen typische „Stresssyndrome" auftreten, ist unvermeidlich: alle Voraussetzungen für Zustände der Angst, wie ich sie hier charakterisiert habe, sind somit gegeben.

Für das Fortpflanzungsverhalten wurden Angstzustände bereits angesprochen, die sich auf soziale Interaktionen beziehen. Aber auch dieses Verhalten hat ökologische Aspekte. Oft werden zur Paarungszeit spezielle Orte aufgesucht. Bei den Kampfläufern, den Birk- und den Auerhähnen gibt es eine Arenabalz, bei der sich die stärksten Männchen im Zentrum der Balzarena aufhalten, und die Weibchen vorzugweise dort auch ihre Partner suchen, weil dort die „besten Gene" zu erwarten sind. In Brutkolonien gibt es oft Auseinandersetzungen zwischen den benachbarten Paaren, die sich auf Nistmaterial oder auch auf bestimmte Lokalitäten beziehen, so dass es für Einzeltiere Phasen starker Belastung geben kann. Zudem stellt die Nestbindung bei Arten, die Eier ausbrüten oder Nesthocker betreuen müssen, besondere Anforderungen, und dann können ungewöhnliche Vorgänge in der Umgebung zu typischen Belastungssyndromen führen, die auch telemetrisch über mit Sender ausgestattete Eiattrappen als Erhöhung der Herzfrequenz messbar sind (Kneis, Köhler 1977).

7 Raumzeitliche Dimensionen der Angst

Unsere menschliche Erfahrung ist reich an Beispielen für mögliche Angstzustände, die erst durch ihre räumliche oder zeitliche Zuordnung ihre spezielle Qualität erhalten. Wir können „Angst vor der Zukunft“ haben, oder es steigt aus der Tiefe des Bewusstseins eine Erinnerung auf, die unauslöschliche Spuren der Angst hinterlassen hat. Häufig besteht eine raumzeitliche Kombination; ein Wald, am Tage durchwandert, kann sich mit starkem Erleben verbinden, in dunkler Nacht aber Angst erzeugen, wobei der Verlust der Orientierung die Raumbeziehungen einbrechen lässt. Die Dunkelheit verengt den Nahraum, selbst Geräusche in geringer Entfernung sind der Kontrolle durch die Augen entzogen.

Der Mensch hat sich zudem eine weitere Quelle für Angst geschaffen, den Ortswechsel mit „fremden Mitteln“, die von der Natur nicht vorgesehen sind. Keinem Menschen steht im freien Luftraum ein natürliches Verhalten zur Verfügung, bei Versagen der verwendeten Flugtechnik aus eigener Kraft unversehrt zu überleben. Angst kann ihn auch auf dem Ozean überkommen, denn obzwar er von Natur aus schwimmen kann, ist er mit keinem Verhalten ausgestattet, das ihm dort eine Überlebenschance im freien Wasser geben könnte. Ein Kind, das einen Berghang hinunter rennt, gerät in Angst, wenn seine Bewegung außer Kontrolle gerät. Dahinter verbirgt sich ein vielschichtiges allgemeines Prinzip der Verhaltensevolution der tierischen Organismen: die Zunahme der Komplexität der „Raum- und Zeitbeherrschung“. Wollte man drei Kulminationspunkte der Evolution angeben, so wären die Mollusken, die Gliederfüßer und die Wirbeltiere zu nennen. Unter den Weichtieren (Mollusca) hat eine Klasse ein besonderes Maß der sensorischen und motorischen Kontrolle der Umwelt erreicht, verbunden mit einer innerhalb dieses Tierstammes einzigartigen Konzentration des Nervensystems als zentrales Steuerorgan, das ein „Gehirn“ mit bemerkenswerter Lernfähigkeit bildet: die Kopffüßer (Cephalopoda). Aus dem Fuß sind hochbewegliche „Arme“ hervorgegangen, die in den verschiedensten Funktionskreisen eingesetzt werden. Die Gliederfüßer haben Beine entwickelt, und die Insekten auch den Luftraum „erobert“. Dieser

Trend ist bei den Wirbeltieren ebenfalls unübersehbar, wobei hier mehrfach unabhängig ein Beinpaar in den Dienst des Fluges gestellt wurde; Flugsaurier, Vögel und Fledermäuse waren oder sind hierbei die erfolgreichsten Gruppen, aber allein bei Säugetieren sind mehrere „Ansätze" zum Flug nachweisbar. Da der Mensch von Natur aus nicht auf eine bestimmte Bewegungsform spezialisiert ist, hat er in seiner technischen Entwicklung diesen Trend weiter gefördert, wobei das Bemühen, den Luftraum zu erorbern – bei Wirbeltieren tief verankert – über viele Träume zur Wirklichkeit wurde und er bereits in den Weltraum vorgedrungen ist.

Diese Überlegungen stehen hier, um zu zeigen, dass auch der technischen Evolution des Menschen biologische Verhaltensdispositionen zugrunde liegen, und diese zu kennen ist wichtig, wenn man der Naturgeschichte der Angst ein wenig auf den Grund gehen möchte. Daher sei nun versucht, die raumzeitlichen Dimensionen des Verhaltens in ihren elementaren Voraussetzungen zu erfassen, die – so vermuten wir – auch der Evolution des Bewusstseins zugrunde liegen (Abb. 18).

Das Individuum beginnt zu dem Zeitpunkt mit seiner Existenz, wenn nach der Befruchtung der Eizelle die beiden „Vorkerne" verschmelzen, und damit eine singuläre Kombination des elterlichen Erbgutes die Entwicklung bestimmt. Jetzt gibt es eine einzigartige Kombination von Raum und Zeit: der dreidimensionale Raum dehnt sich aus, wobei es vielleicht einen „zweifachen Charakter" der Zeit gibt (vgl. Kaempfer 1991, Cramer 1994), die irreversible Zeit (t_i) und die reversible Zeit (t_r). Die eine verändert das System, die andere sichert seine Stabilität. Die reversible Zeit ist an Zyklen gekoppelt, die über innere „Uhren" biologische Rhythmen in Gang halten, wie den Wechsel zwischen Schlafen und Wachen. Die „Systemzeit" der Entwicklung unterlagert diese zyklischen Vorgänge und bedingt das „Altern". Der Wechsel von Schlafen und Wachen bildet eine „Zeitspirale": wenn derselbe Zustand wieder auftritt, sind wir 24 Stunden älter. Daraus könnte man ableiten, dass die Gegenwart durch die aktuellen (= präsenten) Interaktionen der inneren Uhren (Zeitzyklen) mit äußeren Zeitzyklen gegeben ist, und eine Systementwicklung instabil wird, wenn dieser Präsenzpunkt unscharf oder auch zeitweise aufgehoben wird. Totale Instabilität verbindet sich mit dem Zusammenbruch der reversiblen Zeitverläufe, nur der unumkehrbare Zeitpfeil bleibt und damit endet die individuelle Existenz. Das haben wir zufällig bei einem der von uns gehaltenen Füchse registriert, dessen tägliche Aktivität aufgezeichnet wurde und eine klare Zeitordnung aufwies. Dann verringerte sie

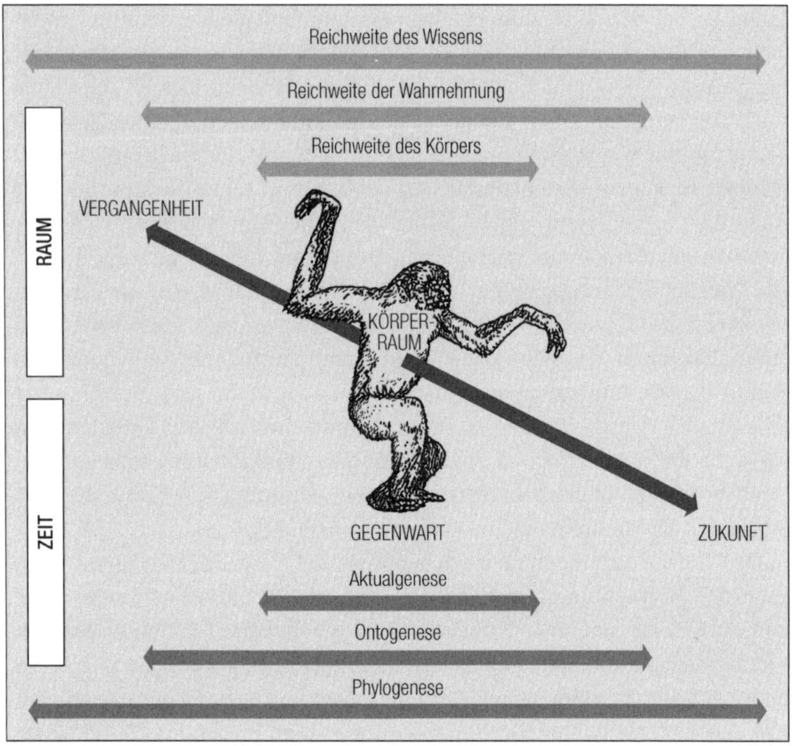

Abb. 18: Schematische Darstellung der Raum- und Zeitbeziehungen eines verhaltensfähigen Organismus, im Beispiel ein Weißhandgibbon. Vergangenheit, Gegenwart und Zukunft sind als irreversibler „Zeitpfeil" dargestellt. Die Gegenwart ist durch die aktuelle Umsetzung eines Verhaltens gegeben, die Aktualgenese; die individuelle Vergangenheit verbindet sich mit der Ontogenese, sie beginnt mit der befruchteten Eizelle und endet mit dem Tod des Individuums, im Beispiel nach etwa 30 bis 35 Jahren. Die Organismen haben die Möglichkeit, einen Zeitpunkt zu bestimmen, indem sie äußere „Zeitgeber" wie den Hell-Dunkel-Wechsel benutzen. Sie können die Zeit über „Innere Uhren" auch messen. Die Phylogenese hat eine „offene" Vergangenheit, die im Erbgut (Genom) fixiert ist und letztendlich mit der evolutiven Bildung des Genoms beginnt, auch die Zukunft ist offen. Wissen und Können sind an Informationsspeicher gebunden: das „Dauergedächtnis" an das Genom (Phylogenese), das Langzeitgedächtnis an die individuelle Lebensdauer (Ontogenese), das Arbeitsgedächtnis an die Aktualgenese. Es gibt einen Körperraum und eine Reichweite des Körpers, beide bilden den Kontaktraum, ferner eine Reichweite der Sinnesorgane im aktuellen Verhalten,die den Nahraum konstituiert, sowie eine Reichweite des Wissens, gegebenenfalls als „Karte im Kopf", die für den Organismus den Distanzraum definiert. Das Verhalten ist raumzeitlich organisiert.

sich und verlor ihr typisches Tagesmuster, bis die „Lebensuhr“ stehen blieb.

Was hier etwas abstrakt umschrieben wurde, berührt bereits die „Urangst“ der individuellen Existenz. Darauf kommen wir bei der abschließenden Betrachtung zurück. Aber der irreversible Zeitpfeil sichert auch die Entwicklung über die Generationenfolgen der Lebewesen hinweg. Es gibt nur zwei Möglichkeiten für die Zukunft zu handeln: Sicherung der Weitergabe des eigenen Erbgutes oder Weitergabe eigener Erfahrung (Wissen, Können), aber auch von physischen, geistigen, künstlerischen oder die Menschheitsgeschichte gestaltenden Leistungen. Weltanschauungen und Religionen haben Geschichte gemacht, und sie werden interessanterweise von den Nachfahren immer wieder auf bestimmte Individuen zurückgeführt. Damit beruht Vergangenheit auf „angeborenem Wissen und Können“ sowie individuellen Erfahrungen, beim Menschen darüber hinaus auf seiner Kulturgeschichte und ihren vielfältigen Entwicklungslinien. Die Erfahrungen des Individuums sind an die zyklischen stabilisierenden Zeitverläufe der inneren Uhren gebunden; da sie auf dem Hintergrund der irreversiblen Systemzeit oder „Eigenzeit“ als Spiralen verlaufen, ist jede Wiederholung desselben Verhaltens, wie etwa der Nahrungsaufnahme, immer auch Teil der Gesamtentwicklung des Individuums, und mit jeder Wiederholung nimmt die Vergangenheit für diese Interaktion mit der Umwelt zu. Das alles sind Bedingungen, die allein auf den beiden Zeitebenen einen Zuwachs an Komplexität zur Folge haben, die aber bei den Verhaltensbeziehungen zur Umwelt auch mit den Dimensionen des Raumes verbunden sind: der Reichweite des Körpers, die sich im individuellen Leben wandelt, der Reichweite der Sinnesorgane und der Reichweite des „Wissens“, das angeboren und/oder erworben sein kann (vgl. Abb. 19). Das bedeutet jedoch, dass die Grenzen der Wahrnehmung und des Wissens zwar für eine Art, und damit auch für den Menschen vorgegeben, aber dennoch individuell recht verschieden sind. Alles Geschehen jenseits dieser Grenzen kann Angst erzeugen. Daraus aber leitet sich auch die Folgerung ab, dass Wissen über Vorgänge oder Gegebenheiten, die dem Individualverhalten raumzeitlich unzugänglich sind, ebenfalls Angst „machen“ können. Außerdem wird noch durch die in diesen Dimensionen umgesetzten Verhaltensmuster das wiederum angeborene und/oder erworbene „Können“ erweitert oder verändert. An dieser Stelle wird die Entwicklung des Menschen bestürzend deutlich in der Überschreitung der biologischen Vorgaben: Das menschliche Handeln ist in eine im hohen

Maße vom Menschen selbst vorgegebene raumzeitlich strukturierte Umwelt eingebettet. Die Reichweite des Körpers ist fast unbegrenzt geworden und entzieht sich dann fast oder auch völlig jeder Kontrolle: Eine Handbewegung zu einem Knopf kann genügen, um ganz woanders eine Explosion auszulösen, mit seinen sensorischen „Prothesen" kann der Mensch Sterne im Weltraum sehen, die Millionen Lichtjahre entfernt sind oder feinste Strukturen in der Größenordnung von Nanometern, also Millionstel Millimetern, sichtbar machen. Oder er sitzt vor dem Fernsehgerät und beobachtet Ereignisse, die tausende Kilometer entfernt gerade geschehen, wobei der Präsenzzeitpunkt sich aber ein klein wenig verschoben hat. Er kann sich per Computer und „Netz" Informationen aus aller Welt beschaffen. Raum und Zeit sind aufgebrochen, der Mensch lebt in zunehmendem Maße in einer „virtuellen Welt" und oft mit Szenen, die – wären sie real vor seinen Augen – intensives Handeln und Entscheiden anfordern würden. Das also ist – in groben Umrissen – der raumzeitliche Hintergrund des Verhaltens mit einer Vielfalt der Möglichkeiten seines Versagens und der Quellen für Angstzustände, die nur schwer beherrschbar sind und beim Menschen nicht selten Ausmaße annehmen, die wir als „krankhaft" bezeichnen.

Ein typisches raumbezogenes Angsterlebnis kann sich mit der optischen Wahrnehmung einer senkrecht abfallenden Bodenfläche verbinden; Versuche in diesem Zusammenhang werden als „Visual-Cliff-Experimente" bezeichnet. Die einfachste Versuchsanordnung ist diese: eine transparente Platte wird auf einen Tisch gelegt, den sie in einer Richtung überragt. Wenn ein Hühnerküken – ein typischer Nestflüchter bis zur Kante des Tisches läuft, bleibt es auf der Glasplatte stehen; ebenso verhält sich eine junge bereits sehfähige Katze: sie kriecht auf der Glasplatte nicht über den sichtbaren Abgrund hinaus. Ein menschlicher Säugling, der noch nicht 6 bis 7 Monate alt ist, kriecht in dieser Situation oft weiter; seine Bewegungen werden offensichtlich von der Berührung der Unterlage bestimmt. Wenn Säuglinge erst nach dieser Zeit zu krabbeln beginnen, orientieren sie sich jedoch vorwiegend visuell, und dann stoppen sie die Bewegung am Abgrund, den man übrigens auch optisch vortäuschen kann (vgl. Eibl-Eibesfeldt, Sütterlin 1992). Bei Erwachsenen können am Rand eines steil abfallenden Abgrundes Angstgefühle auftreten; das ist übrigens auch bei jungen Eichhörnchen festgestellt worden, in deren Lebensraum solche „Abgründe" zur arttypischen Umwelt gehören. Sie reagieren dann mit einem „Notruf", der die Mutter aktiviert.

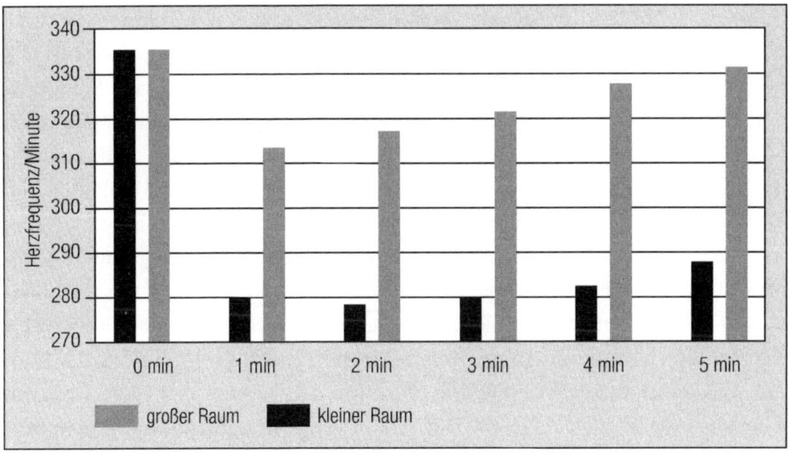

Abb. 19: Meerschweinchen, die in einen unbekannten Raum eingesetzt werden, reagieren auf verschiedene Raumgrößen mit unterschiedlichen Veränderungen ihrer Herzfrequenz (nach Daten aus R. Schneider 1981).

Die Raumgröße, die einem Tier zur Verfügung steht, kann als wichtiger Einflussfaktor ebenfalls getestet werden. Wir haben dies bei Meerschweinchen untersucht und dabei die Herzfrequenz als Maß der Belastung bestimmt (R. Schneider 1981). Die untersuchten 6 Tiere zeigten im Mittel signifikante Unterschiede in der Änderung der Herzfrequenz: im kleinsten der quadratischen Versuchsräume (0,062 m^2) lag sie in der 1. bis 5. Minute des Aufenthaltes deutlich tiefer (Bradykardie) als im größten Versuchsraum (1 m^2) (Abb. 19). In der Forschungspraxis ist der Einsatz von Versuchstieren in enge Räume ein häufiges Verfahren, um physiologische Parameter unter Belastungsbedingungen zu messen. Angstsymptome bei Raumenge sind immer dann zu erwarten, wenn diese nicht durch eigenes Verhalten zustande kommt, was bei Schutzsuche vor äußeren Gefahren durchaus zum arteigenen Verhaltensrepertoire gehören kann, wenn solche Umweltbedingungen im natürlichen Lebensraum verfügbar sind.

Ein anderer Raumtest, der ebenfalls typische Angstsymptome erzeugen kann, ist das „open field", ein leerer meist quadratischer dem Tier unbekannter Raum, dem es auf zweierlei Weise ausgesetzt werden kann: als „erzwungenes open field", in dem eine Ratte aus ihrem Heimkäfig in den Versuchsraum per Hand oder erzwungenermaßen aus dem Käfig eingebracht wird. Die andere Möglichkeit besteht darin, dass der Heimkäfig über ein Rohr und einem durch Schieber öffenbaren Eingang das open field „freiwillig“ betreten und erkundet werden kann und dass das Tier – bei einer entsprechenden Fragestellung – durch Schließen des Schiebers am Verlassen des open fields gehindert wird. Ratten, Mäuse oder auch Meerschweinchen zeigen dann bestimmte Verhaltensweisen, die Rückschlüsse auf den motivationalen und emotionalen Zustand zulassen. So kann ein Einfrieren aller Bewegungen, das uns schon bekannte „freezing“, das besonders beim erzwungenen Betreten des unbekannten Raumes auftritt, auch physiologisch einen Angstzustand anzeigen. Am anderen Pol der emotionalen Skala liegt ein häufiger Aufenthalt und freies Aufrichten in mittleren Bereichen, während Fluchtbereitschaft durch Laufen und Aufrichten an den Wänden und in den Ecken, vielleicht auch mit Fluchtsprüngen angezeigt ist. Bei einem Angstzustand kann als weiterer Verhaltensindikator auch häufiges Harnen und Koten auftreten; auch Kopf- und Körperputzen nehmen zu. Die Zunahme des Putzens erinnert uns an die bereits erwähnten Schimpansen, bei denen eine bestimmte Form dieses Verhaltens als angstanzeigende Übersprungbewegung beschrieben wurde. Die Prozentangaben in der Abb. 20 beziehen sich immer auf das Gesamtauftreten des jeweiligen Verhaltens bei allen Versuchtieren (je 8). Wir haben mit solchen Versuchen auch feststellen können, dass Ratten, die in angereicherter Umgebung aufgewachsen sind, deutlich seltener Angstsymptome zeigen als solche, die in reizarmer Umgebung von ihrer Mutter aufgezogen wurden (Jander 1986) (Abb. 20). Auch die Haltung in Gruppen oder einzeln hat Einfluss auf das Verhalten im open field: die „Singles“ sind in unbekannter Umgebung leichter belastbar als gesellig lebende Individuen. Im Zusammenhang mit diesen Versuchen können wir aber das Raumzeit-System insgesamt betrachten: Der Tagesrhythmus mit einer Periodendauer von ungefähr 24 Stunden demonstriert den bereits besprochenen reversiblen Zeitverlauf (die innere Uhr), der Entwicklung und Verhalten stabilisiert. Die Untersuchungen von Jander zeigten, dass genau dieser tägliche Aktivitätsrhythmus bei den Ratten, die in reizarmer Umgebung und Einzelhaltung lebten, weniger ausgeprägt war als bei der anderen Gruppe der Versuchstiere (Abb. 20). Es gibt noch einen weiteren zeitlichen Aspekt, der sich auf das zyklische Zeitmuster der Uhren bezieht: die Tageszeit, in der die Versuche durchgeführt werden. Die Empfindlichkeit gegenüber bestimmten Raumbedingungen zeigt periodische Schwellenverschiebungen. Diese haben übrigens auch zur Folge, dass die gleiche Dosis bestimmter Pharmaka (z. B. anxiolytische =

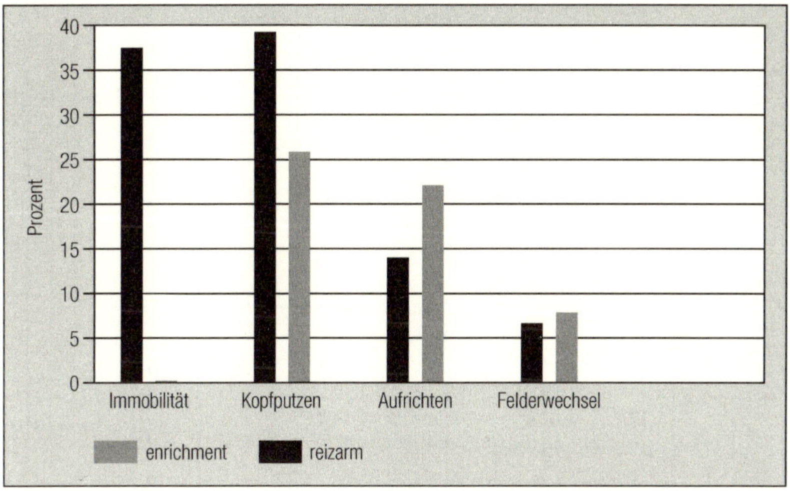

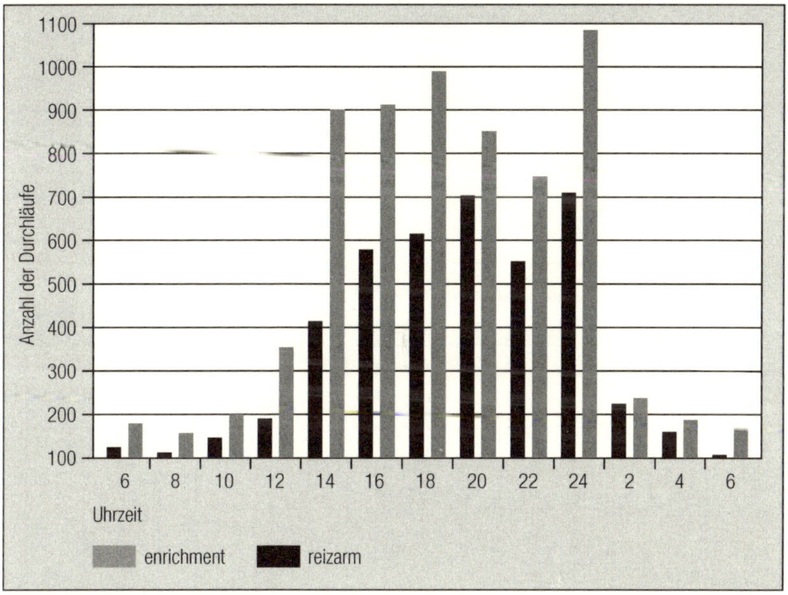

Abb. 20: Ratten, die von ihrer Mutter in einer reizarmen Umgebung aufgezogen wurden, zeigten im unbekannten Raum typische Verhaltensweisen, die mit einem Angstzustand verbunden sind, speziell Immobilität und nicht-funktionelles (deplatziertes) Kopfputzen (unten); ihr täglicher Rhythmus des Umherlaufens (lokomotorische Aktivität) war deutlich weniger ausgeprägt als bei Ratten, die in einem reich ausgestatteten Zuchtkäfig aufwuchsen (oben; nach Daten aus Jander 1986).

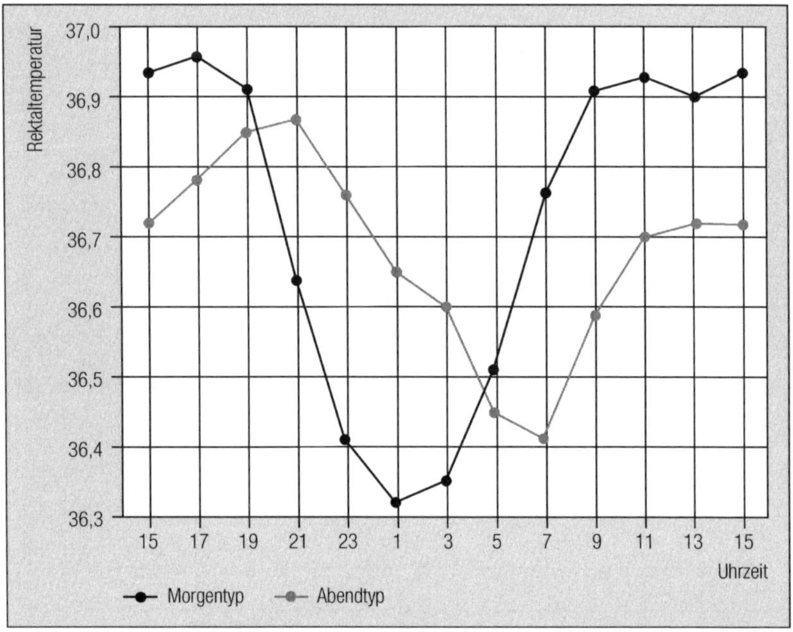
Rektaltemperatur
37,0
36,9
36,8
36,7
36,6
36,5
36,4
36,3
15 17 19 21 23 1 3 5 7 9 11 13 15
Uhrzeit
Morgentyp
Abendtyp

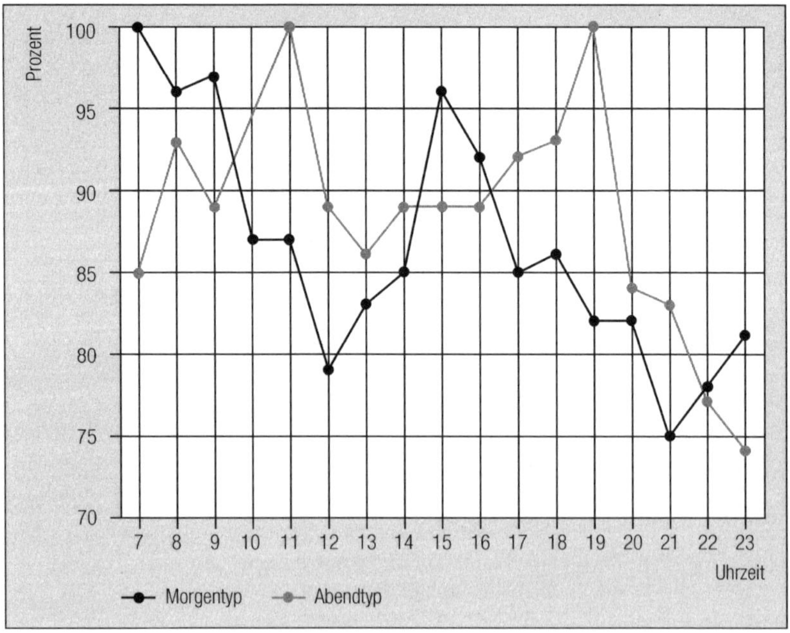
Prozent
100
95
90
85
80
75
70
7 8 9 10 11 12 13 14 15 16 17 18 19 20 21 22 23
Uhrzeit
Morgentyp
Abendtyp

Angst-abbauend wirkende) zu verschiedenen Tageszeiten unterschiedliche Wirkungsgrade aufweisen.

Belastungen führen zur „Entkopplung" physiologischer Rhythmen, wobei auch ein Jahresverlauf für das Ausmaß dieser Desynchronisation zwischen Schlaf-Wach-Rhythmus und Tagesrhythmus der Körpertemperatur für den Menschen nachgewiesen wurde (Wirz-Justice et al., 1984), die ihr Maximum im August aufweist. Generell gilt die Aussage, dass Abnahme der Prägnanz circadianer Muster mit einer Destabilisierung verbunden ist, so dass vermutet werden kann, dass Angstzustände mit einer solchen chronobiologischen Instabilität verbunden sind. Zudem können die Tageszeiten Einfluss auf die Wirkung von Umweltereignissen nehmen; beim Menschen gibt es nachweisbare Unterschiede zwischen ausgeprägten Morgentypen, die auch als eher introvertiert gelten, sowie den stärker extrovertierten Abendtypen, bei denen sich beispielsweise das Tagesmuster der Körperkerntemperatur deutlich unterscheidet: bei den Morgentypen liegt das Minimum etwa bei 1 Uhr (nachts), bei den Abendtypen gegen 6 Uhr (morgens) (vgl. Hildebrandt 1995). Wir haben bei Versuchspersonen spontanes rhythmisches Klopfen mit der Hand untersucht; unter ihnen war ein Morgen- und ein Abendtyp (Abb. 21) (Hirsch 1967). Diese Verlaufskurven mögen als Modell dienen für die individuelle Sensibilität gegenüber bestimmten angstauslösenden Umwelteinwirkungen. Dann treten die höchsten Schwellen gegenüber äußeren Belastungsfaktoren bei maximaler Eigenaktivität auf, beim Abendtyp also um 11 und 19 Uhr. Bei chronischer Depression wären Maxima um 7, 13 und 23 Uhr zu erwarten. Wollte man Anxiolytika verabreichen, dann sollte dies „chronotherapeutisch" erfolgen: 1 Tablette um 7, eine Tablette um 14, und 2 Tabletten um 23 Uhr. Heute ist dieser Zusammenhang zwischen biologischen Rhythmen und der Pharmakokinetik bereits gut bekannt, obwohl er in der Praxis keineswegs immer hinreichend berücksichtigt wird (vgl. Lemmer 1995). Bei peroraler Einnahme eines Arzneimittels wird dieses zunächst freigesetzt, dann im Magen-Darm-Trakt resorbiert und im Körper verteilt; danach erfolgt die „Verstoffwechselung" vor allem in der Leber und schließlich die Ausscheidung über die Nieren. Alle diese Vorgänge bestimmen das „pharmakoki-

Abb. 21: Morgen- und Abendtypen beim Menschen, (oben) für die Rektaltemperatur dargestellt (nach Hildebrandt 1995), (unten) für den spontanen Klopfrhythmus. 100 % bedeutet, dass zu dieser Zeit das maximale Eigentempo im Mittel erreicht wurde (nach Hirsch 1967).

netische Profil“ und damit die spezielle Wirkung. Die daran beteiligten Körperfunktionen unterliegen biologischen Rhythmen. So erfolgt die Entleerung fester Bestandteile aus dem Magen morgens beim Menschen schneller als abends (Goo und Moore 1987). Die Durchblutung der Leber ist nachts und am frühen Morgen am höchsten, sie hat ihren Tiefpunkt um die Mittagszeit (Lemmer und Nold 1991). Aus solchen Zusammenhängen ergeben sich verschiedene Folgerungen (vgl. Mohr 1995):

Eine Abhängigkeit von der Tageszeit, zu der Proben für diagnostische Zwecke entnommen oder Messungen durchgeführt werden, kann Abweichungen in der Datenerhebung geben. Auch die Pharmakokinetik und -dynamik hängen von der Tageszeit ab, zu der das Präparat verabreicht wird (Chronopharmakologie).

Ferner weist der Organismus eine tageszeitlich unterschiedliche Belastbarkeit auf. Die „Angstschwellen“ unterliegen einem Tagesgang. Bei in der Hellzeit aktiven Arten sind die Schwellen für die Auslösung von Angstsymptomen in der Regel während der Dunkelphase deutlich niedriger.

Bei Frauen beeinflusst der Menstruationszyklus zahlreiche Funktionsgrößen: Die Basaltemperatur hat 12 bis 4 Tage vor dem Beginn der Menstruationsblutungen ihr Maximum, 10 bis 6 Tage davor haben die „Befindensstörungen“ ihren Höhepunkt, während die maximale Handkraft 4 Tage nach der Menstruation erreicht wird (vgl. Hildebrandt 1995). Zahlreiche Befunde der „Chronobiologie“ lassen erkennen, dass die Zeitordnung der Körperfunktionen in vielfältiger Weise das umweltbezogene Verhalten beeinflusst und damit die Belastbarkeit und das mögliche Auftreten von Angstsyndromen.

Bei Schafen in Gruppenhaltung zeigen Herzfrequenz, Aktivität, Elektromyogramm (EMG) und Körpertemperatur eine gut ausgeprägte Tagesrhythmik mit einem an die Fütterung gebundenen Zeitgeber, die bei Einzelhaltung stark verändert ist: bei der Körpertemperatur ist der Tagesrhythmus fast verschwunden; die Kopplung zwischen Herzfrequenz und Körpertemperatur, bei Gruppenhaltung sehr stabil, geht bei Einzelhaltung verloren. Die Belastung durch Einzelhaltung ist bei dem typischen „Herdentier“ Schaf unübersehbar, die stabilisierenden reversiblen Zeitmuster („innere Uhr“) sind desynchronisiert und stark gestört (Mohr 1995).

8 Entwicklungsaspekte

Die Verhaltensbiologie hat bis heute Probleme beim Umgang mit dem Begriff „Angst“ zur Kennzeichnung eines Verhaltenszustandes. Ohne eine klare Trennung zwischen „Angst“ und „Furcht“ vorzunehmen, gab es aber schon früh in der Entwicklung der Ethologie einen Zusammenhang, in dem das Thema immer wieder angesprochen und auch in allgemeine Modelle einbezogen wurde: die entwicklungsbedingte Bindung, mit der sich der englische Verhaltensforscher Robert Hinde ausführlich beschäftigt hat, was auch hier bereits im Kapitel 3 angesprochen wurde. Eine besondere Bedeutung wird dabei der Bindung über prägungsähnliche Vorgänge zugeschrieben. Ausbleibende Bindung an einen „Elternkumpan“, um einen von Konrad Lorenz 1935 eingeführten Begriff zu verwenden, führt zu einer zunehmenden „Angst“ vor sich bewegenden Umgebungsobjekten. Bei Hinde wird unter Bezugnahme auf Hess (1959) der Beginn der „Angst“ für Hühner- und Entenküken im Alter von 9 bis 12 Stunden nach dem Schlupf angegeben, sie erreicht etwa zwischen 33 und 36 Stunden das Maximum, während das Maximum der sensiblen Phase für die Prägung bei 13 bis 16 Stunden liegt.

Die wissenschaftliche Entdeckung der „Prägung“ erfolgte bereits Anfang der siebziger Jahre des 19. Jahrhunderts durch Douglas Spalding, der seine Untersuchungen 1873 veröffentlichte. Er sprach von der „Folge-Reaktion“ (following reaction) als einem „unvollkommenen Instinkt“, weil Küken von Hühnern oder Enten ihm folgten, wenn die Eltern entfernt worden waren. Waren sie aber 2 bis 3 Tage bei ihren Eltern, dann folgten sie ihm nicht, vielmehr zeigten sie „Furcht“. Da schien es eine kurze kritische Periode zu geben, in der diese Art der Bindung hergestellt wird. Etwa 60 Jahre später hat Konrad Lorenz das Phänomen wieder entdeckt und genauer untersucht; er führte dafür den Begriff „Prägung“ ein. Aber schon vorher – 1911– erkannte Oskar Heinroth dieses Verhalten bei der Graugans, und nach den Aufzuchten europäischer Vögel schreibt er für diese Art (1928): *„Man hat die Vorstellung, daß sie einen wirklich in der Absicht ansehen, um sich das Bild genau einzuprägen, denn wie schon er-*

wähnt, scheinen diese wolligen, niedlichen Dinger ihre Eltern auch nicht rein triebhaft als Artgenossen zu kennen. Bis zu einem gewissen Grade ist dies bei Kranichen und auch manchen anderen Vögeln ebenso.“

Die Vogelarten, die Heinroth hier meint, sind dadurch gekennzeichnet, dass die Jungen als Platzhocker oder Nestflüchter aus dem Ei schlüpfen, und danach in einer sensiblen Phase auf die Eltern oder die Mutter so geprägt werden, dass sie bei Ortswechsel folgen, was heute als „Nachlaufprägung“ bezeichnet wird. Durch diesen Vorgang wird das Erkennen der Mutter oder Eltern festgelegt, während bei der später entdeckten sexuellen Prägung die Erkennung des Geschlechtspartners fixiert wird. Der Vorgang selbst ist sehr komplex und bis heute noch nicht eindeutig in seinem Wirkungsgefüge durchschaut, ja es könnte sogar sein, dass unterschiedliche Mechanismen bei den einzelnen Arten daran beteiligt sind. Wenn in einer solchen sensiblen Phase die entsprechenden Umweltreize ausbleiben, können Entzugssymptome die Folge sein, weil notwendige Bedingungen in der Umwelt fehlten. Diese Situation kann auch als „Deprivation“ bezeichnet werden. Solche für die normale Verhaltensentwicklung erforderlichen Bedingungen können Raumstrukturen, Zeitfaktoren (Zeitgeber), Nahrungsobjekte, Artgenossen (Folgeprägung, sexuelle Prägung), oder auch bestimmte Kommunikationsstrukturen sein, wie die Muttersprache beim Menschen oder die Gesangsprägung bei Singvögeln. Wenn wir „Lernen“ als eine von individueller Erfahrung abhängige Umweltanpassung des Verhaltens definieren, dann bezeichnen wir diesen an sensible Phasen gebundenen Vorgang als „obligatorisches Lernen“, weil es eine Voraussetzung für die Entwicklung eines arttypischen Verhaltens ist. Die vielfältigen Möglichkeiten obligatorischer an sensible Phasen gebundener Umweltbeziehungen legen es nahe, dass recht verschiedenartige „Mechanismen“ diese Vorgänge kontrollieren. Wir wollen daher diesen speziellen Typ obligatorischen Lernens als „Verhaltensakquisition in sensiblen Phasen“ umschreiben, ohne bereits eine Hypothese einzuschließen, wie das geschieht. Dafür lassen sich gegenwärtig verschiedene Möglichkeiten nennen:

- sensible Phase als Ergebnis eines einsetzenden Lernwiderstandes;
- sensible Phase im Zusammenhang mit inneren Wachstums- und Reifungsprozessen;
- sensible Phase im Ergebnis einer entwicklungsabhängigen Sensibilisierung durch Außenfaktoren, die als „Beladungseffekt“ (primer effect) eine begrenzte Zeit den Organismus gegenüber bestimmten Reizbedingungen empfänglich machen;

- sensible Phase in Abhängigkeit von bereits vorhandenen Erfahrungen, die sich in dieser Zeit umstrukturieren und dazu bestimmte Reize aus der Umwelt anfordern, die als Informationen genutzt werden; das könnte beim Spracherwerb eine genetisch vorgegebene „Universalgrammatik" sein;
- sensible Phase im Ergebnis neuraler Reifungsprozesse, bei denen bestimmte Formen der synaptischen Verknüpfung („Schaltmatrix") spezielle Informationen aus der Umwelt anfordern.

Diese Auflistung macht deutlich, wie komplex die Deprivations-Möglichkeiten innerhalb einer Individualentwicklung sein können, wobei die sensiblen Phasen zur jeweiligen „Ausstattung" der Tierart gehören in Abhängigkeit vom Körperbau, also konstitutionellen Eigenschaften, vom Lebensraum und von der „sozialen Umwelt" und natürlich an ein bestimmtes Entwicklungsalter gebunden. Das bedeutet für unsere zentrale Fragestellung aber auch, dass ein Ausbleiben notwendiger Umweltfaktoren unterschiedliche „Entzugssyndrome" zur Folge haben kann.

Hinde (1973) hat die Fragestellung erörtert, durch welche Bedingungen das Ende der sensiblen Phase bestimmt wird, und vermutete das ontogenetische Auftreten anderer Verhaltensweisen als einen möglichen Grund dafür. Hier verwies er besonders auf die „Angstreaktionen" und sah sich durch Untersuchungen von Hess (1959) bestätigt, der feststellte, dass parallel zur Abnahme der Folgereaktion auf angebotene Attrappen die Bereitschaft zunimmt, Angstrufe zu äußern. Damit im Zusammenhang stehen Beobachtungen, dass Angst auslösende Situationen bei geprägten Individuen verstärkt Folgereaktionen in Gang setzen, also Aufsuchen und Folgen der Partner, auf die sie geprägt wurden. In Umkehrung dieses Zusammenhanges ergibt sich, dass Deprivationen durch Ausfall „prägender" Umweltbedingungen im weiteren Verlauf zu verstärkten Angstreaktionen gegenüber diesen Bedingungen führen kann. Damit hat sich seinerzeit speziell Salzen (1962) beschäftigt und systematisch Hühnerküken untersucht. Er folgert aus seinen Befunden ganz allgemein, dass in verschiedenen Altersstufen starke Veränderungen in der Umwelt zu Angstreaktionen führen. Sozial nicht geprägte Küken reagieren mit Annäherung auf einen bewegten zylindrischen Körper, während sozial geprägte Küken bei erster Konfrontation fliehen. Da sie in ihrer Umgebung durch die Prägung (bestimmte) Artgenossen als Schutz und Sicherheit bietende Partner kennen gelernt haben, werden alle anderen Objekte gemieden; Kontakt mit ihnen könnte erst über die Prägungspartner hergestellt werden.

Alle diese Untersuchungen beziehen sich auf Nestflüchter, die ja bereits mit einer funktionsfähigen Verhaltensausstattung aus dem Ei schlüpfen oder bei Säugetieren als „Lauflinge" geboren werden. Es gibt aber auch „prägende" frühkindliche Erfahrungen bei Nesthockern, die ihre spätere Sensibilität gegenüber belastenden Umwelteinwirkungen nachhaltig beeinflussen können. Das haben auch neue Untersuchungen an Ratten gezeigt (Caldji et al. 1998). Die Versuchstiere wurden in zwei Gruppen getrennt, solche, die von ihren Müttern besonders intensiv betreut wurden und solche, deren Mütter deutlich geringeren Aufwand trieben. Die Nachkommen wurden im Alter von 3 Monaten und damit als „Erwachsene" getestet und auch neurobiologisch untersucht, wobei besonders die Hirngebiete herangezogen wurden, die für emotionale Angstzustände verantwortlich sind (vgl. Kapitel 2), also die Mandelkerne (Amygdala). Bei den gut betreuten Ratten konnten Rezeptoren für anxiolytische (angstlindernde) Neurotransmitter in weit höherem Umfang nachgewiesen werden als bei den schlecht versorgten Tieren. Bei diesen dominierten die Rezeptoren für angstauslösende Botenstoffe. Entsprechend reagieren sie auch „ängstlicher" gegenüber unbekannten Umgebungsbedingungen als die gut gepflegten Nachkommen. Man hat auch Nachkommen schlecht pflegender Mütter gut pflegenden untergeschoben. Sie entwickelten sich wie deren eigene Kinder. Offenbar sind also keine genetischen Dispositionen im Spiele, vielmehr wird diese Entwicklung ausschließlich durch das Ausmaß und die Intensität des Pflegeverhaltens seitens der Mutter bestimmt.

Bei Säugetieren können Umwelteinwirkungen auch während der Tragzeit (Schwangerschaft) Langzeitwirkungen auf das Verhalten der Nachkommen zur Folge haben: Belastungen der Mutter wirken dann über Neurotransmitter auf das sich entwickelnde Nervensystem des Fötus ein, oder sie erreichen direkt den Fötus über mechanische oder akustische Reize, sobald das Hörorgan bereits während der Entwicklung im mütterlichen Uterus funktionsfähig ist, was beispielsweise bei Primaten der Fall ist. So wurden Rhesusaffen im Jugendalter in Bezug auf ihre Verhaltensreaktionen gegenüber „Stress" untersucht, nachdem sie bereits vorgeburtlichen Belastungen ausgesetzt waren und dann mit Kontrollen verglichen, die keiner solchen Reizung ausgesetzt waren (Clarke, Schneider 1993). Das trächtige Muttertier wurde fünfmal pro Woche während der Zeit zwischen dem 90. und 145. Tag der Trächtigkeit beschallt (115 dB, 1300 Hz). Das Verhalten der Jungtiere wurde im Alter von 18 Monaten untersucht. Besonders auffällig war bei den Jungen „gestresster" Mütter eine signifikant höhere Bereitschaft, sich wechselseitig zu umarmen. Im Heimkäfig waren sie viel unruhiger als die Kontrollen.

Wir haben vergleichbare Untersuchungen an Meerschweinchen durchgeführt, deren Nachkommen ja in einem extrem weit entwickelten Zustand als „Lauflinge“ zur Welt kommen (Nößler 1992). Die Muttertiere wurden im letzten Drittel der Trächtigkeit beschallt, eine Gruppe mit 600 Hz (60 dB), eine mit 2000 Hz (60 dB) und eine dritte ebenso, aber unter Hörbehinderung („Oropax“-Stöpsel). Außerdem wurden noch zwei weitere Muttergruppen mit arteigenen Lauten, und zwar „Purren“ sowie „Schreien“ beschallt. Die Trächtigkeitsdauer der Meerschweinchen beträgt 67 bis 68 Tage, die Hörfähigkeit beginnt im mütterlichen Körper am 12. Tag der Trächtigkeit. Was wollten wir wissen? 1. Wie reagieren die Jungtiere nach der Geburt ab dem 22. Tag auf die Schallangebote, wenn sie zwischen „bekannten“ im Uterus gehörten und dem anderen unbekannten Schall wählen können? 2. Gibt es einen Einfluss der Mutter auf diese Reaktionen, wenn sie das Schallangebot während der Trächtigkeit hören konnte? 3. Wie wird auf die arteigenen Laute reagiert? Gemessen wurde der innere Zustand über die Herzfrequenz, das äußere Verhalten in einer Wahlbox. Diese umfasste ein Neutralfeld: Wenn sich das Tier dort aufhielt, erfolgte keine Beschallung, sowie zwei Testfelder, deren Betreten registriert wurde und über Lichtschranke eine Beschallung auslöste, in dem einen Feld 600 Hz, im anderen Feld 2000 Hz, durch getrennte Lautsprecher dort jeweils eingespielt. Natürlich gab es eine Kontrollgruppe mit Nachkommen von unbeschallten Müttern. Die Herzfrequenz-Messungen zeigten generell, dass Nachkommen unbeschallter Mütter auf das Schallangebot mit einer Senkung der Herzfrequenz reagieren, die pränatal beschallten aber eine Erhöhung der Herzfrequenz (Tachykardie) aufweisen. Tiere mit pränataler Beschallung hielten sich signifikant kürzer in den Testfeldern auf als Kontrolltiere. Aber: Sowohl die Herzfrequenz als auch das Verhalten in den Testfeldern zeigten keine signifikanten Unterschiede zu den Kontrolltieren bei den Nachkommen von jenen Müttern, die das Schallangebot nicht hören konnten. Offenbar wurde durch die Mütter der Schall „bewertet“, wenn sie ihn hören konnten und dies bewirkte bei den Nachkommen ein verändertes Verhalten. Interessant ist auch ein Befund zu dem pränatalen Angebot arteigener Laute, das sozialpositive „Purren“ und das sozialnegative „Schreien“. Nachkommen, die mit der Mutter intrauterin das „Purren“ gehört hatten, zeigten später eine signifikant höhere Bereitschaft zu sozialen Kontakten als die mit „Schrei“ beschallten Tiere. Diese Befunde lassen erkennen, dass die Umwelt der

Mutter und ihre Einstellung dazu einen entscheidenden Einfluss auf die späteren Umweltbeziehungen der Kinder ausübt, und das gilt besonders für die Grundbewertungen: Neutral – positiv – negativ = belastend und vielleicht auch Angst erzeugend. Bei menschlichen Säuglingen wird vermutet, dass jene, die im mütterlichen Körper besonders unruhig und aktiv sind, später sozial gehemmt sind und zu Angst neigen (vgl. Tietze 1984). Dabei sind Hormone und Neurotransmitter, die von der Mutter bei Belastungszuständen oder Angst abgesondert werden, wichtige Botenstoffe zwischen Mutter und „Kind“ im mütterlichen Uterus. Bei trächtigen Primaten-Weibchen kann eine Verabreichung männlicher Hormone dazu führen, dass ihre Jungen eine überdurchschnittlich hohe Bereitschaft zu aggressivem Verhalten zeigen. Zu den Hormonen, die über die Plazenta auf den Fetus übertragen werden können, gehört das Cortisol, das auf die Gehirnentwicklung Einfluss nehmen kann (vgl. Dörner 1974, 1980, Erisman et al. 1990). Negativ bewertete Umweltreize führen zu Cortisolreaktionen. Bei Stress erhöht sich der Plasmacortisolspiegel bei Mutter und Fetus in gleicher Weise. Hier ist nachgewiesen, dass Prägungsvorgänge zu einem Verlust von Spine-Synapsen führen, und das bedeutet Stabilisierung einer bestimmten und vielleicht auch irreversiblen Form synaptischer Verknüpfung neuraler Einheiten („selektive Synaptogenese“, Scheich 1987; die Spines sind Dornbildungen am Dentritenschaft, und Dendriten sind Fortsätze, die Erregung zum Zellkörper leiten). Der Gedanke ist nahe liegend, dass über mütterliche Hormone und Transmitter vor allem solche Einstellungen zur Umwelt aktiviert werden, die Schutz- und Abwehrbereitschaft in Gang setzen, und dazu könnte auch eine erhöhte Angstbereitschaft gehören, wenn bereits die Mutter angsterzeugenden Einwirkungen aus der Umwelt ausgesetzt ist. Vielleicht ist hier eine Ursache dafür zu sehen, dass bei Primaten Kinder rangtiefer Weibchen auch wieder entsprechend wie ihre Mütter auf die soziale Umwelt reagieren. Dann hätten wir es mit einer „epigenetischen Adaptation“ zu tun. Freilich sind hier noch viele Fragen offen, aber es ist schon wichtig die Probleme zu erkennen, die sich mit der besonderen Form der ersten Phasen der Ontogenese bei Säugetieren im mütterlichen Uterus verbinden.

Bereits 1944 wurde die Vermutung geäußert, dass die starken seelischen Belastungen der schwangeren Frauen in täglicher Angst um das Leben der Männer im Krieg, über physiologische Wege auf die Feten einwirken und ihr künftiges Leben nachhaltig beeinflussen könnten (Sontag 1944). So könnte beim sich entwickelnden Organismus über neurohormonale Transmitter durch eine Übertragung durch die Plazentarschranke eine „emotionale Anfälligkeit für Angst" vorbereitet werden (vgl. Verny, Kelly 1983). Sontag (1944) beschrieb diesen Zusammenhang mit folgenden Worten: *„wie grundlegende physiologische Prozesse die Struktur der Persönlichkeit, die Wahrnehmungen und die Leistungsfähigkeit eines Individuums beeinflussen"* und nannte ihn „Somato-Psychik". Der Begriff, als Gegenstück zur „Psychosomatik" gedacht, hat sich nicht eingebürgert, wohl aber ist heute zu dem damals nur geahnten Zusammenhang über „Botenstoffe" zwischen Mutter und Fetus ein ständig noch wachsendes Wissen vor allen durch grundlegende Untersuchungen von G. Dörner (1978, 1980) verfügbar, das auch die neurohormonal gesteuerte sexuelle Differenzierung betrifft (vgl. Birbaumer, Schmidt 1996).

Wir können daher davon ausgehen, dass gerade in den frühen Entwicklungsphasen „Weichen für das Leben" gestellt werden. Das beginnt mit der Bildung der Zygote, die zur genetischen Determination des Individuums führt. Bislang gibt es keine eindeutigen Hinweise dafür, dass es eine konkrete genetische Anlage für „Ängstlichkeit" gibt. Dazu ist dieses Phänomen zu komplex, sind auch die Gründe für das Auftreten angstähnlicher Zustände zu heterogen. Genetische Vorgaben, die arttypisch ausgeprägt sind, gibt es jedoch für die „sensiblen Phasen", und das gilt auch für den Menschen und seinen Erwerb der Muttersprache. Wenn in dieser Zeit die notwendigen Umweltbedingungen fehlen, dann nimmt die Wahrscheinlichkeit zu, dass Umweltkonstellationen auftreten, für die der Organismus nicht vorbereitet ist, und dies ist eine der Bedingungen für das Entstehen von Angstsyndromen. Um tiefere Einsichten in diese Zusammenhänge zwischen Umwelt und Individualentwicklung zu gewinnen, bedarf es einer Übersicht über die Phasen dieser Entwicklung (bei den Säugetieren): Die *vorgeburtliche Phase* wird in die embryonale und die fetale Subphase unterteilt, die mit der Geburt endet. In der *Geburtsphase* erfolgt die Umstellung des Organismus auf eine neue Umwelt mit der natalen und der postnatalen Subphase bis zur Stabilisierung der Mutter-Kind-Beziehung. Die dann folgende *präreproduktive Phase* wird in die infantile Subphase mit Bindung an die Muttermilch, sowie die juvenile Subphase bis zur Geschlechtsreife („Adoleszenz") unterteilt. Bei der *reproduktiven Phase* gibt es – oft mit Wiederholungen – die sexuelle Subphase und die Subphase des Pflegeverhaltens (oft geschlechtsspezifisch). Bei hoch entwickelten Arten mit starkem Anteil lernabhängigen Verhaltens kann sich noch eine *postreproduktive Phase* bis zum Lebensende anschließen.

Beim Menschen und den höheren Primaten lässt sich der infantile Entwicklungsabschnitt noch in „frühe" und „späte Kindheit" (etwa 4. bis 11./12.

Lebensjahr beim Menschen) unterteilen. Die frühe Kindheit mit wichtigen Phasen der Bindung an die soziale Umwelt ist für unser Leitthema „Angst" in hohem Maße relevant (vgl. Walker-Andrews 1988): In den ersten 6 Wochen sind für die Mutter-Kind-Beziehungen chemische, taktile und akustische Signale von entscheidender Bedeutung für diese Bindung. Dann kommt die optische Information hinzu, aber erst etwa ab dem 4. Monat entsteht auf diesem Wege eine „emotionale Resonanz", die offenbar auf Grund einer Kombination akustischer und optischer Informationen wirksam wird. Daraus entwickelt sich im Alter von etwa 9 Monaten ein soziales Rückversichern, das mit dem Auftreten der „Fremdenangst" verbunden ist. Das „Fremdeln" verbindet sich mit heftigen Reaktionen, zu denen ein Versteifen der Haltung und intensives Schreien gehören, das typischerweise im achten Monat („Acht-Monats-Angst") auftritt. Die sozialen Umweltbedingungen nehmen darauf nur modifizierenden Einfluss; hier muss eine biologisch verankerte Disposition im Spiel sein (vgl. Oerter, Montada 1995). Vergleichbar den späteren Trotzreaktionen im Alter von $1^1/_2$ bis 3 Jahren liegt ein komplexes Entwicklungsgeschehen zugrunde, das in Verbindung mit grundlegenden emotionalen Entwicklungsstufen sowohl motorische Fähigkeiten als auch kognitive Prozesse im Bereich des prozessualen und diskriminatorischen Lernens (vgl. Abb.1) besonders im sozialen Kontext betrifft.

Die zweite große Quelle für Angstzustände verbindet sich mit dem Jugendalter, der Adoleszenz. Hier seien 8 wichtige Phasen und Dimensionen dargestellt, die Erikson (1994) zu einem Strukturschema geordnet hat, und von denen hier zwei nicht nur für den Menschen, sondern auch für höhere Primaten relevante Aspekte aufgeführt werden:

psychosoziale Krisen	psychosoziale Modalitäten
Vertrauen – Misstrauen	etwas bekommen – geben
Autonomie – Scham, Zweifel	halten (festhalten) – lassen
Initiative – Schuldgefühl	tun – tun als ob (Spielen)
Werksinn – Minderwertigkeitsgefühl	„Richtiges" tun – zusammen tun
Identität/Ablehnung – Identitätsdiffusion	Wer bin ich – das Ich in der Gemeinschaft
Intimität/Solidarität – Isolierung	sich in anderen verlieren – finden
Generativität – Selbstabsorption	schaffen – versorgen
Integrität – Verzweiflung	sein, was man geworden ist

Das nennt Erikson die „Epigenese“ der Identität; die letzten Phasen schließen beim Menschen auch das Wissen ein, dass man einmal nicht mehr sein wird; damit werden die Anlagen der höchsten nicht-menschlichen Primaten überschritten, obwohl gegenwärtig nicht sicher gesagt werden kann, wie weit oder eng die Grenzen des „Ichbewusstseins“ bei den Menschenaffen gesetzt sind. Es sind Krisen, die in jeweils angedeuteten Konstellationen des Versagens Angstzustände erzeugen können, mit einem sich ändernden sozialen Umfeld, das mit der Mutter beginnt, mit der „Gesellschaft“ beim Menschen den weitesten Rahmen findet und sich zunehmend mit dem globalen Begriff „Menschheit“ deckt. Bekoff und Byers (1985) gehen davon aus, dass das evolutionäre Stratum in der Entwicklung des Verhaltens „Umgebungserwartungen“ liefert, was beim Menschen bedeuten würde, dass er biologisch-evolutiv auf das Pleistozän angepasst ist, nicht aber auf die Welt, in der wir heute leben. Die soziale Umwelt ist bei Primaten für die Entwicklung arttypischer Verhaltensmuster unentbehrlich. Hier wurde das Konzept der „ontogenetischen Trajektorien“ entwickelt (Wiley 1981); es erfasst die Individuen in ihren Aktionen und Bewegungen über die verschiedenen sozialen Positionen hinweg, wobei auch die in der vorstehenden Liste angesprochenen „Krisen“ und ihre Bewältigung von Bedeutung sind. Die „Mutter-Kind-Dyade“ bildet den Startpunkt, intrauterin, perinatal und auch zunächst noch in der infantilen Entwicklungsphase.

Nach der Geburt wächst das Kind in weitere soziale Umfelder hinein. Im Sinne von Wiley beziehen sich diese Trajektorien auf solche Beziehungen, die über Verhaltensinteraktionen aufgebaut werden. Bei den komplexen Sozialstrukturen der höheren Primaten wird die Entwicklung beeinflusst von den „Aufwandzuteilungen“ durch die Gruppe für Reproduktion, Wachstum und Erhaltung, was auch die individuelle Sicherheit mit einschließt. Damit werden wichtige Beziehungen zwischen demographischen Variablen, wie Zeitpunkt der ersten Reproduktion, Fertilität, Mortalität, Zu- und Abwanderung erfasst (Wiley 1981). Die soziale Umgebung kann über die ontogenetischen Trajektorien starken Einfluss auf die Ausprägung individualtypischer Eigenschaften nehmen. Wie eine kindliche Entwicklung verläuft, hängt in hohem Maße auch von der Strategie der Fortpflanzung der Eltern ab, die für die jeweilige Tierart, aber auch für den Menschen biologisch vorgegeben ist. Die Art der Fortpflanzung war auch für Darwin von großer Bedeutung für die natürliche Auslese. Heute unterscheidet man zwei Grundstrategien:

1. *r-Strategie* (r-Selektion): geringe Körpergröße, veränderliche Umgebung, hohe Anzahl potentieller Nachkommen, von denen aber nur wenige bis zur Reproduktionsphase überleben, der elterliche Aufwand ist gering.
2. *K-Strategie* (K-Selektion): Trend zu größerem Körper, längerer individueller Lebensdauer; die Lebensräume verändern sich über längere Zeiträume kaum; die Anzahl der Nachkommen ist gering bei hohem elterlichen Pflegeaufwand; längere zwischengeburtliche Intervalle. Diese Strategie fördert „offene Verhaltenssysteme" mit hoher Bereitschaft zum Erwerb individueller Erfahrungen, die an bestimmte Entwicklungsphasen gebunden sein kann.

Die Evolution der K-Strategie bedeutet veränderte „Aufwand-Nutzen-Bilanzen", eine Zunahme der elterlichen Brutpflege, was auch als „elterliches Investment" bezeichnet wird. Ferner nimmt die „Verwundbarkeit" in der präreproduktiven Phase zu, die Geschlechtsreife wird später erreicht. Durch eine Zunahme kritischer Phasen in der Entwicklung erhöht sich die Gefahr für Fehlentwicklungen, die Komplexität im Genom und im Nervensystem nimmt zu (vgl. v. d. Molen 1984).

Die K-Strategie ist es also, die mit hohem elterlichen Aufwand alle jene Bedingungen für die Entwicklung der Nachkommen schafft, die den Handlunsgspielraum der Individuen grundlegend erweitert, aber damit auch die Risiken erhöht, weil unvorhersehbare Situationen auftreten können und mit ihnen auch Angst. Wir leiten aus diesen Feststellungen drei Fragestellungen ab:

1. Wie wirken phasenspezifische Einflüsse auf die spätere Entwicklung?
2. Wie begegnen Individuen in den verschiedenen Phasen ihrer Ontogenese spezifischen Umwelteinwirkungen?
3. Welchen Einfluss haben solche Ereignisse auf die nachfolgende Entwicklung?

Phasenspezifische Lernvorgänge führen in bestimmten Lebensabschnitten zu einem veränderten Grad der späteren Widerstandsfähigkeit gegenüber Umwelt-Einflüssen. Je früher dieser Lernprozess liegt und je schneller der Lerninhalt erworben wird, umso höher ist die bleibende Wirkung. Dazu ein Beispiel beim Menschen: Wie stabil ist lebenslang der prägungsähnliche Erwerb der Muttersprache im Vergleich zu einer später erlernten Fremdsprache, deren Beherrschung ungleich „störanfälliger" ist. Es gibt bei diesen lernoffenen Entwicklungsverläufen noch einen weiteren wesentlichen Vorteil für den Aufbau des individuellen Verhaltens: Wahrscheinlich kann im „Phänom", also epigenetisch, mehr Information gespeichert werden als im Genom. Das „Phänom“ setzt zu seiner Ausformung zwar das Erbgut (Genom) voraus, verwirklicht sich aber über vielfältige Beziehungen zur Umwelt. Das ist mit dem Begriff „Epigenese“ gemeint.

An dieser Stelle möchte ich noch einige Bemerkungen machen zu den Faktoren, die beim Studium von Lebensabläufen zu berücksichtigen sind, um zu erfahren, was alles Einfluss nehmen kann auf die beim Menschen oft schwer erklärbaren Phasen von Depression oder Angstzuständen. Alle vorangegangenen Beispiele und Hinweise lassen erkennen, dass es auf Grund der Zeitversetzung zwischen Ursache(n) und Wirkung im Lebensablauf nicht leicht ist, die „tieferen“ Gründe für das jeweilige Sosein zu finden. Eine Reihe von Ursachen dieser Art, die zur Individualentwicklung bei Säugetieren und damit auch beim Menschen gehören, betrifft die Fortpflanzung im weiteren Sinne. Dazu gehören: die Tragzeit oder Dauer der Schwangerschaft, das Geburtsgewicht, die Anzahl der Neugeborenen, das Geschlecht des Neugeborenen oder Geschlechtsverhältnis bei Geschwistern, die Dauer der Säugezeit, das Alter bei Erreichen des Reifezustandes und bei der ersten eigenen Fortpflanzung sowie die Fruchtbarkeit und die Lebenserwartung, die beim Menschen ja geschlechtsspezifisch verschieden ist. Sehr wichtig ist auch, ob die Mutter bereits Geburtserfahrungen hat. Außerdem sind zu berücksichtigen der Typ der Paarbindung und des Paarungssystems, wie Promiskuität, also offene Partnerwahl, Polygynie oder „Vielweiberei“, Monogamie mit fester Paarbindung oder – freilich sehr selten – Polyandrie, was „Vielmännerei“ bedeutet. Eine weitere Ursachengruppe, die auch auf Belastungssyndrome Einfluss nehmen kann, verbindet sich mit der körperlichen Entwicklung. Wie bereits angesprochen läuft damit parallel bei den sozial lebenden Säugetieren und ganz besonders bei den Primaten die soziale Integration, für die Gadgil (1982) zwei besondere Kompetenzen benannt hat:

1. die „Wählbarkeit“ als Partner für Beistandsverhalten zur Verbesserung der Fortpflanzungschancen sowie der Weitergabe eigener Gene,
2. die „Generosität“ als Bereitschaft zum Beistandsverhalten auf Kosten des eigenen Reproduktionswertes. Im Allgemeinen ist diese Bereitschaft anfangs sehr gering, steigt aber im weiteren Lebensverlauf an.

Für die Verhaltensentwicklung unter den bereits genannten Voraussetzungen lassen sich – stark vereinfacht – folgende Bedingungen für die Ausgestaltung des Verhaltens unterscheiden, die wir als Ebenen der Verhaltensorganisation kennzeichnen möchten:

1. Verhaltensausbau auf Grund artspezifischer genetisch „programmier-

ter“ Dispositionen, die auch obligatorisches sowie phasenspezifisches Lernen einschließen und keine regelhafte Intervention adulter Individuen anfordern,
2. Verhaltensausbau über Beobachten, Nachahmen und Handlungsangleichung an Vorbilder. Bei Kleinstkindern ist die Bereitschaft zum noch funktionslosen Nachahmen bestimmter Gesichtsausdrücke Erwachsener nachweisbar,
3. Verhaltensausbau, der nur über Interventionen Erwachsener vollzogen wird, also „Lehre“ voraussetzt. So lernen Schimpansenkinder den Einsatz von Gegenständen zur Erschließung des Inhaltes hartschaliger Früchte.

Zwischen Lernen durch Beobachtung und angeleitetem Lernen gibt es Übergänge, wobei zwei Bedingungen zu beachten sind: die soziale Beziehung zu dem „Vorbild“ oder „Lehrer“ und die Normen und Werte, die sich mit diesem Verhalten verbinden. Wenn Mütter beispielsweise mit starkem Angstverhalten gegenüber Spinnen oder Schlangen reagieren, verstärkt einmal die besondere Bindung an das Vorbild die Wirkung dieser Umwelteinstellung, zum anderen geht die emotionale Gewichtung durch die Intensität des Verhalten in die Übernahme beim „Nachahmer“ mit ein. Das kann später bis zu allergischen Reaktionen führen, ohne dass im Falle des Menschen der Heranwachsende die Gründe erklären kann, weil frühkindliche Erfahrungen dazu geführt haben, die sich normalerweise der Erinnerung entziehen. Umweltbeziehungen müssen mit Bewertungen belegt werden, und dazu bestehen natürliche Vorgaben. Für die Ontogenese eines Organismus leiten sich aus den bereits angesprochenen Voraussetzungen folgende generelle Bedingungen für die Aneignung bestimmter Verhaltensweisen und Bewertungen als emotionale Einstellungen ab: die Bereitschaft, sensible oder kritische Phasen, altersspezifische Stadien, geschlechtsspezifische Dispositionen sowie das „Matching“ (Aufeinander-Abstimmen) als spezifische Verknüpfungsform, beispielsweise zwischen aktuellen Bedingungen und einem bereits verfügbaren Schema (vgl. auch Mounoud 1985). Es ist schon reichlich verwirrend, wie vielgestaltig die Möglichkeiten sind für die Ausformung individuellen Verhaltens, das vielleicht sogar lebenslang Lernvorgänge mit einschließt. Dabei sind immer auch emotionale Bewertungen mit eingeschlossen:

Die Aneignung eines neuen Verhaltens kann abhängen von Eigenschaften der Umgebung, von der Art der Konfrontation mit diesen, von bereits vorher angeeigneten Verhaltensweisen, von Eigenschaften des Organismus, vom Alter, vom Geschlecht, vom Reifegrad, von der Bedarfssituation, von einer bestimmten Ordnung der relevanten Parameter. Darüber hinaus könnte es eine bestimmte „Strategie“ der Aneignung eines Verhaltens geben, vielleicht von „einfach“ bis zu „komplex“, etwa vom Elementaren zum Zusammengesetzten, vielleicht auch zum Aufbau einer hierarchischen Struktur, oder auch von unkoordiniert zu koordiniert, oder es wird aus einem Spezialisten ein Generalist. Man denke nur an einen Schimpansen, der mit der Geburt zunächst ein „Nahrungsspezialist“ ist für Muttermilch und dann ganz langsam – auch unterstützt durch die Mutter – ein zunehmendes Spektrum von Nahrungsobjekten kennen lernt; falls er dem männlichen Geschlecht angehört, lernt er von anderen Männchen schließlich auch noch das Beutemachen, eine Vorstufe der „Jagd“. Als Schimpanse wächst er auch in eine soziale Struktur hinein, die große Erfahrung für die bei diesen Primaten möglichen Sozialstrategien voraussetzt, eine Vorstufe der „Politik“.

Versuchen wir nun den Entwurf einer Phasenfolge der Ontogenese des Verhaltens und der Verhaltensbeziehungen zur Umwelt: es gibt

1. die prozessuale sensomotorische Organisation auf der Grundlage der Körperbeherrschung im Kontaktraum des Körpers,
2. die diskriminatorische Organisation der Kontrolle des Nahraumes, der im aktuellen Wahrnehmungsbereich liegt, und damit der Unterscheidungsfähigkeit in diesem Bereich. Daraus ergeben sich Entscheidungs- und Bewertungssituationen mit Alternativstrategien,
3. die konzeptuelle Organisation, die eine raumzeitliche Ablösung von der aktuellen Wahrnehmung ermöglicht und damit Suchstrategien erzeugt, Zielvorstellungen und Problemsetzungen, und
4. die konstruktive Organisation, die komplexe kognitive Leistungen einschließt, eigene „Weltbilder“ schafft und kreative Prozesse ermöglicht; sie hat beim Menschen eine eigene Qualität erreicht.

Dieser Ansatz deckt sich mit dem bereits vorgestellten evolutiven Konzept (1. Kapitel) (vgl. Abb. 1). Wenn wir den biologischen Hintergrund betrachten, der bereits mit Beispielen vorgestellt wurde, dann ergeben sich für die Verhaltensontogenese bei den Säugetieren folgende Rahmenbedingungen (Abb. 22): In der Pro-Ontogenese reifen die Gameten, mit der befruchteten Eizelle, der Zygote, beginnt die individuelle Entwicklung. Dabei bestimmen die Erbmechanismen die genetischen Grundlagen. Damit verbinden sich stochastische Vorgänge, Zufallsprozesse bei der Kombination und Expression des mütterlichen und väterlichen Erbgutes: gewissermaßen ein

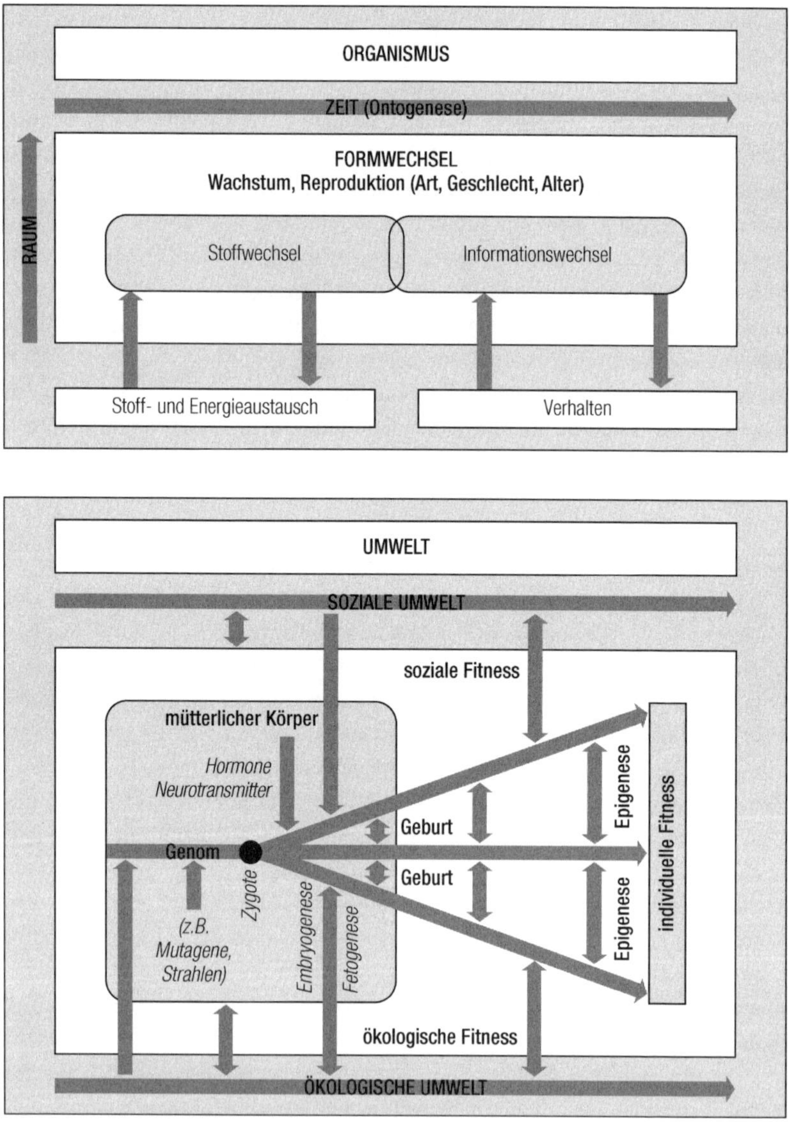

Abb. 22: a) Schematische Darstellung der Grundeigenschaften von Lebewesen mit den drei Vektoren: Formwechsel, Stoffwechsel und Informationswechsel. b) Auf diesem Hintergrund vollzieht sich die Generationenfolge, hier speziell für Säugetiere dargestellt. Die Gesamtfitness ergibt sich aus dem Beitrag des Individuums zum Genbestand der nächsten Generation. Einzelheiten im Text.

„ontogenetisches Rauschen". In der intrauterinen Phase gibt es außerdem noch zwei weitere formative Quellen, den Phänotyp der Mutter mit seinen „paragenetischen Wirkungen" auf den sich entwickelnden Organismus, wobei Umwelteinwirkungen auf dem Weg über den mütterlichen Körper manifest werden können, also parallel zu den Wirkungen der Gene. Darüber hinaus kann die Umwelt direkt auf den Embryo oder Fetus einwirken, und dies wieder auf zwei Wegen: physiologisch über Stoffwechselvorgänge und informationell über die Sinnesorgane, wenn diese funktionsfähig werden. Der sich entwickelnde Organismus hat demnach „drei Umwelten": den mütterlichen Körper, der stoffwechselphysiologisch mit dem eigenen Körper verbunden ist, die ökologische und die soziale äußere Umwelt des mütterlichen Körpers. Nach der Geburt bestehen drei äußere Einflusswege für die weitere Entwicklung: das mütterliche Pflegeverhalten, die ökologische und die soziale Umwelt. Beide können indirekt über das Pflegeverhalten der Mutter und direkt auf den sich entwickelnden Organismus einwirken. Damit sind die Fitness-Vektoren angesprochen, die körperbezogene individuelle Fitness, die auf das Ökosystem bezogene ökologische Fitness und die auf die Population oder soziale Umwelt bezogene soziale Fitness. Diese könnte auch unter entwicklungsbiologischen Aspekten eine Quelle der Angst sein, wie wir das bei unseren Füchsen beobachtet haben. In einem Jahr wuchs ein einziger Jungfuchs heran. Dies ist wie beim Hund für die Art gänzlich „unbiologisch"; zur „normalen" artgerechten Verhaltensentwicklung gehören Geschwister. Dieses „Einzelkind" entwickelte sich atypisch und erschien den Beobachtern extrem „ängstlich", gehemmt und mit gestörten Umweltbeziehungen. Wir hatten bereits auf prä- und perinatale akustische Einflüsse am Beispiele des Meerschweinchens hingewiesen. Bei Schafen wird der Fetus von Lauten außerhalb des mütterlichen Körpers erreicht, wenn die Lautstärke über 65 dB beträgt. Bei menschlichen Feten ist bekannt, dass sie im letzten Trimester der Schwangerschaft auf externe Schallereignisse reagieren. Die Herzfrequenz wird gewöhnlich beschleunigt (Akzeleration). Es gibt aber auch Hinweise, dass bei Frequenzen um 500 Hz Dezelerationen und dann bei höheren Frequenzen Akzelerationen auftreten (z. B. Lecanuet et al. 1985). Das Problem echter sensibler Phasen ist in Bezug auf die menschliche Ontogenese noch ungelöst, wobei von zwei Voraussetzungen ausgegangen werden muss:

1. Fixierung sensibler Phasen auf ein bestimmtes Entwicklungsalter,
2. ein mit Präferenzen verbundener Lernprozess, der obligatorische Ele-

mente enthält mit genetischen Vorgaben für die Auswahl der Parameter, die dabei wirksam werden.

So kennt man bei verschiedenen Singvogelarten sensible Phasen, innerhalb derer sie arteigenen Gesang hören müssen, gegenüber artfremdem Gesang bevorzugen und über einen komplexen Lernprozess sich zu Eigen machen.

Für die emotionalen Beziehungen zur Umwelt ist auch von Bedeutung, in welchem Bezug man zu einem bestimmten Gegenstand steht, wobei drei Möglichkeiten unterschieden werden (vgl. Oerter, Montada 1996):

1. Der Wert des Objektes oder Gegenstandes ergibt sich aus dem „Gebrauchswert“: wenn ich einen Gegenstand zum Hämmern brauche, könnte ein handlicher Stein dienlich sein und damit eine funktionsspezifische Wertigkeit erhalten. Schimpansen betrachten unter diesem Gesichtspunkt „funktioneller Wertigkeit“ Zweige oder andere Pflanzenteile, wenn sie für die Nacht ein Schlafnest herstellen wollen. Der dazu ausgesuchte Baum ist jetzt weder Kletterbaum noch Nahrungsquelle, sondern geeignet für den Neststand einige Meter über dem Erdboden.
2. Der Wert eines Gegenstandes hängt von Eigenschaften des Objektes ab, die für das Individuum (als Subjekt) bereits vorgegeben sind. Eine Erdkröte „bewertet“ einen länglichen Gegenstand, der kleiner als sie ist und sich bewegt als „Beute“; in der Natur ist damit ein Regenwurm „gemeint“. Diese Wertigkeiten können genetisch als arttypische Eigenschaft vorgegeben sein, oder durch Erfahrung erworben werden, vielleicht auch tradiert werden, wie „Angst“ vor Schlangen, weil auch im Lebensraum Giftschlangen vorkommen.
3. In der Psychologie wird von einer „abstrakten Valenz“ gesprochen, wobei „Valenz“ auch als „Aufforderungscharakter“ bezeichnet wird. „Abstrakt“ bedeutet dann: abgehoben vom individuellen Objekt oder Subjekt. Das könnte für eine soziale Rollenfunktion gelten, wie den „Silberrückenmann“ in einer Gorilla-Gemeinschaft, oder die „Königin“ bei den Staaten bildenden Insekten, die als „eusoziale Insekten“ bezeichnet werden, auf Grund der Sonderstellung der Königinnen bei der Fortpflanzung. Das gleiche gilt für die „Kasten“ wie „Arbeiter“ und „Soldaten“. In der Kulturgeschichte des Menschen haben solche abstrakten Valenzen von Gegenständen oder sozialen Rollen eine herausragende Bedeutung, beispielsweise „Geld“, oder auch der Begriff der sozialen „Klassen“ oder – in Indien – der Kasten und deren Bezeichnung (vgl. Oerter 1996).

Ein Kind entwickelt bereits im zweiten Lebensjahr ein „inneres Arbeitsmodell“ (Bowlby 1982), das sich nach Oerter (1996) aus zwei Begriffspaaren ableiten lässt: die *Vergegenständlichung und Aneignung*, wobei die Vergegenständlichung vom handelnden Organismus auf die Umwelt gerichtet ist, und die Aneignung von der Umwelt – den „Gegenständen" – auf den Organismus bezogen. Das zweite Begriffspaar bilden die *Objektivierung und Subjektivierung* (Boesch 1980). Bei der Objektivierung orientiert sich das Ergebnis der Handlung an der Realität, bei Subjektivierung wird das Ergebnis den subjektiven Bedürfnissen und Wissensstrukturen angeglichen.

Zugegeben: Es hat schon etwas Verwirrendes, wenn man Orientierungshilfen sucht, die uns Einsichten in die „Naturgeschichte der Angst" vermitteln sollen. Das aber lässt auch erkennen, wie vielfältig gerade im Prozess der Ontogenese die Möglichkeiten sind, dass sich in der Auseinandersetzung mit der Umwelt Bedingungen entwickeln, die außer Kontrolle geraten und damit Angst erzeugen können.

Unübersehbar lassen die hier vorgestellten Voraussetzungen und Verlaufsformen der Entwicklung bei den höheren Wirbeltieren, die wir hier im Blick haben, erkennen, dass die Wirkungen im Allgemeinen umso nachhaltiger sind, je früher sie ansetzen. Allen voraus sind es natürlich die Gene, das Erbgut mit einer „Vorgeschichte", die weit in die Erdgeschichte zurück reicht. In der Individualentwicklung sind dann die Anfangsphasen der Herausbildung diskreter Verhaltensmuster in der Entwicklung besonders wichtig, und zwar unter dem Aspekt der Bedeutung des Verhaltens für die individuelle Fitness im Lebensablauf und für die Beziehung des Verhaltens zum Evolutionsprozess und damit zur Gesamtfitness.

Hall und Oppenheim (1987) haben im Zusammenhang damit drei Kategorien für die Bedingungen des ersten Auftretens von Verhaltensmustern in der Ontogenese vorgeschlagen:

1. Das erste Auftreten oder Erkennbar-Werden eines Verhaltens stellt einfach ein Epiphänomen dar, das den „vorwegnehmenden Einsatz" einer Funktion markiert, die erst in einem späteren Alter einen Anpassungswert hat, nicht aber in der Phase, in der es als motorische Einheit erkennbar wird. Anders gesagt: Ein Verhalten kann erst eingesetzt werden, wenn es funktionsfähig verfügbar ist. Zusätzlich zu dieser Aussage der zitierten Autoren würde ich hinzufügen: ein funktionsfähiges Verhalten ist mehr als ein motorisch koordiniertes Bewegungsmuster, dazu gehört eine sensorische Kontrolle der relevanten „Reize" als Voraussetzung für Informationen, die den umweltgerechten Einsatz des Verhaltens sichern. Es genügt eben nicht, „Verhalten" als Bewegungsmuster zu definieren.

Dazu muss zudem genetisch fixierte oder auch zusätzlich individuell erworbene Information verfügbar sein. Gerade diese Bedingungen sind es, die wir im Blick haben, wenn wir nach Gründen für Zustände der Angst suchen. Hall und Oppenheim weisen aber noch auf einen anderen Aspekt hin: Wie wird ein Verhalten, wenn seine „Konstruktion" im Gange ist, davor geschützt, zu früh eingesetzt zu werden? „Konstruktion" nehmen wir gern an als Umschreibung für die Ausreifung des funktionsfähigen Zusammenhanges zwischen Ausgangsvektor, Eingangsvektor und Zustandsvektor, wie im Kapitel 3 beschrieben. Dazu gehört auch ein bislang in vielen Fällen noch unvollkommenes Wissen über die Reihenfolge der Reifung eines Verhaltens. Für die erste Milchaufnahme muss das motorische Muster bereits verfügbar sein, ehe die adäquaten „Reize" verfügbar sind. Hier könnte das Leben gefährdet sein, wenn die Informationen, die „Milch" bedeuten, ausbleiben; eine Quelle für elementare Existenzangst.

2. Frühes Verhalten kann ein notwendiger Vorläufer für späteres Verhalten sein, das – wenn unterdrückt, gestört oder inadäquat ausgelöst – zu einer unnormalen, schlecht angepassten Ausformung postnatalen Verhaltens führt mit einer atypischen Bildung der neurobiologischen Substrate. Das bezieht sich damit auf wichtige Reifungsstufen eines späteren Verhaltens, beispielsweise für die Fortpflanzung, die vielleicht mit einer Phase spielerischer Umsetzung verbunden sind.
3. Frühes Verhalten kann eine unmittelbare adaptive Funktion für den Embryo, den Fetus oder die infantile Entwicklung haben als „ontogenetische Adaptation". Dazu gehört fraglos das Spielverhalten. Diese Verhaltensweisen sind zeitlich an bestimmte Entwicklungsphasen gebunden. In ihnen liegt aber noch eine weitere Möglichkeit, die Vrba und Gould (1986) als „Exaptation" bezeichnet haben, die nicht unter selektivem Umweltdruck steht, sondern zunächst „neutral" ist, und erst über mögliche Wirkungen den Interaktionsrahmen mit der Umwelt erweitern kann. Kurz gesagt: Adaptationen sind funktionelle Umweltanpassungen über äußere Selektion, Exaptationen sind durch „innere Selektion" im Organismus entstandene Varianten, deren Valenzen durch ihre Wirkungen getestet werden. Spielverhalten hat genau diese Eigenschaften.

Vielleicht darf es hier etwas vereinfacht so gesagt werden: Spielverhalten steht in einem engen Zusammenhang mit dem Ausbau lernbedingten Verhaltens in der Evolution, wir vermuten, dass es auf Grund der autonomen

Bildung von Exaptationen mit der Entwicklung des Bewusstseins zusammenhängt. Spielverhalten wird gewöhnlich unter zwei Aspekten betrachtet: Der *strukturelle Aspekt*, der sich mit den Verlaufsformen des Spielverhaltens beschäftigt, die sich von arttypischen umweltbezogenen Verhaltensweisen unterscheiden; dazu gehören „Übertreibungen", Wiederholungen, Unvollkommenheiten im Ablauf und Veränderungen der Abfolge etwa beim aggressiven Verhalten im Vergleich mit dem „Ernstverhalten". Solche abgewandelten Sequenzen können oft durch „Spiel-Signale" markiert sein. (vgl. Fagen 1981).

Der *funktionelle Aspekt* unterscheidet Spielverhalten funktionell vom Nicht-Spielverhalten. Hier spielt der Gedanke der Verbesserung der Überlebenschance mit hinein. Das würde bedeuten, dass vor allem die individuelle Fitness durch das Spielen verbessert wird, bezogen auf motorische und sensorische Parameter. Wichtige Funktionen sind nach Smith (1982) physisches Training, das Lernen sozialer Fähigkeiten wie der Fertigkeiten des Kampfes, der Schutz vor Beutegreifern, die Herstellung und Erhaltung sozialer Bindungen, Rangbeziehungen und kommunikativer Fertigkeiten sowie komplexer sozialer Interaktionsmuster. Eine weitere Funktion kann das Erlernen kognitiver umgebungsbezogener Fähigkeiten sein, etwa über Objektspiele oder Sozialspiele. Dabei kann es auch innovative und kreative kognitive Leistungen fördern, wobei hier „innovativ" im Sinne einer Adaptation funktionsorientiert ist, „kreativ" im Sinne einer Exaptation „funktionell offen" bedeutet.

Gerade diese Leistungen lassen erkennen, welche Bedeutung die natürliche Entwicklung des Spielverhaltens bei den höheren Säugetieren und damit natürlich erst recht beim Menschen hat. Wir gingen auch bei dem ohne Geschwister aufgewachsenen Fuchs davon aus, dass die erkennbaren Angstzustände eine Folge des Fehlens von Erfahrungen durch Sozialspiele mit Geschwistern waren. Bei den hochsozialen Primaten erreicht die Bedeutung dieser Sozialerfahrungen eine neue Qualtät, weil hier in der Gruppe soziales Spielverhalten zwischen verschiedenen Altersstufen für lebenswichtige Erfahrungen sorgt. Im Spiel können neue Bewegungsmuster entstehen oder neuartige Wahrnehmungen, neue Informationen als Erkenntnismuster, oder es entwickeln sich dadurch neue kognitive Leistungen als „neosemantische Strukturen"; Spiel als „mentale Gymnastik" (vgl. Siviy 1998).

Dazu gibt es interessante Hypothesen, etwa in dem Sinne, dass Spielverhalten eine Bedeutung hat bei der Stabilisierung der Körperkontrolle, etwa auch im Sinne der Theorie der neuronalen Wachstums-Selektion von Edelman (1992, vgl. Brown 1998), die davon ausgeht, dass der Gebrauch bestimmter kontrollierter Bewegungsmuster das Wachstum von Nervenzellen (Neuronen) und ihrer Verknüpfungen systematisch beeinflusst. Daraus könnte sich ein dynamisch verändertes Abbild der Wirklichkeit ableiten, das auch das eigene Verhalten im Umgang mit dieser Wirklichkeit reflektiert – ein essentieller Beitrag zur Entwicklung des Selbstbewusstseins –, weil es die „Freiheitsgrade" im Umgang mit der Umwelt erweitert. Dann wäre zu erwarten, dass bei Säugetieren, zu deren Entwicklung Phasen intensiven Spielverhaltens gehören, ein Ausfall dieser zu gravierenden Folgen führt, wie beispielsweise Angst auf Grund unbewältiger Umweltbeziehungen, und die einzigartige Ausgestaltung des Selbstbewusstseins beim Menschen wäre dann mit dem „Homo ludens" von Huizinga sehr treffend umschrieben. Eine Vorstufe zu dieser Entwicklung könnte die Funktion des Spieles sein als Mittel der Selbsteinschätzung beim Umgang mit der Umwelt, speziell auch der sozialen (vgl. Thompson 1998). Da hier Bewertungen eine wichtige Funktion haben, ist die emotionale Verhaltensorganisation angesprochen. Wenn die hier vorsichtig angedeuteten Konzepte tragfähig sein sollten, dann könnte die bisher in unserer Darstellung umgangene Frage, bei welchen Tieren wir Angstzustände überhaupt vermuten dürfen, durch die Hypothese prüfbar werden: Spielverhalten als Indikator für eine Verhaltensorganisation, bei der Angstzustände als „Ultima Ratio" zur Bewältigung von scheinbar ausweglosen Situationen auftreten können. Das wird im letzten Kapitel noch angesprochen.

Man könnte also auch von motorischer, sensorischer und kognitiver „Gymnastik" und „Neophilie" sprechen, der Freude an neuem Können, Wissen oder Gedachtem. Hier hat die Kulturgeschichte tiefe Wurzeln. Aber, auch hier gibt es Quellpunkte der Angst, sei es auf Grund eines Versagens, sei es als Folge der Erweiterung des Bewusstseins. Doch das ist Thema des letzten Kapitels.

Beim Menschen gibt es in diesem Zusammenhang interessante Versuche einer ontogenetischen Gliederung der Spielformen:

1. Stufe: Sensumotorisches Spiel als Hantieren am eigenen Körper und mit greifbaren Gegenständen. Dabei werden Eigenschaften kennen gelernt, aber auch Objektpermanenz erfahren, also die andauernde Existenz von Gegenständen, unabhängig von eigener Wahrnehmung oder eigenem Handeln.
2. Stufe: Informations- und Explorationsspiel als Erkundung von Gegen-

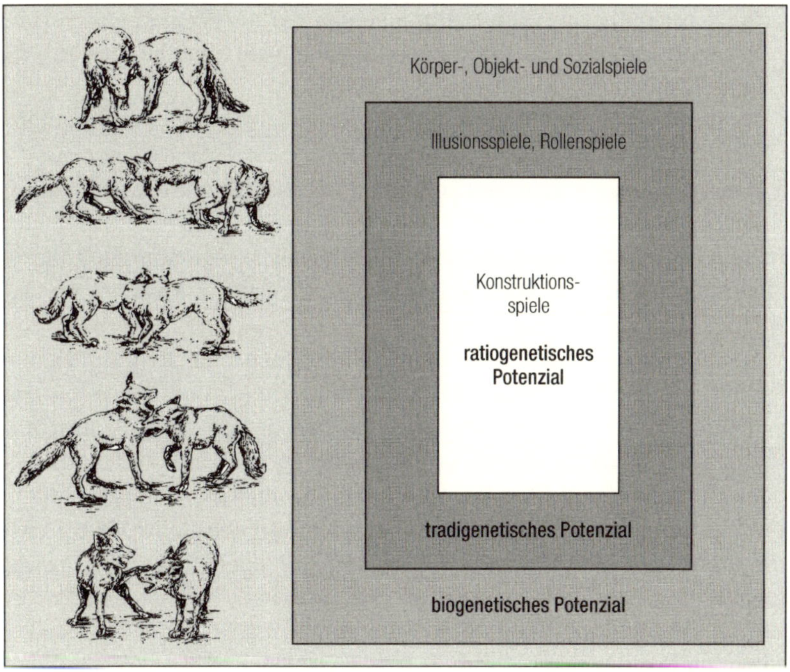

Abb. 23: Schematische Darstellung der Emergenzstufen des Spielverhaltens in der Stammesgeschichte (Phylogenese) und der Individualentwicklung (Ontogenese). Die Psychologen unterscheiden beim Menschen drei Entwicklungsstufen, die altersabhängig auftreten, sich überlagern und in den ersten 6 Lebensjahren etwa folgende Entwicklung zeigen: Im ersten Jahr 100 % Körper-, Objekt- und Sozialspiele; im zweiten Jahr zu etwa 60 % diese Spiele und zu 40 % Illusionsspiele; im dritten Jahr beginnen mit etwa 22 % die Konstruktionsspiele, während Objektspiele auf 5 % zurückgehen, aber bis zum sechsten Lebensjahr wieder ein wenig zunehmen, zugleich aber über 60 % der Spiele Konstruktionsspiele sind. In Anlehnung an v. Hayek (1979) und C. Vogel (1986) sind hier „drei Quellen" angenommen: das biogenetische Potenzial (genetisches Erbe der Stammesgeschichte), das tradigenetische Potenzial (Übernahme nach individuellen Vorbildern) und das ratiogenetische Potenzial (bewusste Aneignung). Das abgebildete Sozialspiel der Füchse basiert im Wesentlichen auf dem biogenetischen Potential.

ständen und Eigenschaften der Umgebung zur Erschließung von Handlungseffekten und Effekten des eigenen Umganges mit Gegenständen.

3. Stufe: Fiktions- oder Symbolspiel, auch als Illusions- oder Fantasiespiel bezeichnet. Hierzu werden Handlungen, zu denen das Kind noch nicht

fähig ist, fiktiv ausgeführt. Dazu gehört das Rollenspiel, das soziale Kompetenz fördert. Solche Spiele könnten auch ethische und ästhetische Kompetenz ausbauen.
4. Regelspiele als „Gesellschaftsspiele", die Wettbewerbscharakter aufweisen.
5. Konstruktionsspiele, die auf konkrete Gegenstände und Materialien bezogen sind.

In Anlehnung an dieses Konzept schlagen wir hier eine etwas modifizierte Stufenfolge vor, die auch die biologische Basis stärker einbezieht (Abb. 23).

Spiele können isolieren oder soziale Einbindungen fördern, sie nehmen Einfluss auf die Entwicklung des Selbstbewusstseins, und sie können auf vielfältige Weise an der Ausgestaltung der Umweltbeziehungen und Wertbildungen mitwirken. Versagen und Erfolg im Spiel mit Gegenständen oder Partnern hinterlassen Spuren in der individuellen Biographie, die in bestimmten Situationen Ängste fördern oder auch abbauen können. Auch die soziale Beeinträchtigung der Möglichkeiten, durch Spiel die Entwicklung der Persönlichkeit zu entfalten, kann bleibende Spuren hinterlassen, und zu Ängsten vor Eigenschaften der Umwelt führen, die nicht in bestimmten Entwicklungsphasen spielerisch erkundet werden konnten.

Bei der Erörterung von Faktoren, die Einfluss auf die Individualentwicklung nehmen, haben wir einen fundamentalen noch nicht in unsere Überlegungen einbezogen: den genetischen. Er wurde angesprochen als singuläre genetische Kombination, die sich bei der „Befruchtung" der Eizelle durch die Verschmelzung des männlichen mit dem weiblichen „Vorkern" ergibt, durch die ein „Synkaryon" entsteht, ein Kern der Zygote, der wieder diploid ist, also zwei Chromosomensätze aufweist. Das zur Erinnerung. In einem sehr komplexen Geschehen erfolgt nun die Blastogenese, Embryogenese und schließlich die Entstehung eines Fetus im mütterlichen Uterus. Der Genotypus setzt sich in einen Phänotypus um, und dazu gehört eine Umwelt, die darauf Einfluss nimmt. Wo immer uns dann Ähnlichkeiten oder Unterschiede begegnen zwischen Individuen einer Population, stellt sich die Frage, wieweit diese auf genetischer Verwandtschaft oder auf Übereinstimmung der Umwelt beruhen, wenn es sich um Ähnlichkeiten handelt. Francis Galton (1822–1911), der übrigens ein Vetter von Charles Darwin war, schloss auf eine Vererbung wissenschaftlicher Begabung, weil berühmte Wissenschaftler häufig aus denselben Familien stammten. Damit ließ er die soziale Umwelt außer Acht, und so wurden die Grundlagen für

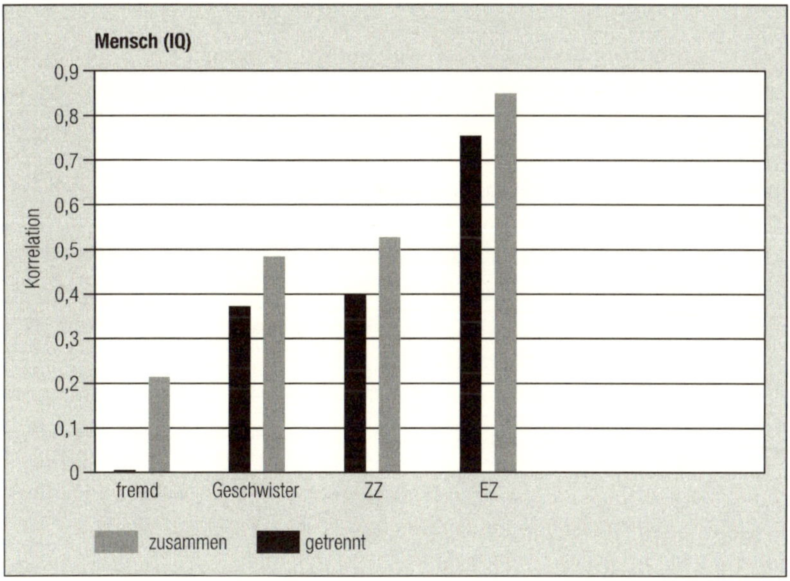

Abb. 24: Intelligenzquotient (IQ) beim Menschen unter verschiedenen Testbedingungen nach Daten aus Oerter/Montada (1995). Bestimmt wurde der Korrelations-Koeffizient über größere Stichproben für vier Gruppen der Verwandtschaftsgrade (Abszisse): Nicht verwandt, verschieden alte Geschwister, zweieiige Zwillinge und eineiige Zwillingen, die jeweils getrennt (schwarz) oder zusammen aufwuchsen (grau).

Anlage und Umwelt nicht getrennt, sondern vermengt. Die *„Auflösung dieser Konfundierung von Anlage- und Umweltähnlichkeiten ist das methodische Problem der Populationsgenetik“* (Montada 1996). Dafür bietet sich die Zwillingsforschung an (vgl. auch Schepank 1996). Hier lassen sich differenzieren: nicht verwandt, Geschwister mit dem Spezialfall der „zweieiigen“, also dizygoten Zwillinge sowie der „eineiigen“ und damit monozygoten Zwillinge. Dizygote Zwillinge unterscheiden sich von anderen Geschwisten vor allem dadurch, dass ihre Umwelt bis zur Geburt faktisch identisch ist. Umwelteinflüsse lassen sich zusätzlich erfassen, wenn man Ähnlichkeiten zwischen Individuen, die getrennt in verschiedenen Familien ihre Kindheit und Jugend verbracht haben, mit solchen vergleicht, die zusammen in derselben Familie aufgewachsen sind. Monozygote Zwillinge sind genetisch identisch. Ein Ergebnis des Vergleiches des Intelligenz-Quotienten (IQ) unter Berücksichtigung dieser verschiedenen Bedingungen sei auf der Grundlage größerer Stichproben hier vorgestellt (Abb. 24). Schepank (1996) fand bei einer über drei Jahrzehnte laufenden Längsschnitt-Untersuchung an dizygoten und monozygoten Zwillingen, dass sich die Konkordanzraten als Maß der Übereinstimmung bei psychogenen Symptomen nicht prinzipiell verändert haben; sie lagen bei den EZ (monozygote Zwillinge) zwischen 20 und 30 %, bei den ZZ (dizygote Zwillinge) zwischen 3 und 10 %. Das bedeutet aber auch, dass der Varianzanteil nicht genetischer Faktoren zwischen 70 bis 80 % beträgt; das ist ein großer Spielraum für Umweltfaktoren. Bei diesen Untersuchungen wurden zum Phänomen „Angst" zwei Klassen gebildet:

1. Anfälle von frei flottierender Angst, Todesangst, Ängste bei Trennung von Mutter oder Partner.
2. Phobien: Agoraphobie (Angst, einen freien Platz zu überschreiten), Klaustrophobie (Angst vor Aufenthalt in geschlossenen Räumen), Tierphobie, Dunkelphobie, Höhenphobie, Einbrecherphobie u. a.

Bei den Phobien haben die Längsschnittuntersuchungen „*keine Tendenz in Richtung Erbhypothese*" gezeigt (Schepank 1996), was übrigens auch für Depressionen gilt, die ebenfalls keine genetische Disposition erkennen lassen. Bei zwei monozygoten Zwillingsschwestern, die im Längsschnitt untersucht wurden, zeigte eine Schwester starke Phobien, während bei der anderen nur eine „*minimale Angstsymptomatik ohne Leidensdruck*" registriert werden konnte. Aus diesen Befunden müssten wir folgern, dass sich eindeutige konkrete genetische Dispositionen für Angstsyndrome nicht nachweisen lassen, auch wenn sie als psychische Erkrankungen diagnostiziert werden. Das legt die Vermutung nahe, die auch unsere Beispiele erkennen lassen, dass perinatale und frühkindliche Einflüsse zu Langzeitfolgen führen können.

9 Psychobiologie der Angst: Der Weg zum Menschen

Der Versuch, dem Phänomen „Angst" in der Natur zu begegnen, hat uns immer wieder zum Menschen zurückgeführt; hier finden wir die reichsten Facetten, und je näher Tiere mit uns verwandt sind, desto leichter ist es – selbst wenn wir uns die Brille der Wissenschaft aufsetzen – bestimmte emotionale Zustände als „Angst" zu bezeichnen. Es gibt elementare Umwelteigenschaften und -ereignisse, die beim Menschen über die Kulturen hinweg tief verankerte Emotionen auslösen. Alle „höheren" Primaten sind in der Hellzeit aktiv. „Licht" und „Schatten" sind beim Menschen mit vielschichtigen Bedeutungen belegt (vgl. auch Eibl-Eibesfeldt und Sütterlin 1992). Die machtvolle Symbolkraft des Himmels könnte in den Ängsten wurzeln, die in der Tiefe des Waldes den Verirrten befallen, wenn er dann das „Licht des Himmels" als Hilfe erlebt, ganz besonders im Dunkel der Nacht. In der Evolution des Menschen waren Steppen und Savannen lange Zeit der Lebensraum; vielleicht wurzeln hier die uralte Angst vor dem unkontrollierten Feuer und das Bedürfnis, von seinem Aufenthaltsort die Umgebung weit überschauen zu können. Bestimmte Tiere, denen der Mensch mit seiner natürlichen Verhaltensausstattung unterlegen ist, und der fixierende Blick des Beutegreifers sind Bedrohungen im natürlichen Lebensraum – Furcht oder auch Angst sind die Folge. Untersuchungen haben gezeigt, dass Augenattrappen beim Menschen Pupillenerweiterung zur Folge haben, und zwar dann maximal, wenn ein Augenpaar nebeneinander geboten wird. Dieses Blickfixieren hat auch innerartlich drohenden Charakter. Wir haben bereits daran erinnert, dass die Bindung, und damit das „Urvertrauen", durch die Mutter-Kind-Dyade mit der Geburt gegeben ist, wenn auf Grund des Reifegrades des Neugeborenen die erste Lebensphase außerhalb des mütterlichen Körpers nur durch die Mutter gesichert werden kann. Wenn die Nachkommen dagegen nach der Geburt mit der Umwelt durch eigenes Verhalten Kontakt aufnehmen können, ist es ein prägungsähnlicher Vorgang, der die Bindung zur Mutter sichert. Beim Menschenkind beginnt zwischen dem 6. und 8. Monat – wie bereits in die Erinnerung gerufen – das „Fremdeln", die Unterscheidung zwischen „vertraut“ und „fremd“. Ein „Urmisstrauen“ wird aktiviert, weil zu einem Kreis bekannter Individuen Verhaltensbeziehungen entstanden sind. Bei den Primaten bildet die soziale Gruppe, zu der die Mutter gehört, diesen „Bekannten-Kreis“. Bestimmte Signale fremder Individuen können bei Säuglingen Angst auslösen. Als weitere Ängste im sozialen Kontext nennen Eibl-Eibesfeldt und Sütterlin (1992) für den Menschen noch:

- Angst vor Partnerverlust,
- „Dominanzfurcht“ und Angst vor „Gesichtsverlust“,
- Schuldgefühle als Quelle der Angst,
- fantasiegeborene Ängste.

Dazu kommen die bereits früher aufgeführten Formen der Ängste, die nicht selten zu Verhaltensstörungen führen, und eine klinische Betreuung erforderlich machen. Hier überschichten sich Umwelteinwirkungen, die weit über die natürlichen Wurzeln menschlichen Verhaltens hinausgehen und in ein kompliziertes Netz von Ursachen und Wirkungen eingebunden sind, das seine Eigenschaften der vom Menschen selbst geschaffenen Umwelt verdankt. Doch in der Tiefe bleibt die „Natur der Angst“ weiter bestehen, nur wie sich diese emotionalen Vorgänge umsetzen, das hängt von den Umweltbedingungen ab, in die das Einzelindividuum hinein wächst.

So sind wir der Frage wieder ausgeliefert, die schon zu Beginn der Darstellung Umrisse angenommen hat: „Wie kam die Angst in die Welt?“ „Welt“ heißt hier „Leben“ auf dem Planeten Erde. So wie die Dinge liegen, gehen wir dabei von einem Begriff „Angst“ aus, der uns als Menschen vertraut ist; wir erleben sie als eine Emotion, als ein Gefühl, und die Neurobiologen können uns sagen, welche Vorgänge dieses Erleben begleiten und welche Teile des Gehirns in besonderem Maße dabei aktiv sind, deren Wirkungen den ganzen Körper einbeziehen. Nach allem, was wir zu wissen meinen, hat das hier versuchsweise definierte Phänomen „Angst“ zwei prinzipielle Voraussetzungen:

1. Es ist an Lebewesen gebunden, bei denen Eigenbewegungen komplexe Verhaltensinteraktionen mit der Umwelt ausführen, die über ein zentralisiertes Nervensystem gesteuert werden.
2. Es setzt eine Organisation des Verhaltens voraus, die mit einer internen Bewertung verbunden ist und über neurophysiologische Vorgänge umgesetzt wird, die wir „Emotionen“ nennen. Zwischen diesen Vorgängen und Eigenschaften, die als „Bewusstsein“ umschrieben werden, besteht ein ursächlicher Zusammenhang. Dazu gehört eine Disposition zum fakultativen Lernen und zum Spielen.

Unter diesen Voraussetzungen ist es möglich zu erklären, warum das untersuchte Phänomen „Angst“ unzweifelhaft beim Menschen die facettenreichste Ausbildung erfahren hat. Um diesen Gesamtkomplex der menschlichen Angst einmal aus einer etwas anderen Sicht zu veranschaulichen, möchte ich ein von Norbert Jung in seinen Vorlesungen (Eberswalde) verwendetes Arbeitsblatt vorstellen (Abb. 25).

Die Übersicht zeigt die Vielfalt der Kontexte und situativen Konstellationen, die sich in Verbindung bringen lassen mit dem Phänomen „Angst“, wobei auch dieser theoretisch etwas anders als in unserer Darstellung angelegte Ansatz Anregungen liefert für die Auslotung der Hintergründe für eine emotionale Dimension, die beim Menschen einen kaum zu überschätzenden Einfluss auf den Lebenslauf jedes Einzelnen nehmen kann.

Ehe wir die „Naturgeschichte der Angst“ auf ihre „Geschichte“, die ja eine Stammesgeschichte und Evolutionsgeschichte ist, hinterfragen, sei der Versuch unternommen, mein hier entwickeltes Konzept zur Wesensbestimmung der „Angst“ zusammengefasst vorzustellen. Unser Ausgangspunkt für die Zuordnung der Angst ist das Individuum. Dabei bleibt zunächst noch offen, ab welcher Individuationsstufe wir den emotionalen Zustand „Angst“ erwarten; die vorliegende Darstellung hat nur Beispiele aus der Evolutionsstufe endothermer, also „warmblütiger“ Wirbeltiere herangezogen. Ein Individuum befindet sich in seinem natürlichen Lebensraum, in einer „Umwelt“, zu der Artgenossen als „Population“ gehören sowie die abiotische und biotische Umwelt, das „Ökosystem“. Zur Vereinfachung nennen wir Umweltbedingungen, die Angst erzeugen können „Stressoren“. Dann gibt es drei Grundklassen solcher Stressoren:

1. „Ethostressoren“, die auf das Verhalten einwirken und dem Ökosystem entstammen,
2. „Soziostressoren“, die durch Verhalten von Artgenossen wirksam werden, und
3. „Physiostressoren“, die informationell nicht wahrgenommen werden und direkt auf den physiologischen Zustand des Körpers einwirken (z. B. über die Atmung oder die Nahrungsaufnahme).

Unter der Einwirkung solcher Stressoren kann ein Individuum ein arttypisches Verhaltensrepertoire einsetzen, vielleicht erweitert durch individuelle Erfahrung, das die Voraussetzungen für die Reaktionen liefert. Dabei gibt es eine Alternative: Der Stressor ist verhaltensadäquat oder: der Stressor ist verhaltensinadäquat.

Im ersten Fall „weiß“ das Tier, was zu tun ist, wenn der „Stressor“ wahr-

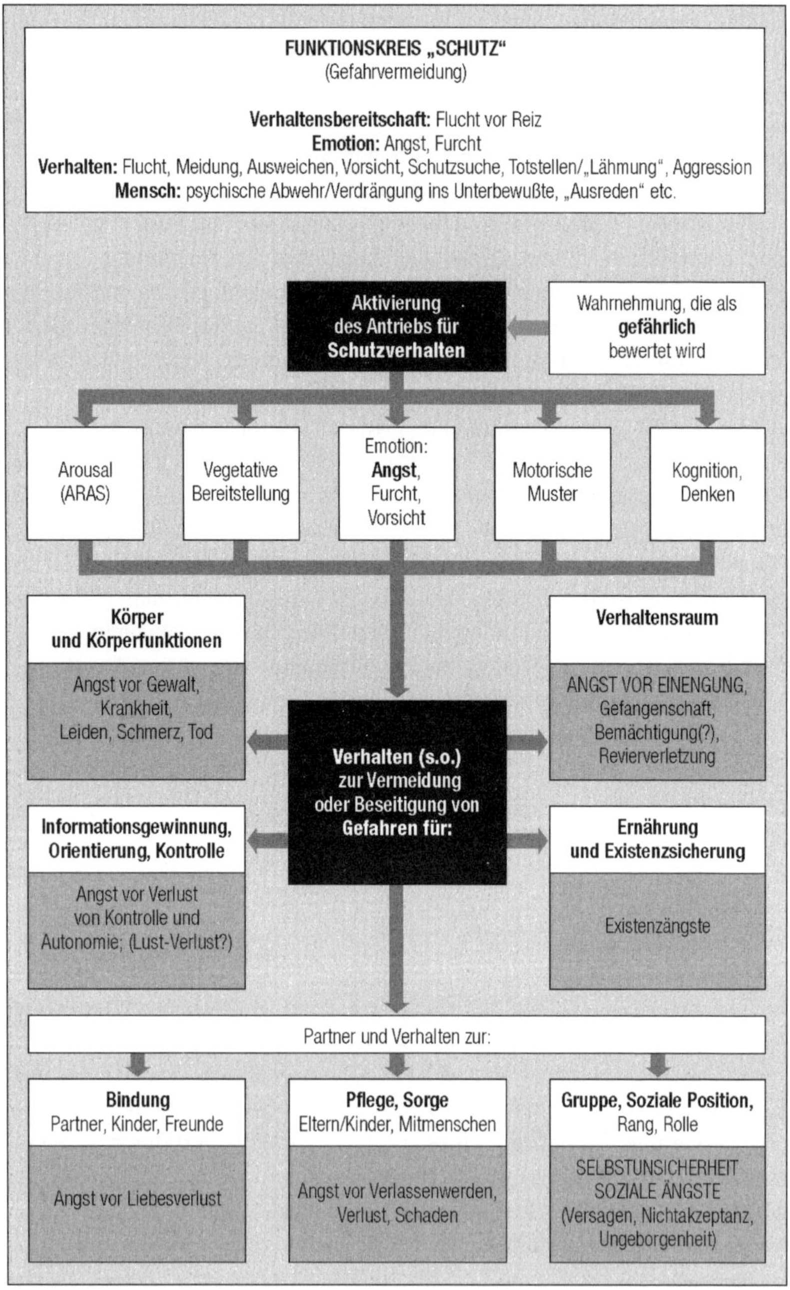
FUNKTIONSKREIS „SCHUTZ“
(Gefahrvermeidung)
Verhaltensbereitschaft: Flucht vor Reiz
Emotion: Angst, Furcht
Verhalten: Flucht, Meidung, Ausweichen, Vorsicht, Schutzsuche, Totstellen/„Lähmung“, Aggression
Mensch: psychische Abwehr/Verdrängung ins Unterbewußte, „Ausreden“ etc.
Aktivierung des Antriebs für Schutzverhalten
Wahrnehmung, die als gefährlich bewertet wird
Arousal (ARAS)
Vegetative Bereitstellung
Emotion: Angst, Furcht, Vorsicht
Motorische Muster
Kognition, Denken
Körper und Körperfunktionen
Angst vor Gewalt, Krankheit, Leiden, Schmerz, Tod
Verhaltensraum
ANGST VOR EINENGUNG, Gefangenschaft, Bemächtigung(?), Revierverletzung
Verhalten (s.o.) zur Vermeidung oder Beseitigung von Gefahren für:
Informationsgewinnung, Orientierung, Kontrolle
Angst vor Verlust von Kontrolle und Autonomie; (Lust-Verlust?)
Ernährung und Existenzsicherung
Existenzängste
Partner und Verhalten zur:
Bindung
Partner, Kinder, Freunde
Angst vor Liebesverlust
Pflege, Sorge
Eltern/Kinder, Mitmenschen
Angst vor Verlassenwerden, Verlust, Schaden
Gruppe, Soziale Position,
Rang, Rolle
SELBSTUNSICHERHEIT
SOZIALE ÄNGSTE
(Versagen, Nichtakzeptanz, Ungeborgenheit)

genommen wird. Es entsteht eine Schutzbereitschaft, verbunden mit der Motivation „Furcht", die Meide- oder Abwehrverhalten und vielleicht am Ende Fluchtverhalten in Gang setzt. Wenn diese Verhaltensweisen erfolgreich sind, wird die Lebenserwartung des Individuums nicht verkürzt sein, das furchtauslösende Ereignis liegt im arttypischen Bereich der Belastbarkeit. Anders ist die Situation, wenn der Stressor wahrgenommen wird, aber aus welchen Gründen auch immer ein inadäquates Schutzverhalten in Gang gesetzt wird, vielleicht weil das Tier körperlich oder räumlich behindert ist. Dann ist das Ergebnis eine Fitness-Minderung mit möglicher Verringerung der Fortpflanzung und der Lebenserwartung.

Dieselbe Situation ist gegeben, wenn der Stressor verhaltensinadäquat ist, aber wahrgenommen wird; es müsste ein inadäquates Schutzverhalten erfolgen, da es in diesem Fall ja kein adäquates geben kann. Ein Beispiel hierfür ist eine Mähmaschine, die eine Wiese bearbeitet, in der Vögel brüten, oder eine Überschwemmung im Bereich großer Flüsse, in denen sich auf Inseln oder Treibholz zitternde Säugetiere befinden, die nicht „wissen", wie sie sich retten können, obwohl sie den Stressor wahrgenommen haben. Die schlimmste Variante, die sich aus unseren Vorgaben ableiten lässt, wäre: der Stressor ist verhaltensinadäquat und wird nicht wahrgenommen. Die Folgen können Verhaltensstörungen sein mit somatischen Effekten, wie Magengeschwüre, und einem sublethalen oder auch lethalen, also tödlichen Abschluss (vgl. Pere 1986). Ein Beispiel sind Starkstromfelder, wie sie im Bereich von Hochspannungsleitungen auftreten. Wir haben dazu auch eigene Untersuchungen an Ratten durchgeführt (vgl. Spittka et al. 1969, Hilmer & Tembrock 1970). Es kam zu Veränderungen im Verhalten: Tiere, die einem Hochspannungswechselfeld ausgesetzt waren, bedienten signifikant weniger häufig einen Hebel, um an einen Wassertropfen aus einem Trinkgefäß zu gelangen. Auch in der lokomotorischen Aktivität war eine Veränderung nachweisbar, wenn die Box einem solchen Hochspan-

Arbeitsblatt von Norbert Jung (1998) zum „Funktionskreis Schutz", das er in seinen Vorlesungen (Eberswalde) verwendet.
Abb. 25: Andere Ängste, wie etwa die vor Hilfslosigkeit, Verantwortung o. ä. können in dem einen oder anderen Kontext erscheinen, da sie mit anderen psychologischen Komponenten verbunden sind. Altruistische Ängste (um Mitmenschen) entstammen wahrscheinlich dem Pflegekontext. Neurotische Ängste sind hier u. a. wegen der Stellvertreterfunktion nicht enthalten (Phobien, Angst vor eigener Aggression, Panikattacken, depressive Ängste etc.)

nungswechselfeld für drei Stunden ausgesetzt war. Damit ist ein „Physiostressor“ angesprochen: Auch Menschen, die in Hochspannungsfeldern arbeiten, spüren diese nicht, haben aber nicht selten vegetative Störungen mit oft unspezifischer Symptomatik. Typische Beispiele dafür sind Strahlungsquellen, auch UV-Einwirkungen, oder die vielen anthropogenen „Attribute“ die gewollt oder unkontrolliert sich in der Nahrung befinden. Sie können zu physiologischen Belastungen führen, und ebenfalls Depressionen oder auch Angstsyndrome zur Folge haben. Beim Menschen kann allein das Wissen darum zu Angstvorstellungen führen. Eine besondere Bedeutung, die gegenwärtig nur vage eingeschätzt werden kann, liegt in der möglichen synergistischen Wirkung angsterregender Stressoren, also die Kombination von Ethostressoren und Soziostressoren, und dies womöglich auf dem Hintergrund einer bereits vorhandenen, aber nicht wahrgenommenen Belastung durch Physiostressoren. Beim Menschen gewinnt dieser Zusammenhang noch andere Dimensionen, denn im Kontext seiner Umwelt, die selbst schon Menschenwerk ist, überlagern „Psychostressoren“ die von seiner Primatennatur vorgegebenen Ethostressoren, und aus den Soziostressoren sind „Psychosozialstressoren“ geworden. Die Gesellschaft bildet unter ganz anderen funktionellen Aspekten Gruppen oder soziale Einheiten als sie in der soziokulturellen Organisation der „Naturvölker“ (besser: „Kulturvölker“) gegeben waren oder noch sind.

Wir sind noch immer – stammesgeschichtlich gesprochen – am „oberen Ende der Angst“, dort wo sie subjektiv erfahren wird, wo sie zum Leiden entarten kann, und die Medizin Möglichkeiten erschlossen hat, solche Leiden erfolgreich zu behandeln. Aber wir sind heute überzeugt, dass die Voraussetzungen dazu „naturgegeben“ sind, und das heißt auch: je mehr wir über die Voraussetzungen wissen, desto tiefer wird unsere Einsicht in dieses emotionale Phänomen. Das hat bereits 1965 Paul Leyhausen veranlasst, als Verhaltensbiologe und Psychologe über die „Naturgeschichte der Angst“ nachzudenken. Dabei ging er von dem damals in der Verhaltensbiologie dominierenden Konzept von Konrad Lorenz aus, und betrachtete die Angst als ein „Instinktverhalten“, das im Interesse der „Arterhaltung“ die Funktion hat, vor lebensgefährlichen Situationen Angst zu haben, und darüber hinaus auch vor solchen Situationen, die Lebenserwartung und Fortpflanzungsaussichten beeinträchtigen. Genau dieses geschieht bei Mäusen, wenn zu viele auf zu engem Raum leben müssen. Die Evolution hat den Individuen daher „Funktionseigenheiten des Angstgeschehens“ mitgeliefert. Dazu gehört auch, auf extreme Umwelteinwirkungen, die

Angst erzeugen, mit aktivem Verhalten durch „Versuch und Irrtum" zu reagieren. So ist beispielsweise bei einem Waldbrand der Zusammenhang für das Individuum kaum einsehbar, und das flüchtende Reh läuft vielleicht genau in eine „falsche" Richtung. Aus diesen verschiedenen Prämissen leitet Leyhausen die Folgerung ab, dass Angstverhalten im Sinne von Lorenz (1937) ein „Instinkt" sei, der aus einer Bewegungsweise oder einer Folge von Bewegungsweisen besteht, und wie eine Melodie eine echte „Zeitgestalt" darstelle. Dahinter steht nach dieser Vorstellung ein Antrieb, so dass „Aktion und Rückmeldung" den wesentlichen Wirkungszusammenhang des tierischen Verhaltens bestimmen mit einem im genetischen Code festgelegten „Programm". Auch im Konzept von Ernst Mayr (vgl. 1998) hat diese Idee eine zentrale Bedeutung für die Kennzeichnung der biologischen Evolution. „Angst" ist für Leyhausen „ein solcher Instinkt", *„dessen Erregbarkeit rhythmisch-automatisch produziert wird. Man darf dabei voraussetzen, daß die Evolution den Mitgliedern jeder Tierart eine Angstproduktion angezüchtet hat, die dem durchschnittlichen Grade der Gefährdung entspricht, unter dem die Art leben und sich erhalten muß.*" Dabei wird auch hier – ähnlich wie dies bereits für Robert Hinde festgestellt wurde – keine Trennung zwischen Furcht und Angst vorgenommen, so dass auch Leyhausen arttypisch ausgeprägte Verhaltensmuster wie Meiden, Ausweichen, Verbergen oder Flucht als Beispiele für die Umsetzung von „Angst" anführt. Andererseits ist auch zu bedenken, dass der Zustand „Furcht" besonders häufig in „Angst" übergehen kann, wenn seine Umsetzung über arteigenes Verhalten nicht möglich ist. Leyhausen spricht dann aber auch das Problem des „Angsterlebens" als subjektiven Affekt an, wobei er die in unserer Darstellung bereits erörterte Prämisse setzt, dass bei Tierarten mit homologer physiologischer Organisation des Verhaltens, die also denselben Wurzeln entspringt wie beim Menschen, *„mit an Sicherheit grenzender Wahrscheinlichkeit*" die Existenz ähnlicher subjektiver Zustände angenommen werden kann. Dabei geht er davon aus, dass es mindestens zwei „Angsttriebe" gibt, gleichwohl aber schließt er sich Cohen (1962) an, der die „freie Angst" als „eindimensional" bezeichnet hat (vgl. auch Fröhlich 1965). Dass sich die psychologischen Kennzeichnungen der emotionalen Phänome der Angst von jenen unterscheiden, die sich mit der Antriebsebene des zugeordneten Verhaltens befassen, führt Leyhausen darauf zurück, dass das Spektrum der Antriebsqualitäten sowie das Spektrum der zugehörigen Erlebnisqualitäten *„in zwei Ebenen senkrecht aufeinander*" stehen. Leyhausen bringt aber noch eine weitreichende

Folgerung mit der „Naturgeschichte der Angst" in Verbindung: „*Der Antagonismus von intraspezifischer Angst und Aggression ist die Grundlage – aller! – sozialen Ordnung überhaupt …*" Damit sind noch einmal Schlüsselfragen angesprochen, die sich bei der Untersuchung der Natur der Angst stellen:

1. Welche funktionelle Bedeutung hat Angst und damit ihre Evolution, einschließlich der der „multidimensionalen" Ausweitung bei *Homo sapiens*?
2. Welcher Zusammenhang besteht zwischen der neurophysiologischen und der subjektiv erlebten emotionalen (psychischen) Dimension des Phänomens „Angst"?

Bei der zweiten Frage bewegen wir uns wieder auf die Begriffe zu, mit denen wir in die Thematik eingestiegen sind: „Psyche" (Seele) und „Bewusstsein". Sie nun noch einmal anzugehen, setzt aber voraus, dass wir die Frage1 aus der Sicht gegenwärtigen Wissens aufbereiten. Damit sind folgende Fragen verbunden:

1. Was ist Angst? (= Kennzeichen)
2. Wie wird Angst umgesetzt? (= Kausalgefüge des Prozesses als Aktualgenese)
3. Wozu wird Angst bewältigt? (= Funktion in der Ontogenese)
4. Warum gibt es „Angst"? (= Bedeutung, abgeleitet aus der Phylogenese).

1. Was ist Angst?

Verhaltensbiologisch lässt sich „Angst" etwa so definieren: Ein dynamischer Verhaltenszustand in einer objektiv gegebenen oder subjektiv angenommenen Situation, die das Individuum in seiner Unversehrtheit oder Existenz und damit in seiner Gesamtfitness gefährdet, und deren Bewältigung über arttypisches Verhalten nicht möglich ist. Diese Definition schließt den Menschen mit ein.

2. Wie wird Angst umgesetzt?

„Angst" ist ein Verhalten, dem (bei Säugetieren) ein neurophysiologischer Zustand zugrunde liegt, der vom Mandelkern (Amygdala) gesteuert wird und sich mit folgenden äußeren Symptomen verbinden kann (vgl. Kandel, Schwartz, Jessell 1996): Tachykardie (Beschleunigung der Herzfrequenz), galvanische Hautreaktion (Herabsetzung des elektrischen Hautwiderstandes und/oder Schwankungen des Hautwiderstandes auf Grund verstärkter Durchblutung oder Schweißbildung), Erbleichen, Pupillenerweiterung, Erhöhung des Blutdruckes, Magengeschwüre, Harnabgang, Stuhlabgang, Bradykardie (Senkung der Herzfrequenz durch parasympathische Aktivierung), Hecheln, Atemnot, Verhaltens- und EEG-Aktivierung, erhöhte Wachheit (Arousal), erhöhte Schreckhaftigkeit, Zittern, Frieren, Erstarren, typische Mimik (bei Primaten), soziale Interaktionen, erhöhter Blutspiegel von Corticosteroiden.

Zu berücksichtigen ist, dass nicht alle diese Symptome beim Menschen und bei anderen Säugetieren gleichermaßen auftreten.

3. Wozu wird Angst bewältigt?
Angst ist ein (primär) umweltabhängiger Zustand, der die art- und individualspezifischen Verhaltensinteraktionen mit der ökologischen und sozialen Umwelt sowie auch mit dem eigenen Körper so destabilisiert, dass nur über „Versuch und Irrtum" und damit mögliche Lernprozesse noch eine Chance besteht, die belastende oder gefährdende Situation zu bewältigen.

4. Warum gibt es Angst?
Angst als Verhaltenszustand hat sich im Verlauf der Evolution in Verbindung mit einem zentralisierten Nervensystem und auf dem Hintergrund einer relativen Verhaltensautonomie entwickelt, wobei Möglichkeiten des fakultativen Lernens und des Spielverhaltens eingeschlossen sind. In diesen Zusammenhang gehören zwei in unserer Darstellung bereits abgeleitete und definierte Begriffe: „Exformation" als latent verfügbare Information und „Exaptation" als autonome Erweiterung der Möglichkeiten zur Interaktion mit der Umwelt. Daraus werden hier zwei Hypothesen abgeleitet: (a) Die erforderliche Verhaltensautonomie setzt Endothermie voraus, also kontrolliert erzeugte Körpertemperatur; (b) diese relative Verhaltensautotomie verbindet sich mit einer progressiven Veränderung des Bewusstseins.

Diese beiden Hypothesen sind gewissermaßen bereits „latent gestützt" durch die Darlegungen und Beispiele, die uns in diesem Buch begegnet sind. Dabei wurde auch angesprochen, dass es schon bei den Wirbeltieren von den Fischgestalten bis zu den Reptilien bei allen Forschern erhebliche Bedenken gibt, den Begriff „Angst" für einen speziellen Zustand des Verhaltens anzuwenden. Das gilt natürlich erst recht bei den „Nicht-Wirbeltieren". Pitts (1994), den wir schon zitiert haben, sagt dazu mit dem Begriff „Schmerz", dass es gewichtige Gründe gibt, ihnen keinen „Schmerzsinn" zuzusprechen. Zu den Gründen gehören das Fehlen von Systemen, die denen homolog sind, die bei Wirbeltieren als neurophysiologisches Substrat für „Schmerz“ nachgewiesen sind, sowie die bei Wirbellosen ganz anders organisierten Nervensysteme, mit denen sie durch Verhalten auf physische Einwirkungen reagieren; und schließlich liegen bei den Wirbellosen die Massen der Nervenzentren fast stets unter 0,02 Gramm, und damit gibt es wohl kaum Voraussetzungen für vom Bewusstsein kontrollierte Funktionen des Körpers, der Fortpflanzung und des Verhaltens. Außerdem ist bei vielen Wirbellosen die Verhaltenssteuerung auf verschiedene Ansammlungen von Nervenzellen (Ganglien) verteilt, so dass eine zentrale Gesamtkontrolle des Verhaltens eher unwahrscheinlich ist; zudem haben viele Wirbellose eine nur auf Tage oder Wochen begrenzte Lebensspanne, so dass kaum Voraussetzungen bestehen, Vorteile aus Umwelterfahrungen für künftiges Verhalten zu gewinnen. Bei einer Gruppe möchte Pitts die Frage offen lassen, den Kopffüßern (Cephalopoda), wobei er speziell an den *Octopus* denkt, der ein relativ großes Gehirn besitzt und auch beachtliche Lern- und Anpassungsleistungen im Verhalten aufweist. Hier hält er eine Parallelentwicklung zu den Wirbeltieren für möglich.

Das aber würde nach Pitts eine eigene Evolution von Bewusstsein und Schmerzempfinden voraussetzen, denn nach seiner Auffassung wird Schmerz nur wahrgenommen durch das Bewusstsein und die individuellen Gedächtnisleistungen, kombiniert mit der Fähigkeit, Entscheidungen zu treffen. Pitts erlauben die bisherigen Forschungsergebnisse, deren Kriterien aus dem Bau des Zentralnervensystems, aus dem Verhalten und der Hirngröße abgeleitet sind, Bewusstsein und Schmerzwahrnehmung bei Säugetieren, den meisten Vögeln, einigen Reptilien und Fischen vorauszusetzen. Bei Amphibien seien keine relevanten Daten verfügbar, und es gäbe viele Gründe, davon auszugehen, dass die meisten Wirbellosen Schmerz nicht wahrnehmen können. Er erinnert auch an die „Abtreibung“ beim Menschen, den „stummen Schrei“ eines zwölf Wochen alten Fetus.

Auch wenn wir „Schmerz“ und „Angst“ als emotionale Phänomene nicht gleichsetzen dürfen, bleibt aber eine entscheidende Voraussetzung für beide: das „Bewusstsein“. Hier könnte ein Zirkelschluss entstehen: Weil Angst oder Schmerz subjektiv empfunden werden, muss es ein Bewusstsein geben; oder werden Schmerz und Angst emotional erlebt, weil es ein Bewusstsein gibt? Diese Alternative ist der hier gesetzte Ausgangspunkt, und dazu ließe sich vielleicht so argumentieren: Schmerz ist ein spezifisches Phänomen, dessen Auftreten mit der Aktvierung eines nozizeptiven Systems verbunden ist: Schmerz kann als Folge einer Reizung spezieller Sensoren auftreten, die eine hohe Schwelle aufweisen und als Nozizeptoren (Schmerzsensoren) bezeichnet werden. Das geschieht in der Haut durch mechanische oder thermische Reize als somatischer Schmerz, oder in den Eingeweiden als viszeraler Schmerz. Beim somatischen Schmerz liefert die Haut den Oberflächenschmerz, während der Tiefenschmerz im Bindegewebe, in Muskeln, Knochen (Zähnen) oder Gelenken auftreten kann, wobei Muskelkrampf oder „Migräne“ zwei typische Beispiele sind. Für den viszeralen Schmerz sei an Gallenkolik, Blinddarmentzündung oder der Schmerz als Folge einer Harnleiter-Verstopfung erinnert. Ohne auf die Einzelheiten einzugehen sei nur darauf verwiesen, dass die Schmerzempfindung primär durch sensorische Vorgänge in Gang gesetzt wird, aber verschiedene weitere affektive, vegetative und motorische Komponenten sowie die Erinnerung an frühere Schmerzerlebnisse daran Anteil haben, womit sich ein Schmerzverhalten verbindet (vgl. Birbaumer/Schmidt 1996). Hier handelt es sich um einen physiologisch gänzlich anders gearteten Vorgang als beim Angstsystem, so dass sich die Beziehung zur Angst auf unterschiedliche Weise aufbauen kann, etwa als Angst vor Migräne oder Kopfschmerzen oder Nierenkolik. Es gibt eine beim Menschen vom Bewusstsein gesteuerte kognitive Komponente für die Schmerzbewertung. Über diese Brücke läuft die Verbindung zur Angst. Anders gesagt: Das „Bewusstsein“ ist eine Voraussetzung für diese Verknüpfung und damit für das affektiv emotionale Erleben von Angst oder von Schmerzen.

Daraus lassen sich zwei Folgerungen ableiten:

1. Emotionale subjektiv wahrgenommene Phänomene, wie auch immer wir sie benennen, ob „Angst“, „Schmerz“, „Leiden“, „Freude“ oder „Trauer“, setzen einen Verhaltenszustand voraus, den wir „Bewusstsein“ nennen.
2. Die Evolution der neurophysiologischen „Mechanismen“, die emotionale Zustände erzeugen, und die wir zu den Phänomenen „Angst“ und „Schmerz“ etwas vertieft dargestellt haben, ist die Voraussetzung für das „Bewusstsein“.

Hier sollte keine Grundsatzerörterung zum komplexen Thema „Bewusstsein“ erfolgen, zu der auf einige Gesamtdarstellungen verwiesen sei (Klement 1975, Pöppel 1985, Guttmann, Langer 1992, vgl. auch Griffin 1985, Nørretranders 1994, Dawkins 1994, J. und C. Gould 1997, Calvin 1998). Gleichwohl bedarf es einiger Anmerkungen zu dem Problemfeld unter Berücksichtigung des aktuellen Forschungsstandes. Auch hier gilt wieder, was schon den Zugriff zum Phänomen „Angst“ kennzeichnet: Man beginnt beim Menschen, weil hier die Kriterien durch die „Innensicht“ erschließbar sind, wobei drei Disziplinen grundlegende Zuarbeit leisten, die Psychologie, die „physiologische Psychologie“ – speziell Neuropsychologie – und die Medizin.

Was also ist „Bewusstsein“?

Eine Antwort dazu gibt Churchland (1995), indem er (menschliche) Eigenschaften nennt, die Bewusstsein kennzeichnen: Kurzzeitgedächtnis („Arbeitsgedächtnis“), Unabhängigkeit von aktuellen Wahrnehmungen, steuerbare Aufmerksamkeit bei aktuellen Wahrnehmungsvorgängen, Fähigkeit, komplizierte oder nicht eindeutige Fakten auf mehrere Arten zu interpretieren, Verschwinden im Tiefschlaf (Zusatz: oder bei Vollnarkose), Wiederauftauchen beim Träumen, Integration von Inhalten verschiedener sensorischer Modalitäten zu einer gemeinsamen Erfahrung. Andere Konzepte fügen noch das Langzeitgedächtnis hinzu.

Wie „arbeitet“ Bewusstsein?

Dazu gibt Ciompi (1997) eine interessante Antwort:

Affekte sind die entscheidenden Organisatoren, Integratoren und Aktivatoren und damit auch „Motoren“ und Energielieferanten des Bewusstseins. Damit wird Bewusstsein als affektiv-kognitives System definiert, das durch Aufmerksamkeitszuwendung zu differenziert verdichteter Information führt. Es organisiert „Wissen von Etwas“ und dann „Wissen über Etwas“, also Abstraktionen, und schließlich auch „Wissen von sich selbst“. Dabei geht Ciompi davon aus, dass bewusstseinsbildende Prozesse auf den verschiedenen Ebenen vom Individuum bis zu gesellschaftlich organisierten Einheiten selbstähnlich verlaufen. Damit sei Bewusstsein ein typisch fraktales Phänomen.

Wozu gibt es Bewusstsein?

Damit ist der funktionelle Aspekt angesprochen. Nach Marian Dawkins gibt es Bewusstsein beispielsweise zum „Denken“ oder zum „Zählen“, aber auch zum kreativen Lernen, neue Verhaltensweisen zu entwickeln, wie etwa die Benutzung von Gegenständen bei der Nahrungsbeschaffung und Zubereitung, oder – anders gesagt – zur Entwicklung der Intelligenz. Diese ist dann definiert als kognitives Verhalten, Erfahrung nutzen, „logische Schlüsse“ ziehen, Analogien erkennen, Verhaltensorganisation auf der Grundlage von Lernen durch Einsichten in Zusammenhänge.

Warum gibt es Bewusstsein?

Mit dieser Frage ist die tiefste Ebene erreicht: die evolutive „Bewertung“ der Zunahme von Komplexität und Information in der Organisation des Verhaltens (vgl. Abb. 1). Zu diesem Vorgang gehört eine Zunahme der „Freiheitsgrade" (Alternativen) bei der Interaktion mit der Umwelt auf der Grundlage eines Informationswechsels, und dies vollzieht sich als zunehmende „Interiorisierung", also Verinnerlichung des äußeren Verhaltens. Dann bedeutet „Denken" das kognitive Durchspielen eines Verhaltens ohne äußeres Handeln. Dieser Ansatz erinnert an das Konzept von Karl Popper (vgl. Popper 1994) „Alles Leben ist Problemlösen". Ich möchte auf diesem Hintergrund die entscheidenden Evolutionsstufen wie folgt kennzeichnen: Verhalten sichert die Umweltansprüche (vgl. Abb. 1)

1. durch Versuch und Irrtum,
2. zusätzlich durch Sensibilisierung, Habituation (Gewöhnung) sowie prozessuales Lernen (Ausführen),
3. zusätzlich durch diskriminatorisches, assoziatives Lernen (Unterscheiden, Verknüpfen),
4. zusätzlich durch konzeptuelles Lernen (Konzepte entwerfen),
5. zusätzlich durch reflektierendes Lernen (als eigene Qualität humanspezifisch).

Für den evolutiven Anfang dieser Geschichte des Verhaltens sei als Beispiel ein gut untersuchter Vertreter der Archaebacteria als prokaryoter (also kernloser) Einzeller vorgestellt, der wissenschaftlich als *Halobacterium halobium* bezeichnet wird (vgl. Seitelberger 1992). Dieses Bakterium lebt – wie der Name ausweist (griechisch: halos = Salz) – in salzreichen Gewässern und gewinnt seine Energie aus dem Sonnenlicht ohne Fotosynthese. Eine rotierende Geißel ermöglicht Bewegungen im Raum mit Richtungsänderungen. Die Zelle verfügt in der Membran über lichtempfindliche Pigmente (Bakterienrhodopsin). Dabei können der Lichtgradient festgestellt und durch molekulare Mechanismen (Oszillatoren) Bewegung und Richtungsänderung vollzogen werden. Eine Nahrungsquelle wird durch „Versuch und Irrtum" im Gradientengefälle der Umwelt gefunden, wobei Informationen molekular bis zu 13 Sekunden lang gespeichert werden können. Damit weist diese urtümliche Verhaltensinteraktion mit der Umwelt genau die beiden von uns postulierten Grundeigenschaften auf: (1) eine molekularbiologische Kopplung von Wahrnehmung (Sensorik: Licht) und Motorik als informationellen Prozess, wobei ein „Arbeitsgedächtnis" ein autonomes Verhalten sichert. (2) Die Sicherung des Stoffwechsels durch einen stofflich-energetischen Prozess über „Versuch und Irrtum".

Seitelberger (1992) geht davon aus, „Bewusstsein" empirisch zu definieren, als bewusst-Sein. Dahinter steht die auch in unserer Darstellung bereits angedeutete Idee, dass eine Voraussetzung für „Bewusstsein" durch die raumzeitliche Präsenz von Eigenschaften der Außenwelt im Organismus gegeben ist, die bei *Halobacterium* bis zu etwa 13 Sekunden betrug. Verhaltensbiologisch formuliert heisst das auf der Grundlage unseres Konzeptes: Der dynamische Zustandsvektor erzeugt auf Grund einer genetisch vorgegebenen Arbeitsweise mit Hilfe des Eingangsvektors (Sensorik) und eines Ausgangsvektors (Motorik) eine raumzeitliche Präsenz von Eigenschaften der Umwelt. Wir umschreiben diesen Präsenzvektor der Aktualgenese mit den Begriffen „Kontaktraum" und „Kontaktzeit". Beide sind im Beispiel der Sicherung des Stoff- und Energiewechsels von *Halobacterium* nachgewiesen. Damit kennzeichnen wir auch das Phänomen „Leben", das durch diese singuläre Kombination von Stoff- und Energiewechsel mit dem Informationswechsel seine einzigartige Eigenschaft aufweist, die wir mit dem Begriff „Erleben" umschreiben. Organismen sind durch diese autonome Art der Umweltbeziehung, die ihre existentielle Voraussetzung ist, definiert. Die weiteren Folgerungen (vgl. Abb. 18) sind zwingend, wenn wir diesen elementaren Lebensraum, der im Beispiel des *Halobacterium* beschrieben wurde, als „Kontaktfeld" bezeichnen, das durch den Kontaktraum und die Kontaktzeit definiert ist: In der Evolution entwickelt sich mit zunehmender Komplexität und Information der Organismen als nächste Stufe das Nahfeld. Es ist durch den Nahraum als dreidimensionaler Bereich, der aktuell sensorisch „präsent" ist, sowie durch die Nahzeit als vierte Dimension des „Erlebnisraumes" gegeben, und hängt damit von der Leistungsfähigkeit der äußeren Sinnesorgane und der neuronalen Informationsverarbeitung und -speicherung ab, ein Prozess, in den individuell verfügbares „Wissen" und „Können" mit eingeht, was sich im assoziativen diskriminatorischen Lernen umsetzt. In der weiteren Evolution baut sich ein Distanzfeld auf, mit Distanzraum und Distanzzeit, die im Organismus präsent sind, nicht aber im aktuellen Umwelt-Bezug, und sich mit konzeptuellen kognitiven Prozessen verbinden; das „Erleben" hat sich um erlebnisfähige Vergangenheit und Zukunft erweitert, und das verändert auch den Erlebensvorgang des aktuellen Umweltbezuges, das Verhalten wird zukunfts- und vergangenheitsbezogen auf Grund individueller fakultativer Lernvorgänge. Damit ist ein weiterer Aspekt in diese Ableitung eingebracht: das individuelle Lernen. Vergangenheit und Zukunft sind auch im genetisch determinierten Verhalten präsent, weil Entwicklung der Organismen nur durch die Generationenfolge gesichert werden kann, das setzt am prozessualen Verhalten an: ein Lachs, der unter riesigem Aufwand seine Geburtsgewässer wieder aufsucht, weil er sich dort fortpflanzen muss, „denkt“ nicht an die Zukunft. Diesen langen Weg legt er auch nur einmal im Leben zurück. Die Motivation, den genetisch vorgegebenen Antrieb zu diesem Verhalten bestimmen seine Umweltbeziehungen. Damit folgt eine weitere Hypothese: erst wenn Verhaltensziele von einem fakultativen individuellen Lernen abhängen, ist ein emotional gesteuertes Verhalten gefordert; damit lässt sich das schon erwähnte Konzept der affektkognitiven, „Fühlen“ und „Denken“ kombinierenden Verhaltensorganisation anwenden. Das halten wir für die Voraussetzung eines emotional gesteuerten „Erlebens“. Dann kann „Angst“ einen Notausgang aus tatsächlicher oder angenommener Bedrängnis anbieten. Zugleich leitet sich aus diesem hypothetischen Konzept der Evolution des Verhaltens die Aussage ab, dass „Bewusstsein“ mit der Umweltbeziehung entsteht, die wir jetzt als „Erleben“ bezeichnet haben, und sich mit den Emergenzstufen ausweitet, die mit den Ereignisfeldern charakterisiert wurden, die auch durch zunehmende Freiheitsgrade des Lernens gekennzeichnet sind. Mit dem fakultativen Lernen entsteht jene neue Qualität des Erlebens, die eine affekt-kognitive Organisation des Verhaltens anfordert, weil das Individuum autonome Umweltbeziehungen herstellt, deren Wert erst mit ihrer Wirkung eingeschätzt werden kann, und solche Art der Umweltbeziehungen haben Gould und Vrba (1982) als „Exaptation“ bezeichnet und damit von der durch äußere Selektion entstandenen Adaptation (Anpassung) abgesetzt. Das bedeutet: Der Organismus weiß und kann mehr als er zum Leben in seiner Umwelt braucht. Er kann es im Spiel an seiner Umwelt testen oder aber darauf zurückgreifen, wenn seine Existenz gefährdet ist. Dabei sollte aber noch einmal betont werden, dass unser Begriff „Erleben“ an „Gegenwärtigkeit“ gebunden ist. Was immer im Gedächtnis gespeichert ist, wird erst dann „bewusst“, wenn es vergegenwärtigt wird. Daher hat Nørretranders solche Information, die im aktuellen Geschehen nicht präsent ist, „Exformation“ genannt (vgl. S. 29). Dies verweist darauf, dass auch beim Menschen das aktuelle Erleben, also der verhaltensspezifische Umweltbezug, nur durch den gegenwärtigen „Bewusstseinsfluss“ (Seitelberger) bestimmt wird, dennoch aber seine Einmaligkeit durch die individuelle Exformation gegeben ist. Wagen wir also die Vereinfachung: Bewusstsein setzt voraus, dass es Exformation gibt. Jetzt sollten wir fragen, wie „Bewusstsein“ in die Welt gekommen ist. Dazu greifen wir auf die bereits bekannten drei „Potentiale“ (nach v. Hayek 1979) zurück (Abb. 26):

1. über das „*biogenetische Potenzial*“, das im Erbgut, also im Genom

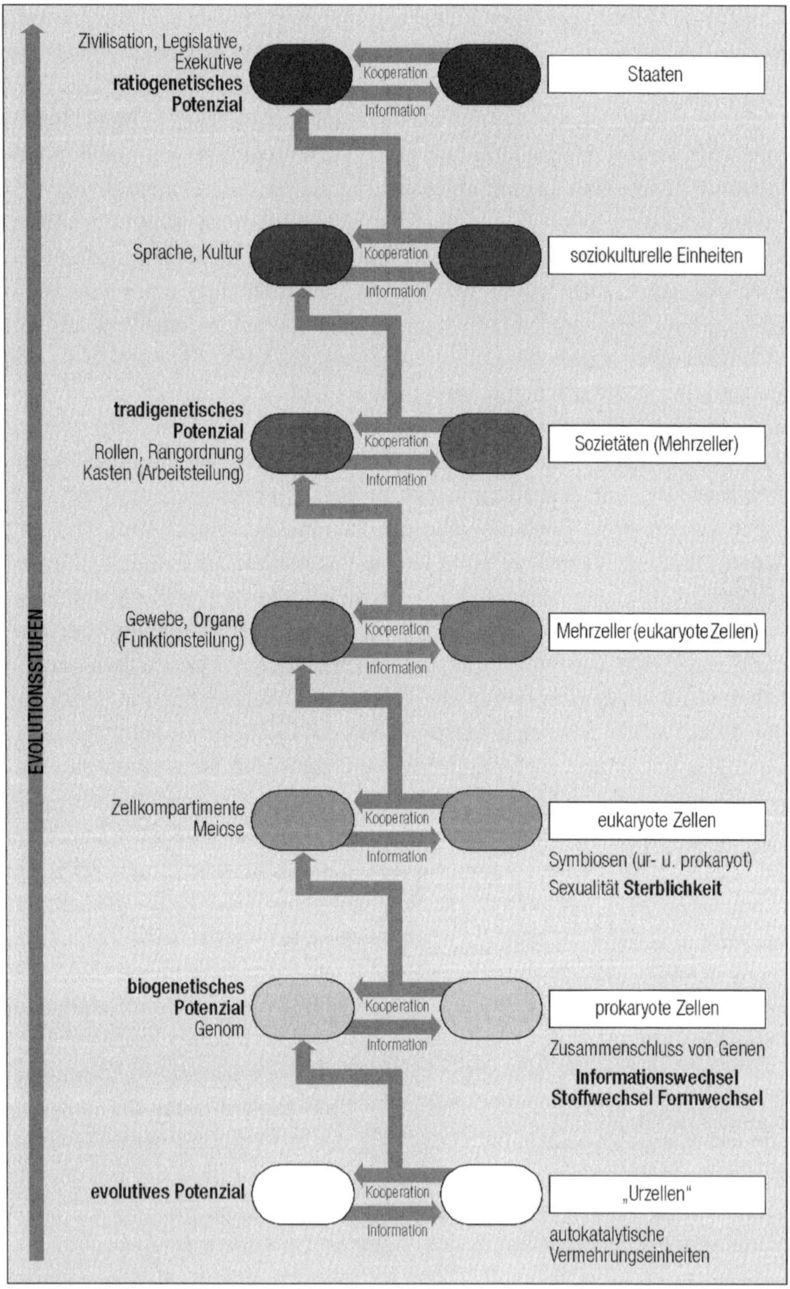
EVOLUTIONSSTUFEN
Zivilisation, Legislative, Exekutive
ratiogenetisches Potenzial
Kooperation
Information
Staaten
Sprache, Kultur
Kooperation
Information
soziokulturelle Einheiten
tradigenetisches Potenzial
Rollen, Rangordnung
Kasten (Arbeitsteilung)
Kooperation
Information
Sozietäten (Mehrzeller)
Gewebe, Organe
(Funktionsteilung)
Kooperation
Information
Mehrzeller (eukaryote Zellen)
Zellkompartimente
Meiose
Kooperation
Information
eukaryote Zellen
Symbiosen (ur- u. prokaryot)
Sexualität Sterblichkeit
biogenetisches Potenzial
Genom
Kooperation
Information
prokaryote Zellen
Zusammenschluss von Genen
Informationswechsel
Stoffwechsel Formwechsel
evolutives Potenzial
Kooperation
Information
„Urzellen"
autokatalytische Vermehrungseinheiten

fixiert ist, und damit ein „angeborenes Wissen“ und „Können“ bereitstellt. Es unterliegt den Mechanismen der Evolution und erzeugt die evolutiven Transformationen im Verlauf der Phylogenese, in Abbildung 26 als Evolutionsstufen ausgewiesen. Diesen liegen nach der hier vertretenen Auffassung zwei elementare Vorgänge zugrunde: Die Kooperation, die an Stoff- und Energiewechsel gebunden ist, und die Information, die auf dieser Ebene in der DNA fixiert ist. Veränderungen sind nur in der Generationenfolge möglich. Dieses Wissen und Können wird im arttypischen Verhalten über die Umwelt-bezogenen Aktualgenesen wirksam. Aktuelle Information wird auf diesem Hintergrund über obligatorisches Lernen erweitert: Der Schwänzeltanz einer Honigbiene zur Übermittlung von Informationen über Entfernung und Richtung der Tracht an andere Arbeiterinnen im Stock ist einschließlich des Verhaltens der Empfängerinnen genetisch programmiert. Das ist die biogenetische Ebene der Exformation, die verfügbar sein muss, damit die Signale der tanzenden Bienen „verstanden“ werden können.

2. über das *tradigenetische Potenzial*: Die Bildung von Exformation überlagert den biogenetischen Prozess der an das Erbgut fixierten Information, indem sie eine veränderte Organisation des Informationswechsels ermöglicht durch Lernen nach einem individuellen Vorbild in frühen Phasen der umweltbezogenen Verhaltensentwicklung, wofür beim Menschen der Erwerb der Muttersprache ein Beispiel ist. Auch der Gegenstandsgebrauch bei Schimpansen gehört hierher. Hier ist fakultatives Lernen im Spiel; es gibt Schimpansen-Populationen, die ihre Ernährung ohne Gegenstandsgebrauch sichern. Aber auch dann ist in hohem Umfang Lernen nach Vorbild erforderlich. Auf diesem traditiven Wege können Bewertungen und Normen für Umweltbeziehungen über Generationen hinweg weitergegeben werden, eine Basis der soziokulturellen Entwicklung beim Menschen. Personen, die sich auf solche tradierten Werte und Normen berufen, werden heute „Fundamentalisten“ genannt, da ihnen keine rationale Begründung für ihr Verhalten möglich ist. Tradierte Werte und Normen, tra-

Abb. 26: Schematische Darstellung der großen Evolutionsschritte der Organismen auf dem Planeten Erde unter Nutzung von Ideen von W. Wieser (1998) und E. Oeser (1985) sowie eines eigenen Konzeptes. Grundlage ist die hier nicht dargestellte (kosmische) physikalische Selbstorganisation = evolutives Potenzial. Als zentraler Prozess ist die Bindung zwischen den jeweiligen Einheiten auf Grund von Kooperation und Informationstransfer ausgewiesen. Einzelheiten im Text.

diertes Wissen und Können liefern auch die Voraussetzungen für mögliche Modifikationen, die weiter tradiert werden können. Bei hoch sozial lebenden Primaten werden auch die Rangstellungen der Mütter an die Nachkommen weiter tradiert. Das tradigenetische Potenzial liefert damit auch bestimmte Voraussetzungen für die Einstellungen gegenüber der Umwelt und kann dadurch Einfluss nehmen auf das individuelle „Angst-Potenzial".

3. über das *ratiogenetische Potenzial*: Der Hintergrund für die ratiogenetische Verhaltensorganisation wird durch das biogenetische sowie das daraus hervorgegangene tradigenetische Potenzial gebildet. Wenn die Ratio versagt, treten „fundamentalistische" Einstellungen in den Vordergrund, bei schweren Hirnerkrankungen des Menschen, wie Morbus Alzheimer sogar die ganz tiefen biogenetischen Schichten unserer Verhaltensorganisation. Wir nennen die Verhaltenssteuerung auf der biogenetischen Ebene „unbewusst" und auf der tradigenetischen „unterbewusst". Eine ratiogenetische Organisation des Verhaltens setzt „bewusst" kognitiv kontrollierten Informationserwerb voraus, der damit auch eine neue Qualität latenten Wissens (= Exformation) erzeugt, wie in diesem Beispiel: Ein Journalist fragt Konrad Adenauer, nachdem Ludwig Erhard zum Kanzler-Kandidaten gewählt worden war: „Was halten Sie von dieser Entscheidung?" und bekommt die Antwort: „Dasselbe wie Sie."

Wenn Schimpansen eine menschliche Zeichensprache lernen, dann bewegt sich das daraus abgeleitete Verhalten auf der ratiogenetischen Ebene und wird damit der Form des Bewusstseins vergleichbar, die es ihnen ermöglicht, sich selbst in einem Spiegel zu erkennen.

Wir könnten nach dieser Ableitung drei Evolutionsstufen des Bewusstseins postulieren, die biogenetische, die tradigenetische und die ratiogenetische. Zugleich dürfen wir jetzt folgern, dass „Angst" als emotionales Erleben erst auf der tradigenetischen Stufe entstehen konnte, weil wir das individuell organisierte „fakultative Lernen" als eine der Voraussetzungen benannt hatten. Zugleich aber setzt das Auftreten von nachweisbaren Symptomen der Angst „Emotionssysteme" voraus. Dafür hat Gray (1982) ein Konzept entwickelt, das von drei „primären Emotionssystemen" ausgeht. Das erste bezeichnet er als „Verhaltens-Aktivierungs-System", wobei er ein umweltorientiertes Verhalten meint, was weitgehend unserem Begriff des „affinen Status" entspricht, der Zuwendung mit Abstandsverringerung zum Zielbereich oder Zielobjekt. Das zweite Emotionssystem von Gray ist das „Verhaltens-Hemmungs-System", während das dritte als „Kampf-

Flucht-System“ bezeichnete sich weitgehend mit unserem „diffugen Status“ deckt: der Abstand zu den Umgebungsbedingungen, die dieses Verhalten auslösen, soll vergrößert oder die Voraussetzung dazu beseitigt werden. Die spezielle Hypothese von Gray lautet: Verhaltenshemmung tritt nur bei Verletzung von Erwartungen (= „mismatch“) auf. Diese entsteht, wenn beim Vergleich die aktuellen Informationen nicht übereinstimmen mit den Erwartungen für ein motiviertes Verhalten. Damit wird für Gray „mismatch“ die Quelle von Angst. Das steht dem hier vertretenen Konzept sehr nahe und hat auch zu einem Ansatz enge Beziehungen, den Gilbert 1989 entwickelt hat. Er unterscheidet zwei elementare Systeme der Umweltbeziehungen, die er als „Sicherheitssystem“ und „Schutzsystem“ bezeichnet. Für das Sicherheitssystem setzt er den zentralen Begriff „Bindung“ ein. Dieser führt uns in das Zentrum des hier vorgestellten Konzeptes, und ich füge hinzu: Das Schutzsystem ist gefordert, wenn zwei Bedingungen gegeben sind:

- die Zerstörung einer Bindung
- die Gefährdung der individuellen Existenz.

Das Prinzip „Bindung“ kennzeichnet nach unserer Hypothese die Evolution der Biosphäre auf dem Planeten Erde (siehe Abb. 26). Als zentraler Prozess ist die Wechselwirkung zwischen kompatiblen Elementen durch die Begriffe „Information“ und „Kooperation“ ausgewiesen. Der Informationstransfer beruht auf dem Informationswechsel, die Kooperation mit dem Stoff- und Energiewechsel. Dies beginnt in der präbiotischen Evolutionsstufe mit autokatalytischen, also eigenen Stoffwechselvorgängen, die Bindungen herstellen oder abbauen, sowie Vermehrungseinheiten in einer „RNA-Welt“ (RNA = Ribonukleinsäure). Der Formwechsel – an organische Moleküle gebunden – beginnt mit den „Urzellen“. Er ist durch vier Parameter gekennzeichnet, deren Dynamik als „Entwicklung“ bezeichnet wird: Wachstum, Vermehrung, Differenzierung und Reparatur. Urzellen sind autonome Organismen, zu deren Eigenschaften Individualität, Formwechsel, Stoffwechsel, Informationswechsel und Entwicklung gehören. Daraus resultiert auch das Prinzip der biologischen Evolution auf der Grundlage von Bindung und Entwicklung.

Informations- und Kooperationsvorgänge führen zu den ersten echten Lebewesen, den kernlosen prokaryoten Einzellern. Die Bakterien haben Rezeptoren, beispielsweise für Aminosäuren oder Zucker und verwenden dann vielleicht eine rotierende Geißel, um sich orientiert zu den Nahrungsquellen zu bewegen. Das sind die Grundbedingungen des Verhaltens. Jetzt gibt es auch DNA (Desoxyribonukleinsäure) und damit ein echtes Genom, das biogenetische Potential bestimmt die Lebensprozesse. Wieder führen Information und Kooperation zu neuen Zusammenschlüssen solcher Einheiten, es entstehen echte kernhaltige Einzeller, also Eukaryota, die über Symbiosen als spezielle Form der Bindung wichtige Kompartimente gewinnen, wie Plastiden für die photosynthetische Energiegewinnung und Mitochondrien als „Kraftwerke" der Zelle, die eigene Gene (DNA) entsprechend ihrer Herkunft als autonome prokaryote Organismen mitbringen. Bei den zunächst noch mit einem Chromosomensatz ausgestatteten kernhaltigen Einzellern entstehen nun Zellen mit einem doppelten Chromosomensatz (Diploidie), die über Reifeteilungen (Meiose) ihr Erbgut rekombinieren können und haploide Zellen bilden, die durch Verschmelzung, auch als „Syngamie" bezeichnet, wieder diploide Zellen mit einer neuen Genkombination bilden. Die Sexualität ist entstanden und mit ihr der Tod, die Sterblichkeit der Individuen. Die Reproduktion führt zu einer Generationenfolge.

Kooperation und Information sind die Voraussetzung dafür, dass Zellen gleicher genetischer Herkunft mehrzellige Körper aufbauen, aus denen drei große Evolutionslinien hervorgehen, die Pflanzen, die Pilze und die Tiere. Diese können durch Wachstum „Kolonien" bilden aus Individuen, deren Körper verbunden sind, wie bei den Korallen, oder Verbände freibeweglicher Individuen mit sozialen Bindungen. Jetzt gewinnen individuelle Lernvorgänge an Bedeutung, deren Inhalte auch an die nächste Generation weiter gegeben werden können; das tradigenetische Potenzial entsteht – eine wichtige Voraussetzung innerhalb der Primaten für die Evolution des Menschen, der dann nicht-anonyme soziokulturelle Einheiten bildet, aus denen mit der Sesshaftigkeit organisierte Ackerbauer und Viehzüchter und schließlich Staaten hervorgegangen sind mit organisierter bewusster Aneignung von Werten, Normen, Wissen und Können. Das ratiogenetische Potenzial schafft eine neue Qualität menschlichen Zusammenlebens, die „Zivilisation", und superstaatliche Bindungen sind gegenwärtig im Entstehen.

Mit diesem sehr kursorischen Überblick über Leitlinien der Evolution der Organismen haben wir uns auf das Thema „Naturgeschichte" zum Phänomen „Angst" fokussiert und dabei nach der Antwort auf die Frage, wie die Angst in die Welt kam, gesucht. Es geht also jetzt um die „letzten Ursachen", denen wir in der gesamten Darstellung immer wieder begegnet sind: die Bedrohung der individuellen Existenz. Wenn wir das Grundkonzept der Darstellung in der Abbildung 26 auf eine Kurzformel bringen, dann bleiben auch nur zwei Begriffe: „Bindung" und „Tod", die mit der Evolution der Sexualität in einem besonderen Zusammenhang stehen: Gefährdung von Bindungen und Bedrohung der individuellen Existenz. Eine Ameise, Termite oder Honigbiene, die wir aus dem sozialen Verband isolieren, ist dem Tode ausgeliefert. „*Ein* Schimpanse ist kein Schimpanse" sagte der große Kenner dieser Menschenaffen Robert M. Yerkes, und immer wieder setzen Menschen bei Verlust zwischenmenschlicher Bindungen ihrem Leben ein Ende. Der mehrzellige Körper geht zugrunde, wenn Kooperation und Informationstransfer zwischen Zellen, Geweben und Organen versagen.

Der Tod als letzte Ursache für Angst hat Philosophen und Psychologen immer wieder bewegt, erinnert sei nur an Kierkegaard (1844), an Ludwig Klages (1929) oder an H. Kunz (1965). Die Sterblichkeit des Individuums als letzte Voraussetzung für die Existenz der Angst. Bei Klages ist die „*so genannte Todesangst*" identisch mit Angst, und diese bezeichnet nach ihm einen „*sachunbeziehbaren Zustand, … der jeden Gedanken ablehnt*". Klages geht auch davon aus, dass Furcht dagegen bei Tieren mit ähnlichen „Gefühlen" wie bei Menschen ebenso „*auf der Wirksamkeit von Triebantrieben beruht*", was nach seiner Auffassung zu einer „*vorübergehenden Entmächtigung des Willens*" führt, und nicht identisch ist mit Angst. Ein interessantes Konzept der Trennung von Furcht und Angst. Auf dem Hintergrund dieser abschließenden Überlegungen komme ich nun zu folgenden Aussagen (Abb. 27):

1. Angst verdankt ihre stammesgeschichtliche Entstehung der Sterblichkeit der Organismen, die mit der Sexualität bei den Eukaryota begann; das ist die ultimate Ebene.
2. Die Aktualgenese der Angst, ihre Dynamik, ihr Umweltbezug und ihre neurobiologischen Korrelate bilden ein Ursachengefüge, das diesen Hintergrund nicht erkennen lässt; das ist die proximate Ebene.
3. Daraus ergibt sich ein Element, das einen „Freiraum" für Spekulationen offen lässt, weil es „irrational-apriorisch", also weder dem logischen Denken noch einer ursächlichen Begründung zugänglich ist.
4. Die evolutionäre „Überlebensstrategie" ist die Gesamt-Fitness als Sicherung der Weitergabe von Exformation über die Generationenfolge hinweg, bei der r-Strategie mit Erzeugung von sehr viel mehr Nachkommen als tatsächlich überleben, an den Genotyp gebunden, und damit an sich schnell verändernde Umweltbedingungen angepasst.

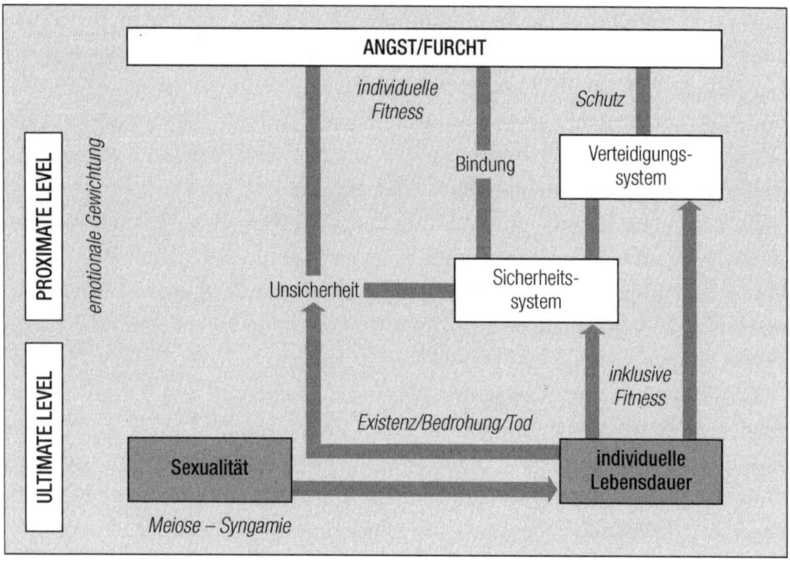

Abb. 27: Strukturschema der Grundvoraussetzungen für die „Naturgeschichte der Angst", die nach der vorliegenden Darstellung angenommen werden. „Ultimate level" bezeichnet die tiefste Ebene, „proximate level" jene Ebene, in der sich das aktuelle Verhalten vollzieht. Mit der Evolutionsstufe der eukaryoten Einzeller (vgl. Abb 26) entstand die Sexualität und damit wurde die Lebensdauer der Zellen begrenzt, die keine Keimzellen (Gameten) erzeugen. Die „inklusive Fitness" dient der Sicherung der Weitergabe des „Erbgutes" über die Generationenfolge hinweg, das damit potentiell „unsterblich" bleibt. In der Evolution bilden sich ein „Sicherheitssystem" und ein „Verteidigungssystem" heraus, um die individuelle Integrität (für die biologisch vorgegebene Lebenserwartung) und die inklusive Fitness zu gewährleisten, symbolisiert durch die Begriffe „Bindung" (an die ökologische und soziale Umwelt) und „Schutz". Furcht kann entsprechendes Verhalten in Gang setzen. Versagt dieses, wird die individuelle Fitness gefährdet. Es entsteht „Unsicherheit" auf dem Hintergrund der Existenzgefährdung oder der Lebensbedrohung. Furcht schlägt in Angst um. Voraussetzung ist eine „emotionale Gewichtung", und damit verbinden sich verschiedene Stufen eines Bewusstseins. Besteht ein Selbstbewusstsein, dann kann allein das Wissen um die individuelle Sterblichkeit Angst erzeugen.

5. Mit der K-Strategie erfolgt eine Anpassung an relativ konstante Umweltbedingungen, wobei ein hoher Pflegeaufwand in die Nachkommen eingesetzt wird, der mit individuellen Lernvorgängen in zwei Stufen verbunden ist: Tradieren von individuell erworbenem Wisssen, Können,

Werten und Normen sowie über eigenen bewussten kognitiven (ratiogenetischen) Erwerb dieser Fähigkeiten und Eigenschaften. Ein essenzieller Bestandteil dieser individuellen Verhaltensentwicklung ist das Spielverhalten.

Nach allem, was wir zur Naturgeschichte der Angst auf der obersten Ebene ihrer Umsetzung sagen konnten, scheint die Aussage hinreichend begründet: Das Phänomen „Angst" setzt eine Verhaltensorganisation voraus, die erst durch epigenetische Vorgänge ihre spezielle Qualität erfährt. Wie die Zwillingsuntersuchungen gezeigt haben, lässt sich beim Menschen keine genetische Grundlage für diese psychoneurale Disposition nachweisen. Bei den neurobiologischen Voraussetzungen gehen wir davon aus, dass es eine Kontrolle der Gehirntemperatur geben muss. Damit wäre das Angstsyndrom nur bei endothermen Tieren zu erwarten, also den Vögeln und den Säugetieren.

Hinter diesen Aussagen steht die Annahme, dass mit den individuellen Lernvorgängen eine „Bewusstseinspräsenz" entsteht, die evolutionsbiologisch mit einer veränderten Bewertung der individuellen Existenz verbunden ist. Zugleich liegt dieser Darstellung die Hypothese zugrunde, dass der Zustand der Angst dazu dient, durch neurale Umorganisation alle „Reserven" erworbenen Wissens und Könnens freizulegen, um vielleicht doch noch eine Chance für die Existenzsicherung zu erschließen. Nochmals wird damit angesprochen, dass Angst entsteht, wenn genetisch fixierte Verhaltensmuster keine angemessene Interaktion mit der Umwelt ermöglichen. Die Aktivierung von Angst wird dann sinnvoll, wenn dadurch erworbene Verhaltenseigenschaften mobilisiert werden können. So ist auch der Schluss zwingend, dass der Mensch in Bezug auf das Spektrum möglicher Angstzustände einen Sonderstatus aufweist, da er als Individuum über einen Reichtum an individuell erworbenem Wissen und Können sowie über Normen und Werte verfügt, auf die zur Stress-Bewältigung zurück gegriffen werden kann. Darüber hinaus lebt er in einer Umwelt, die viele Eigenschaften der Ratio des Menschen verdankt, und daher zur Bewältigung von Gefährdungen kein angeborenes Primatenverhalten sinnvoll eingesetzt werden kann. Beim Menschen ist die Phase der Kindheit und Jugend stark verlängert, und Frauen haben eine genetische Vorgabe für eine um 6 bis 10 Jahre höhere Lebenserwartung als Männer, möglicherweise, um Wissen und Lebenserfahrung an die nächste Generation weiter zu geben. Von Natur aus ist die menschliche Gesellschaft daher auch so organisiert, dass alle Altersstufen in sozialen Substrukturen wie Familie und Sippe oder Clan zusammen leben. Die Gesellschaft hat dies mit schweren Folgen nach Altersklassen „organisiert". Damit sind neue Quellen für Ängste erzeugt worden, weil natürliche soziale Interaktionen zwischen den Altersklassen eingeschränkt oder weitgehend verhindert werden.

Beim Menschen gewinnt das „Überleben", also die Gesamtfitness von Wissen, Können, Normen und Werten eine eigene Dimension, durch sie sind Dürer, Rembrandt, Goethe, Shakespeare, Beethoven oder wer auch immer noch heute „lebendig". Das setzt „Helfer" über die Folge von Generationen voraus. Damit hat beim Menschen die Existenzangst eine Ausweitung erfahren, die sich mit seiner Kulturgeschichte verbindet (vgl. Eibl-Eibesfeldt, Sütterlin 1992). Doch ohne die „Naturgeschichte der Angst" gäbe es auch keine Kulturgeschichte „im Banne der Angst". Für sie genügte die durch Spielverhalten und weitgefächertes Lernen ausgebaute natürliche Verhaltensausstattung nicht mehr, um die vom Menschen selbst geschaffenen Ursachen für die Gefährdung der Existenz zu bewältigen. Gefragt ist zunehmend jene Form der Lebensgestaltung, die aus dem Erfahrungsschatz schöpft, jenem Wissen und Können, das nicht bereits durch Umweltanpassung eingegrenzt wurde. Wir nannten diese Form der Kreativität „Nichtanpassung" oder Exaptation, die in der Wissenschaft „Grundlagenforschung" heißt. Darin sehen wir heute die vielleicht letzte Chance, unsere Zukunftsängste abzubauen, denn sie werden nicht zuletzt durch Bedingungen erzeugt, die Folgen unseres Wissens und Könnens sind. Noch immer führen „Krebs"-Erkrankungen für Millionen von Menschen zu einem vorzeitigen Tod, und dies aus Ursachen, die das eigene Verhalten erzeugt, wie beispielsweise das Rauchen. Wir sollten daher noch mehr als heute über die Gründe und Hintergründe wissen, die Angst, Depressionen oder Hoffnungslosigkeit hervorrufen. Wissen kann uns vor Vermeidbarem bewahren, aber auch eine Lebenshaltung ermöglichen, die das Unvermeidliche als einen Wesenszug des Seins begreift. Unsere Kulturgeschichte hat uns mit der gesellschaftlichen Organisation des Zusammenlebens sowie den damit verbundenen ökonomischen Zwängen in kaum lösbare Konflikte zu der ökologischen Emergenz der Biosphäre unseres Planeten geführt und damit neue Ängste erzeugt. Nur eine Entwicklung, die zukunftsfähig ist, könnte auch diese Ängste bewältigen.

Glossar

affin: verhaltensbiologischer Begriff, der einen Zustand beschreibt, der auf Distanzverminderung gegenüber einem Partner orientiert ist (Gegensatz: diffug); im verallgemeinerten Sinn Tendenz zur Distanzverminderung gegenüber einer Reizquelle

Aktualgenese: Entwicklung und Vollzug eines funktionellen Vorganges im individuellen Lebensablauf, wobei drei Zeitebenen unterschieden werden können: 1) Kurzzeit (short-term): z. B. eine gezielte Handbewegung, 2) mittlere Zeitdauer: z. B. Nahrungsaufnahme (von Beginn bis Ende), 3) Langzeit (long-term): z. B. hormonal gesteuertes saisonales Verhalten (Vogelgesang vom Beginn bis zum Ende der Brutzeit, manchmal mit einleitenden Phasen wie „Herbstgesang").

Akzeleration: Beschleunigung, hier im Zusammenhang mit der Herzfrequenz, in der Medizin auch als Tachykardie bezeichnet.

Blastogenese: Entwicklung des Keimes, beim Menschen in den ersten 15 Entwicklungstagen.

cyklisches Adenosinmonophosphat (cAMP): Das cAMP (cyclo-AMP) ist ein „sekundärer Messenger" = zweiter Botenstoff, indem es ein Signal von der Zellmembran zum Stoffwechselgeschehen im Zellplasma überträgt. Die erste Botschaft stammt von einem Hormonsignal (Peptidhormon), es wandelt ATP (Adenosintriphosphat) in cAMP um; hört dieses auf, endet auch das zweite Signal, das cAMP wird in inaktives AMP umgewandelt.

deklarativ: Dieser Begriff wird vor allem in Verbindung mit Wissen und Gedächtnis gebraucht. Es bezeichnet die Fähigkeit, Einzelheiten eines Ereignisses zu behalten, die Zeit, Ort und Umstände betreffen. Deklaratives Wissen bezieht sich auf die „Struktur der Prämissen", also die konkreten Fakten und ihren Zusammenhang, um ein Problem lösen zu können (vgl. prozedural). Das deklarative Gedächtnis wird oft in episodisches (auf individueller Erfahrung basierend) und semantisches Gedächtnis unterteilt, letzteres beruht auf durch Bildung erworbenem „Weltwissen". Bei Tieren kann man diesen Begriff (semantisches Gedächtnis) einsetzen für stammesgeschichtlich erworbenes Wissen.

Dezeleration: Verlangsamung, hier auf den Herzschlag bezogen und auch als Bradykardie bezeichnet.

diffug: verhaltensbiologischer Begriff, ursprünglich für das Sozialverhalten definiert als Zustand, der auf Abstandsvergrößerung zum Partner orientiert ist. Verallgemeinert für alle Formen der Distanzvergrößerung gegenüber einer Reizquelle (Gegensatz: affin); bei Überlagerung von affinen und diffugen Tendenzen entsteht ein ambivalenter Status, der zur Einregelung einer bestimmten Distanz führt.

diskriminatorisch: umweltbezogenes Verhalten, das Unterscheidung zwischen Objekten, Reizen oder Ereignissen anfordert oder voraussetzt.

Embryogenese: Entwicklung eines Keimlings in der Gebärmutter; beim Menschen in einem Gestationsalter von 16 bis 60 Tagen: Ausbildung der Organanlagen, der Plazenta und des Plazentarkreislaufs (vgl. Blastogenese).

Endothermie: Über Stoffwechselenergie wird eine konstante, um einen Mittelwert schwankende (oszillierende) Körpertemperatur aufrechterhalten: Vögel und Säugetiere.

entorhinaler Cortex: ein Teil der Hirnrinde, aus dem ein wichtiger Faserzug (der Tractus perforans) entspringt, die wichtigste Quelle der Eingangssignale für den Hippocampus (siehe diesen). Hier werden neue Informationen (auch visuelle) gespeichert; solche Informationen spielen z. B. beim Wiedererkennen von Gesichtern eine Rolle. Bei Säugetieren können auf diesem Wege bestimmte Gedächtnisinhalte gespeichert werden, wobei eine „Langzeitpotenzierung“ (Langzeitverstärkung) im Hippocampus stattfindet.

epigenetisch (Epigenese): fortschreitende Formentwicklung eines Embryos, Musterbildung („epigenetische Landschaft“), Bildung der Körpergrundgestalt, Gesamtentwicklung im Kontext der Umwelt.

epistemologisch: „Episteme“ bezeichnet im Griechischen Wissen und Logos, und damit Erkenntnis. Der Begriff Epistemologie umschreibt Wissenschafts- und Erkenntnistheorie.

Eukaryota: Organismen, bei deren Zellen Kern und Organellen von Membranen umschlossen sind: Protoctista (eukaryote Einzeller), Pflanzen, Pilze, Tiere.

Exaptation: Entstehung von neuen Eigenschaften bei Lebewesen ohne äußere Selektion. Ihre biologische Wertigkeit wird durch die Wirkung ermittelt. Durch „innere Selektion“ mit molekularbiologischem Hintergrund ist eine „Voranpassung“ (Präadaptation) entstanden.

Exformation: von Nørretranders 1994 vorgeschlagener Begriff für explizit ausgesonderte Information; sie wird in einem aktuellen Informationsprozess dadurch wirksam, dass sie beim Empfänger durch die übertragene Nachricht aktiviert wird. Wenn zwei Familienangehörige einen Vornamen nennen (Information), wird bei Sender und Empfänger weitgehend übereinstimmende Exformation aktiviert, und diese bestimmt die „Tiefe" der aktuellen Information. Dieses Glossar kann Exformation erzeugen, die bei Wiederbegegnung mit zuvor unbekannten Fachbegriffen die Tiefe der Information bestimmt. In diesem Sinne aktviert der Warnlaut eines Vogels, der einen Luftfeind anzeigt, bei Empfängern die zu dieser Information gehörende Exformation, die auch ererbtes Wissen sein kann.

Genexpression: Aktivität von Genen eines Organismus; Gene sind die auf den Chromosomen gelegenen Einheiten der Erbinformationen.

Gliazelle: Zellen im Nervensystem, die nicht der Erregungsleitung dienen, aber für deren Funktionsfähigkeit wichtig sind. Sie umgeben Zellkörper und Fortsätze; bei den Wirbeltieren gibt es im Gehirn 10 bis 50-mal mehr Gliazellen als Neurone (Nervenzellen). Sie haben Stützfunktionen, wirken elektrisch isolierend, gewährleisten im Raum zwischen den Zellen eine gleichbleibende Konzentration von Kaliumionen, nehmen beim Wachstum Einfluss auf die Raumordnung und wohl auch auf den Stoffwechsel der Nervenzellen. Sie sind beteiligt an der Bildung der „Blut-Hirn-Schranke", schützen beispielsweise Neurone vor Giften in der Blutbahn. Sie beseitigen auch Reste abgestorbener Zellen.

Glukocortikoide: von der Nebennierenrinde abgesonderte Hormone (Glukosteroidhormone); sie beeinflussen Immunfunktionen und den Glukosestoffwechsel.

Hippocampus: Hirngebiet bei Wirbeltieren, eine entwicklungsgeschichtlich „alte" Struktur, die beiderseits aus den Schläfenlappen (Temporallappen) der Großhirnhemisphären hervorgeht. Er ist ein nach innen eingerollter Bereich, der aus drei Rindenschichten besteht und wichtige Funktionen im Zusammenhang mit Lernen und Erinnern (Gedächtnis) hat.

hyperthyreote Krise: meist ohne erkennbare Ursachen spontan auftretende Symptome der „Basedow-Krankheit", der eine Störung der Regelmechanismen der Schilddrüse zugrunde liegt. Vorangegangen sein können Stress-Situationen. Zu den Symptomen gehören Muskelschwäche, Herzjagen, Schlaflosigkeit, Erbrechen, Fieber, auch Psychosen.

hypothalamische Kerngebiete: Kerngebiete des Gehirns der Wirbeltiere, die unter dem Thalamus liegen (s. diesen und „Hypothalamus“)

Hypothalamus: unten (ventral) gelegener Teil des Zwischenhirns der Wirbeltiere. Er hat wichtige Regulations-Funktionen (dynamisches Gleichgewicht = Homoiorhese); er koordiniert das endokrine System, das der „chemischen Kommunikation“ im Körper dient (über Hormone und andere Substanzen). „Homoiorhese“ wird heute gegenüber dem älteren Begriff „Homoiostase“ bevorzugt, weil es sich nicht wie bei einem Kühlschrank um eine feste Wertvorgabe handelt, die eingehalten werden muss, sondern um einen Vorgang, dessen Regelwerte z. B. im Tagesgang oder einer Entwicklung bestimmten Schwankungen oder Änderungen unterworfen sind.

K-Strategie: geringe Fortpflanzungsrate und hohe Brutpflegeleistungen unter Nutzung der Tragfähigkeit (Kapazität) des Lebensraumes, so dass alle Nachkommen Überlebenschancen haben. Diese Strategie setzt auf Qualität und ist kennzeichend für meist große Arten mit höherer Lebenserwartung, die wehrhaft sind und in einer Umwelt leben, in der sie sich dauerhaft aufhalten können, und die nur über größere Zeiträume hinweg geringeren Veränderungen unterliegt (Gegensatz: r-Strategie, die auf Quantität setzt: es werden weit mehr potentielle Nachkommen erzeugt als überleben).

katecholaminerge Kerne: Gebiete des Hirnstammes bei Wirbeltieren mit Bahnen, die zum Kleinhirn, zu Basalkernen und zur Hirnrinde ziehen; man vermutet, dass auf diesen Wegen Motivationen motorisch umgesetzt werden. Zu den Katecholaminen gehören Adrenalin, Noradrenalin und deren Vorstufe Dopamin; diese werden mit Serotonin als Monoamine zusammengefasst. Dopamin wird aus Phenylalanin über Tyrosin und Dopa im Organismus synthetisiert.

Konkordanz: Übereinstimmung zwischen Messungen oder Schätzungen, im besonderen Fall in den Erbanlagen, speziell bei eineiigen (monozygoten) Zwillingen (Gegenbegriff: Diskordanz = Nicht-Übereinstimmung).

konzeptuell (konzeptionell): Phase der Handlungsvorbereitung eines motivierten Verhaltens; es strukturiert sich ein „Konzept“ für das Verhalten, dem angeborene Vorgaben und (gegebenenfalls) auch individuell erworbene Erfahrungen zugrunde liegen können. Dabei können „Suchbilder“ entstehen, etwa für ein Nahrungsobjekt, oder einen Partner oder für bestimmte Eigenschaften oder Gegebenheiten im Lebensraum, bzw. auch Kombinationen dieser.

Locus coeruleus: Ansammlung von Nervenzellen im Hirnstamm. Der Name leitet sich aus der bläulichen Färbung der Zellen ab, die in hoher Konzentration Noradrenalin enthalten. Noradrenalin ist ein wichtiger Neurotransmitter des Gehirns und des peripheren Nervensystems, speziell des „sympathischen Nervensystems“, das zum autonomen (unabhängigen) Nervensystem gehört und an der Steigerung der Aktivität in Notfallsituationen beteiligt ist (Gegenspieler: parasympathisches Nervensystem, wichtig für entspannte Haltung und Erholung).

Mandelkern: Fachbezeichnung ist „Amygdala“ (Corpus amygdaloideum). Es handelt sich um eine Ansammlung von Kernen (daher Corpus genannt) im vorderen Stirnlappen (Lobus frontalis) des Großhirns, funktionell beteiligt an der Entstehung von Gefühlen (Emotionen) und an Gedächtnisleistungen.

mediobasaler Schläfenlappen: Teil der Hemisphären (Lobus temporalis) des Vorderhirns.

Monogamie: Paarbindung zwischen einem Weibchen und einem Männchen.

neuroendokrines System: Bezeichnung für den Zusammenhang zwischen dem körpereigenen System der chemischen Kommunikation (endokrines System) und dem Nervensystem. Endokrine Drüsen sondern ihre Produkte (Hormone) direkt in die Blutbahn ab. Hormone sind Botenstoffe (Signalstoffe, daher „chemische Kommunikation“), die in Körperflüssigkeiten transportiert werden. Zum neuroendokrinen System gehören auch die Zielzellen, in denen die Botenstoffe wirksam werden, und die für spezielle Hormone molekulare Rezeptoren aufweisen (vgl. Neurotransmitter).

Neurotransmitter: Überträgerstoffe, die über chemische Synapsen wirksam werden, indem sie durch den synaptischen Spalt diffundieren und über die postsynaptische Membran in der zugehörigen Zelle „Erregung“ auslösen. Synapse ist der Ort der chemischen Kommunikation zwischen zwei Nervenzellen.

neurotroph: neurotrophe Faktoren fördern das Leben und Überleben von Nervenzellen.

operantes Verhalten: Verhalten, das seine Funktion nur über „instrumentelle Hilfsmittel“ sichern kann; wenn dies Lernvorgänge voraussetzt, wird von „operanter Konditionierung“ oder „instrumentellem Lernen“ gesprochen.

orthostatischer Kollaps: kurzdauernde Kollapsanfälle (auch Ohnmacht möglich), Herz- und Seitenstiche, Beklemmungsgefühl; „orthostatisch" heißt: in Beziehung zur aufrechten Haltung des Körpers.

paragenetisch: wissenschaftlich nicht streng definierter Hilfsbegriff, der „nebengenetische" Wirkungen in der frühen Keimesentwicklung kennzeichnen soll, die als „angeboren" in Erscheinung treten (ohne Veränderung des Genoms= Erbgut = Gesamtheit aller Nukleotide in der DNA aller Chromosome).

Polyandrie: sexuelle Partnerschaft zwischen einem Weibchen und mehreren Männchen.

Polygynie: Paarbindung zwischen einem Männchen und mehreren Weibchen.

präfrontaler Cortex: Region im Frontallappen der Hirnrinde höherer Säugetiere; sie liegt vor den Rindenarealen, die für die Motorik zuständig sind. Er ist für kognitives Verhalten und Handlungsplanung verantwortlich.

Promiskuität: offene Paarbeziehung mit wechselnden Partnern.

prozedural: (a) prozedurale Aktivierung: Aufmerksamkeit und Konzentration; (b) prozedurales Wissen: Wissen über Prozeduren, die zu einer Problemlösung führen.

prozessual: Der Begriff ist vom vorstehenden nicht streng getrennt, bezieht sich aber vor allem auf die Gestaltung und gegebenenfalls auch hierarchische Strukturierung (a) äußeren Verhaltens sowie (b) des Denkens (= „interiorisiertes Verhalten"). Es besteht eine Beziehung zum Begriff „Endhandlung" der „klassischen Ethologie" (definiert von K. Lorenz und N. Tinbergen).

Pyramidenbahn: gebündelte Nervenfaserbahnen, die ihren Ursprung in bestimmten Nervenzellen („Betz-Zellen") in der motorischen Großhirnrinde (motorischer Cortex) haben. Sie weisen Verbindungen auf zu den motorischen Hirnnerven und den motorischen Regionen des Rückenmarks. Sie bilden ein abgeleitetes System der Bewegungssteuerung, das nur den Säugetieren zukommt. Die von ihnen in Gang gesetzten Muskelkoordinationen werden traditionell als „Willkürbewegungen" bezeichnet.

ratiogenetisch: Der Begriff stammt von v. Hayek und bezeichnet die bewusste Aneignung von Regeln, Normen, Wissen und Können, deren Vermittlung gesellschaftlich organisiert ist und durch „Begabung" individuell profiliert wird. „Genetisch" meint dabei nicht Expression von Erbanlagen, sondern Herkunft in der Entwicklung (Genese = das Werden).

rhinaler Cortex: Gebiet der Hirnrinde in der Schläfenregion (temporale Region); unterseits nahe der Mittellinie gelegen; vermutlich neben anderen Funktionen an Gedächtnisleistungen beteiligt (siehe auch: entorhinaler Cortex).

selektive Synaptogenese: Entstehung von Synapsen im Verlauf der Individualentwicklung, die von bestimmten Bedingungen systematisch beeinflusst wird. Synapsen sind die Orte der (chemischen) Kommunikation zwischen Nervenzellen.

Septum (medial, lateral): Region der Großhirnhemisphären in deren vorderer Scheidewand; es ist mit vielen anderen Hirngebieten verbunden. Zwei Kerngebiete sind der Nucleus medialis und der N. lateralis.

Skinnerbox: Der amerikanische Psychologe Skinner entwickelte in der Mitte des 20. Jahrhunderts eine Versuchsanlage für operantes Lernen (Konditionierung, siehe auch „operantes Verhalten"). Das Versuchstier muss einen Hebel bedienen, um sich dosiert Nahrung oder Wasser zu verschaffen. Weitere Ausgestaltungen der Versuchsanlage werden durch die Fragestellungen bestimmt.

Spine-Synapsen: Spines sind Dornen an Dendriten von Nervenzellen. Der Dendrit ist das empfangende (rezeptive) Element der meisten Nervenzellen. Der Empfang synaptischer Eingangssignale kann über den Dendritenschaft oder über Dornen erfolgen (= Spine-Synapse). Die Synapse ist der Ort (chemischer) Kommunikation zwischen Nervenzellen.

Subiculum: Gebiet des Hippocampus (siehe dort), und Teil der Schläfenlappen der Großhirnhemisphären. Dieses Gebiet gehört zu den ältesten Teilen der Hirnrinde (Archicortex). Die Region ist wahrscheinlich am „Arbeitsgedächtnis" beteiligt und damit am Neuerwerb von Wissen.

Thyreotoxikose: „Basedow-Krankheit", heute meist als Hyperthyreose bezeichnet. Es handelt sich um eine Störung der Regelung zwischen Schilddrüse und dem Hypophysenvorderlappen, die zu einem Überschuss an Schilddrüsenhormen führt. Die Hypophyse ist eine Anhangsdrüse des Zwischenhirns. Sie liegt an der Basis des Hypothalamus.

tradigenetisch: Ein von v. Hayek eingeführter Begriff für tradiertes Wissen und Können, verbunden mit einem prägungsähnlichen Lernvorgang (vgl. „ratiogenetisch"). Tradition setzt Einsicht und Verständnis bei Übernahme nicht voraus (Beispiel: Erwerb der Muttersprache beim Menschen).

Literatur

Akana, S. F., Cascio, K. Du, N. Lewin u. Dallman (1986): Reset of feedback in the adrenocortical system: an apparent shift in sensitivity of adrenocorticotropin to inhibition by corticosterone between morning and evening. Endocrinology 119: 2325–2332.

Albonetti, M. E., u. F. Farabollini (1992): Behavioural responses to single and repeated restraint in male and female rats. Behav. Processes 28: 97–110.

Alcock, J. (1996): Das Verhalten der Tiere. Gustav Fischer, Stuttgart, Jena, New York.

Arnold, M. B. (1970): Brain function in emotion: A phenomenological analysis. In: Black (Hrsg.): Physiological correlates of emotion, Academic Press: 261–285.

Arnold, W., H. J. Eysenck, R. Meili (1980): Lexikon der Psychologie 1–3. Herder, Freiburg, Basel, Wien.

Aureli, F. u. de Waal, F. (1997): Inhibition of social behaviour in chimpanzees under high-density conditions. Contemp. Topics in Lab. Anim. Sci. 35: 61–64.

Baker, K. C. u. F. Aureli (1996): The neighbor effect: other groups influence intragroup agonistic behavior in captive chimpanzees. Am J. Primatol. 40: 283–291.

Baker, K. C. u. F. Aureli (1997): Behavioural indicators of anxiety: an empirical test in chimpanzees. Behaviour 134: 1031–1050.

Bateson, P. (1991): Assessment of pain in animals. Anim. Behav. 42: 827–839.

Bekoff, M., I. Byers (1998): Animal Play. Cambridge University Press, Cambridge.

Benesch, H. (1988): Zwischen Leib und Seele. S. Fischer, Frankfurt am Main.

Bierens de Haan, J. A. (1940): Die tierischen Instinkte und ihr Umbau durch Erfahrung. Brill, Leiden

Bilz, R. (1971): Paläanthropologie. Erster Band. Suhrkamp, Frankfurt am Main.

Birbaumer, N. (1977): Psychophysiologie der Angst. Urban & Schwarzenberg, München.

Birbaumer, N., R. Schmidt (1996): Biologische Psychologie. Springer, Berlin, Heidelberg, New York.

Boakes, R. (1984): From Darwin to behaviourism. Cambridge University Press, Cambridge.

Boesch, E. E. (1980): Kultur und Handlung. Einführung in die Kulturpsychologie. Klett, Stuttgart.

Bolwig, N. (1963): Bringing up a young monkey. Behaviour 21: 300–330.

Bowlby, J. (1976): Trennung. Kindler, München.

Bowlby, J. (1984): Bindung. Fischer, Frankfurt am Main.
Brambilla, F. et al. (1992): Psychoimmunoendocrine aspects of panic disorder. Neuropsychobiology 26: 12–22.
Brown, S. (1998): Play as an organizing principle: clinical evidence and personal observations. In: Bekoff/Byers (Hrsg.) Animal Play: 243–259.
Buddenbrock, W. v. (1915): Die Tropismentheorie von Jaques Loeb, ein Versuch ihrer Widerlegung. Biol. Ztbl. 25:
Buytendijk, J. (1940): Wege zum Verständnis der Tiere. Max Niehans, Zürich, Leipzig.
Caldji, C. et al. (1998): Proc. Am. Nat. Acad. Sci./USA 95: 5335.
Calvin, W. H. (1998): Wie das Gehirn denkt. Spektrum Akademischer Verlag, Heidelberg, Berlin.
Campbell, B. (1998): Human Evolution. Aldine de Gruyter, New York.
Chadwick, D. H. (1983): A Beast the Color of Winter. The Mountain Goat Observed. Sierra Club Books, San Francisco.
Chance, A. (1988): A systems synthesis of mentality. In: Chance (Ed.): Social fabrics of the mind. Lawrence Erlbaum, London.
Churchland, P. M. (1995): The Engine of Reason, the Seat of the Soul. MA (Addison-Wesley), Reading.
Ciompi, L. (1997): Die emotionalen Grundlagen des Denkens. Vandenhoeck & Ruprecht, Göttingen.
Clarke, A. S. (1993): Social rearing effects on HPA axis activity over early development and in response to stress in Rhesus monkeys. Dev. Psychobiol. 26: 433–446.
Clarke, A. S. u. Schneider (1993): Prenatal stress has long-term effects on behavioral responses to stress in juvenile rhesus monkeys. Developmental Psychobiol. 26: 293–304.
Cohen, R. (1965): Versuche zur Quantifizierung von Angst. In: Aspekte der Angst (Hrsg. H. v. Ditfurth), Stuttgart (zit. nach Leyhausen).
Cole, B. J. u. Robbins (1992): Forebrain norepinephrine: Role in controlled information processing in the rat. Neuropsychopharmacology 7: 129–141.
Condrau, G. (1975): Medizinische Psychologie. Kindler, München.
Cramer; F. (1994): Der Zeitbaum. Insel, Frankfurt (Main), Leipzig.
Crook, J. H. (1983): On Attributing Consciousness to Animals. Nature 303: 11–14.
Damasio, A. R. (1997): Descartes‘ Irrtum. Fühlen, Denken und das menschliche Gehirn. Deutscher Taschenbuch Verlag, München.
Darwin, C. (1871): The Descent of Man; and Selection in Relation to Sex. John Murray, London.
Darwin, C. (1872): The Expression of the Emotions in Man and Animals. John Murray, London.
Davis, J. (1999): Faszination Gehirn. Umschau-Braus, Heidelberg.
Dawkins, M. S. (1986): Unravelling Animal Behaviour. Longman, Harlow.

Dawkins, M. S. (1994): Die Entdeckung des tierischen Bewusstseins. Spektrum Akademischer Verlag, Heidelberg, Berlin, Oxford.

Dollinger, P. (1971): Tod durch Verhalten bei Zootieren. Dissertation. Juris Druck + Verlag, Zürich.

Dörner, G. (1972): Sexualhormonabhängige Gehirndifferenzierung und Sexualität. VEB Gustav Fischer, Jena.

Dörner, G. (1980): Die Ontogenese des neuroendokrinen Systems als kinetischer Prozeß. Nova Acta Leopoldina 51/237: 279–291.

Dörner, G., M. Kawakami (Eds.) (1978): Hormones and Brain Development. Elsevier/North-Holland Biomedical Press, Amsterdam, New York, Oxford.

Drugan, R. C., Morrow, R. Weizman, A. Weizman, Deutsch, Crawley, u. Paul (1989): Stress-induced behavioral depression in the rat is associated with a decrease in GABA receptor-mediated chloride ion flux and brain benzodiazepine receptor occupancy. Brain Research 487: 45–51.

Dusenbery, D. B. (1996): Life at Small Scale. The Behavior of Microbes. Scientific American Library, New York.

Ebbinghaus, H. (1909): Abriss der Psychologie. Veit & Comp., Leipzig.

Ebeling, W. u. R. Feistel (1994): Chaos und Ordnung. Prinzipien der Evolution. Spektrum Akademischer Verlag, Heidelberg, Berlin.

Eberwein, H. u. A. Sasse (Hrsg.) (1998): Behindert sein oder behindert werden? Luchterhand, Neuwied, Kriftel, Berlin.

Edelman, G. (1992): Symposium: Neoteny and the Evolution of the Human. San Francisco.

Ehrhardt, K. J. (1975): Neuropsychologie „motivierten“ Verhaltens. Enke, Stuttgart.

Eibl-Eibesfeldt, I., C. Sütterlin (1992): Im Banne der Angst. Piper, München, Zürich.

Eickhoff, W. (1948): Schilddrüse und Basedow (Zit. nach Dollinger).

Eigen, M. (1997): Was bleibt von der Biologie des 20. Jahrhunderts? In: Murphy, O'Neill, Hrsg.: Was ist Leben? Die Zukunft der Biologie. Spektrum Akademischer Verlag, Heidelberg, Berlin, Oxford.

Erikson, E. M. (1994): Identität und Lebenszyklus. Suhrkamp, Frankfurt/M.

Erisman, S., M. Carnes, Takahashi u. Lent (1990): The effects of plasma ACTH and corticosterone in young and aging pregnant rats and their fetuses. Life Sciences 47: 1527–1533.

Ewert, J.-P. (1998): Neurobiologie des Verhaltens. Hans Huber, Bern, Göttingen.

Eysenck, M. W. (1992): Anxiety – The Cognitive Perspective. Lawrence Erlbaum, Hillsdale N. J..

Fagen, R. (1981): Animal Play Behavior. Oxford University Press, Oxford.

Fairbanks, L. A., McGuire u. Harris (1982): Nonverbal interaction of patients and therapists during psychiatric interviews. J. Abnorm. Psychol. 91: 109–119.

Fischel, W. (1936): Tiere mit Gefühl und Verstand. Hugo Bermühler, Berlin.

Flanagan, G.L. (1985): Die ersten neun Monate des Lebens. Rowohlt, Reinbek bei Hamburg.

Fleagle, J. G., C. Janson u. K. Reed (Eds.) (1999). Primate Communities. Cambridge University Press, Cambridge.

Fouts, R. (1998): Unsere nächsten Verwandten. Limes, München.

Franck, D. (1997): Verhaltensbiologie. Georg Thieme, Stuttgart.

Freud, S. (1894): Die Abwehr-Neuropsychosen. Neurol. Centralblatt 13: 362–364, 402–409.

Freud, S. (1926): Hemmung, Symptom und Angst. Internat. Psychoanalyt. Verlag, Leipzig, Wien, Zürich.

Frisch, O. v. (1966): Herzfrequenzänderung bei Drückreaktionen junger Nestflüchter. Z. Tierpsychol. 23: 497–500.

Fröhlich, W. D. (1965): Angst und Furcht. Handbuch der Psychologie 2 (Motivation): 513–568.

Fröhlich, W. D. (1982): Angst: Gefahrensignale und ihre psychologische Bedeutung. Deutscher Taschenbuch Verlag, München.

Fröhlich, W. D. (1990): Wörterbuch zur Psychologie. Deutscher Taschenbuchverlag, München.

Fuchs, E., H. Uno u. G. Flügge (1995): Chronic psychosocial stress induced morphological alterations in hippocampal pyramidal neurons of tree shrew. Brain Res. 673: 275–282.

Gadgil, M. (1982): Changes with age in the strategy of social behavior. Perspect. Ethol. 5: 489–501.

Gattermann, R. (Hrsg.) (1993): Verhaltensbiologie (Wörterbuch). Gustav Fischer, Jena.

Gentsch, C., M. Lichtsteiner, H. Feer (1982): Behavioural comparisons between individually- and group-housed male rats: effects of novel environments and diurnal rhythm. Behav. Brain Research 6: 93–100.

Gilbert, P. (1989): Human Nature and Suffering. Lawrence Erlbaum Associat., Hove and London, Hillsdale.

Goo, R. H., Moore, E. Greenberg u. Alazraki (1987): Circadian variation in gastric emptying of meals in humans. Gastroenterology 93: 515–518.

Goodall, J. (1986): The Chimpanzees of Gombe. Pattern of Behavior. Belknap Press of Harvard University, Cambridge (Mass.), London.

Goodall, J. (1991): Ein Herz für Schimpansen. Rowohlt, Reinbek bei Hamburg.

Gould, J. L. u. C. G. Gould (1997): Bewußtsein bei Tieren. Spektrum Akademischer Verlag, Heidelberg, Berlin.

Gould, S., E. Vrba (1982): Exaptation – a missing term in the science of form. Palaeobiology 8: 4–15.

Gray, G. (1982): Neuropsychology of Anxiety. Oxford University Press, Oxford.

Greenough, W. T. u. C. Baily (1988): The anatomy of a memory: convergence of results across a diversity of tests. Trends Neurol. Sci. 11: 142–147.

Greiff, W. (Hrsg.) (1995): III. Jahrestagung der Fachgruppe „Naturheilverfahren“, Thema „Chronobiologie in der Medizin“. München.

Griffin, D. (1985): Wie Tiere denken. Ein Vorstoß ins Bewußtsein der Tiere. BLV Verlagsgesellschaft, München, Wien, Zürich.

Griffin, D. R. (1985): Animal consciousness. Neuroscience & Biobehavioral Reviews. 9: 615–622.

Güntürkün, O. (Hrgs.) (1998): Biopsychologie. Spektrum der Wissenschaft. Heidelberg, Berlin.

Guttmann, G. & G. Langer (Hrsg.) (1992): Das Bewusstsein. Springer, Wien, New York.

Hailman, J. P. (1982): Ontogeny: Towards a general theoretical Framework for Ethology. Perspectives in Ethology 5: 133–189.

Haken, H., A. Wunderlin (1991): Die Selbststrukturierung der Materie. Vieweg, Braunschweig.

Hall, W. G. u. Oppenheim (1987): Developmental psychology: Prenatal, perinatal, and early postnatal aspects of behavioral development. Ann. Rev. Psychol. 38: 91–128.

Haller, A. v. (1747): Primae lineae physiologiae. Göttingen.

Hampden-Turner, Ch. (1993): Modelle des Menschen. Ein Handbuch des menschlichen Bewußtseins. Psychologie Verlags Union, Weinheim.

Hansch, D. (1998): Psychosynergetik. Westdeutscher Verlag, Opladen.

Hansen, S. W. (1993): Activity pattern of beech marten *(Martes foina)* caught in the wild. In: Proceedings of the Int. Congr. on Applied Ethology (Ed. Nichelmann, Wierenga, Braun): 283–286.

Harlow, H. F. und M. K. (1962): Social Deprivation in Monkeys. Scient. Americ. 207: 137–146.

Hartmann, M. (1927): Allgemeine Biologie. Fischer, Jena.

Hayek, F. von (1979): Die drei Quellen der menschlichen Werte. Walter Eucken Institut, Vorträge und Aufsätze 70, Tübingen.

Hayes, C. (1952): The ape in our house. Harper, New York.

Hayward, J. W. (1990): Die Erforschung der Innenwelt. Scherz, Bern, München.

Hebb, D. O. (1946): On the nature of fear. Psychol. Rev. 53: 259–276.

Hediger, H. (1950): Wild Animals in Captivity. Butterworths, London.

Hediger, H. (1965): Mensch und Tier im Zoo: Tiergarten-Biologie. Albert Müller, Rüschlikon-Zürich, Stuttgart, Wien.

Hediger, H. (1979): Beobachtungen zur Tierpsychologie im Zoo und im Zirkus. Henschelverlag, Berlin.

Hediger, H. (1980): Tiere verstehen. Kindler, München.

Heinroth, O. (1911): Beiträge zur Biologie, namentlich Ethologie und Psychologie der Anatiden. Verh. 5. Int. Ornithol.-Kongr. Berlin 1910: 589–702.

Heinroth, O. und M. (1928): Die Vögel Mitteleuropas Bd. III. Hugo Bermühler, Berlin.

Hempelmann, F. (1926): Tierpsychologie vom Standpunkte des Biologen. Akademische Verlagsgesellschaft, Leipzig.

Hess, E. H. (1959): Two conditions limiting critical age for imprinting. J. comp. physiol. Psychol. 52: 515–518.

Hess, E. H. (1973): Imprinting. Early experience and the developmental psychobiology of attachment. Van Nostrand Reinhold Comp., New York.

Heymer, A. (1977): Ethologisches Wörterbuch. Paul Parey, Berlin und Hamburg.

Hildebrandt, G. (1995): Spontanrhythmische Schwankungen von Leistungs- und Anpassungsfähigkeit. In: Chronobiologie in der Medizin (Hrsg. W. Greiff.): 109–142.

Hilmer, H. u. G. Tembrock (1970): Untersuchungen zur lokomotorischen Aktivität weißer Ratten unter dem Einfluß von 50-Hz-Hochspannungswechselfeldern. Biol. Ztbl. 89: 1–8.

Hinde, R. A. (1973): Das Verhalten der Tiere. Bd. 1/2. Suhrkamp, Frankfurt/Main.

Hinde, R. A. (1979): Towards Understanding Relationships. Academic Press. London.

Hinde, R. A. (1992): Verhaltensforschung und Sozialpsychologie. In: Stroebe, Hewstone, Codol, Stephenson (Hrsg.): Sozialpsychologie: 21–39.

Hirsch, I. (1967): Experimente zur motorischen Rhythmik beim Menschen. Staatsexamensarbeit, Humboldt-Universität Berlin.

Hogan, J. A. (1965, 1966): An experimental study of conflict and fear: an analysis of behaviour of young chicks towards a mealworm. I. The behaviour of chicks which do not eat the mealworm. Behaviour 25: 45–97. II. The behaviour of chicks which eat the mealworm. Behaviour 27: 273–289.

Holst, D. v. (1985): Coping behaviour and stress physiology in male tree shrews *(Tupaia belangeri)*. Fortschr. Zool. 31: 461–470.

Holst, D. v. (1986): Psychological stress and ist pathophysiological effects in tree shrews *(Tupaia belangeri)*. In: Biological and Psychological Factors in Cardiovascular Disease (Eds. Schmidt, Dembroski, G. Blümchen): 476–490.

Holst, D. v. u. Scherer (1988): Streß. In: Immelmann, Scherer, Vogel, Schmoock (Hrsg.): Psychobiologie: 289–327.

Huizinga, J. (1938): Homo Ludens. Vom Ursprung der Kultur im Spiel. Rowohlt, Hamburg.

Hüther, G. (1996): The central adaptation syndrome: Psychosocial stress as a trigger for the adaptive modification of brain structure and brain function. Progress in Neurobiology 48: 569–612.

Hüther, G. (1997): Biologie der Angst. Vandenhoeck & Ruprecht, Göttingen.

Immelmann, K. (1982): Wörterbuch der Verhaltensforschung. Paul Parey, Berlin, Hamburg.

Immelmann, K. u. E. Pröve, R. Sossinka (1996): Einführung in die Verhaltensforschung. Blackwell Wissenschaftsverlag, Berlin, Wien.

Immelmann, K., G. Barlow, L. Petrinovich u. M. Main (Hrsg.) (1982): Verhaltensentwicklung bei Mensch und Tier. Paul Parey, Berlin und Hamburg.

Immelmann, K., K. R. Scherer, C. Vogel u. P. Schmoock (1988): Psychobiologie. Gustav Fischer, Stuttgart.

Jacobs, B. L., D. Abercrombie, Fornal, Levine, Morilak, I.L. Stafford (1991): Single-unit and physiological analyses of brain norepinephrine function in behaving animals. Progr. Brain Res. 88: 159–165.

Jander, G. (1986): Der Einfluß unterschiedlicher Aufzuchtbedingungen auf ausgewählte Verhaltensparameter adulter Laborratten unter Testbedingungen. Dissertation Humboldt-Universität Berlin.

Kaempfer, W. (1991): Die Zeit und die Uhren. Frankfurt/Main. (Zit. n. Cramer).

Kagan, J. (1995): On the conceps of fear. Harvard Rev. Psychiatry 1995; 3: 231–234

Kalela, O. (1961): Seasonal change of habitat in the norwegian lemming, *Lemmus lemmus* (L.). Ann. Acad. Sci. Fenn. A IV 55: 2–72.

Kandel, E. R., Schwartz u. Jessell (1996): Neurowissenschaften, Spektrum Akademischer Verlag, Heidelberg, Berlin, Oxford.

Kellog, W. N. u. L. Kellog (1933): The ape and the child: A study of environmental influence upon early behavior. McGraw-Hill, New York.

Klages, L. (1929): Der Geist als Widersacher der Seele. 3 Bde. Johann Ambrosius Barth, Leipzig.

Klement, H.-W. (Hrsg.) (1975): Bewußtsein. Agis Verlag, Baden-Baden.

Klix, F. (1978): Information und Verhalten. VEB Deutscher Verlag der Wissenschaften, Berlin.

Kneis, P. u. D. Köhler (1977): Freilandmethode zur Erfassung der Herzschlagrate brütender Vögel. Biol. Rundschau 1: 66–69.

Kneis, P., D. Köhler (1980): Verhaltensstatus, Herzrate und Eitemperatur brütender Lachmöwen *(Larus ridibundus)*. Zool. Jb. Physiol. 84: 396–400.

Kolb, B. u. Whishaw (1993): Neuropsychologie. Spektrum Akademischer Verlag, Heidelberg, Berlin, Oxford.

Kriz, J. (1992): Chaos und Struktur. Quintessenz, München.

Kruuk, H. (1972): The Spotted Hyena: A Study of Predation and Social Behavior. University of Chicago Press, Chicago.

Kumar, R. (1970): Effects of fear on exploratory behaviour in rats. Quart. J. Exper. Psychol. 22: 205–214.

Kunz, H. (1965): Zur Anthropologie der Angst. In: Aspekte der Angst (Hrsg. H. v. Ditfurth), Stuttgart (zit. nach Leyhausen).

Küppers, G. (Hrsg.) (1996): Chaos und Ordnung. Reclam, Stuttgart.

Larsen, R. J. & E. Diener (1987): Affect intensity as an individual difference characteristic: A review. J. of Research in Personality 21: 1–39.

Lazarus, R. S. u. S. Folkman (1984): Stress, appraisal, and coping. New York.

LeDoux, J. E. (1998): Gedächtnis für Angst. In: O. Güntürkün (Hrsg.): Biopsychologie: 96–103.

LeDoux, J. E. (1999): Das Gedächtnis für Angst. Spektrum der Wissenschaft, Dossier 3/1999: Stress: 16–23.
Leicht, W. H. (1979): Tiere der offenen Kulturlandschaft 1: Feldhase, Wildkaninchen. Quelle & Meyer, Heidelberg.
Lemmer, B. (1995): Chronobiologische Aspekte in Diagnostik und Therapie von Herz-Kreislauferkrankungen. In: W. Greiff (Hrsg.): Chronobiologie in der Medizin: 143–152.
Leyhausen, P. (1965): Soziale Organisation und Dichtetoleranz bei Säugetieren. In: Lorenz/Leyhausen (Hrsg.) (1971) Antriebe tierischen und menschlichen Verhaltens: 142–168.
Leyhausen, P. (1967): Zur Naturgeschichte der Angst. Politische Psychologie 6: 94–112.
Loeb, J. (1888): Die Orientierung der Tiere gegen das Licht. Sitzungsber. d. phys.-med. Gesellschaft, Würzburg.
Lorenz, K. (1935): Der Kumpan in der Umwelt des Vogels. J. Ornithol. 83: 137–213, 289–413.
Lorenz, K. (1937): Über die Bildung des Instinktbegriffes. Naturwiss. 25: 289–300,
Lorenz, K. u. P. Leyhausen (1971): Antriebe tierischen und menschlichen Verhaltens. Piper, München.
Maelicke, A. (Hrsg.) (1990): Vom Reiz der Sinne. VCH Verlagsgesellschaft, Weinheim.
Maestripieri, D., A. Badiani u. S. Puglisi-Allegra (1991): Prepartal chronic stress increases anxiety and decreases aggression in lactating female mice. Behav. Neuroscience 105: 663–668.
Maestripieri, D., G. Schino, F. Aureli u. A. Troisi (1992): A modest proposal: displacement activities as an indicator of emotions in primates. Anim. Behav. 44: 967–979.
Manstead, R. u. Semin (1992): Methoden der Sozialpsychologie: Von der Vorstellung zur Handlung. In: Stroebe/Hewstone/Codel/Stephenson (Eds.): Sozialpsychologie: 61–86.
Mason, S. T., S. Roberts u. Fibiger (1978): Noradrenaline and Neophobia. Physiology & Behavior 21: 353–361.
Masson, J. M. u. S. McCarthy (1997): Wie Tiere fühlen. Rowohlt, Reinbek bei Hamburg.
May, R. (1977): The meaning of anxiety. Norton, New York.
Mayr, E. (1998): Das ist Biologie ... Spektrum Akademischer Verlag, Heidelberg, Berlin, Oxford.
Meiers, G. F. (1749): Versuch eines neuen Lehrgebäudes von den Seelen der Thiere. Carl Herrmann Hemmerde, Halle.
Mesulam, M. M. (1990): Large-scale neurocognitive networks and distributed processing for attention, language and memory. Ann. Neurol. 28: 597–613.
Metzger, W. (1954): Psychologie. Dr. Dietrich Steinkopff, Darmstadt.

Meyer-Holzapfel, M. (1955): Unsicherheit und Gefahr im Leben höherer Tiere. Schweizer Z. Psychol. 14: 171–194.

Michelson, K., A. Järvenpää, A. Rinne (1983): Sound spectrographic analysis of pain cry in preterm infants. Early human developm. 8: 141–149.

Mineka, S. u. M. Cook (1988): Social learning and the acquisition of snake fear in monkeys. In: Zentall, Galef (Eds.): Social learning: psychological and biological perspectives: 51–74.

Mohr, E. (1995): Klinische Parameter bei Schaf und Pferd in Abhängigkeit von der Biorhythmik. In: Chronobiologie in der Medizin (Hrsg. W. Greiff.): 153–165.

Montada, L. (1995): Fragen, Konzepte, Perspektiven. In: Entwicklungspsychologie (Hrsg. Oerter/Montada): 1–83.

Mounoud, P. (1984): A point of view on ontogeny. Human Development 27: 329–334.

Mounoud, P. (1985): Similarities between developmental sequences at different age periods. In: Stage and Structure (Ed. I. Lewin): 40–57.

Nichelmann, N., Wierenga, S. Braun (Hrsg.) (1995): Proceedings of the Internat. Congress on Applied Ethology. Humboldt-Universität Berlin.

Nørretranders, T. (1994): Spüre die Welt. Die Wissenschaft des Bewußtseins. Rowohlt, Reinbek bei Hamburg.

Nößler, F. (1992): Der Einfluß pränataler akustischer Stimulation auf das postnatale Verhalten von Meerschweinchen *(Cavia aperea porcellus)*. Dissertation Humboldt-Universität Berlin.

Oerter, R. (1995): Kindheit. In: Entwicklungspsychologie (Hrsg. Oerter/Montada): 249–309.

Oerter, R. u. L. Montada (Hrsg.) (1995): Entwicklungspsychologie. Beltz, Weinheim.

Oeser, E. (1985): Informationsverdichtung als universelles Ökonomieprinzip der Evolution. In: Evolution, Ordnung und Erkenntnis. (Hrsg. J. Ott, G. Wagner, F. Wuketits). Paul Parey, Berlin u. Hamburg.

Oyama, S. (1982): A Reformulation of the Idea of Maturation. Perspectives in Ethology 5: 101–131.

Paul, A. (1998): Von Affen und Menschen. Wissenschaftliche Buchgesellschaft, Darmstadt.

Pearce, J. M. (1997): Animal Learning and Cognition. 2. Aufl. Psychol. Press, Hove.

Pekrun, R. ((1988): Emotion, Motivation und Persönlichkeit. Psychologie Verlags Union, München und Weinheim.

Pitts, G. C. (1994): An evolutionary approach to pain. Perspect. Biol. & Med. 37: 275–284.

Pöppel, E. (1985): Grenzen des Bewußtseins. Deutsche Verlags-Anstalt, Stuttgart.

Popper, K. R. (1994): Alles Leben ist Problemlösen. München, Zürich.

Reimarus, H. S. (1773): Allgemeine Betrachtungen über die Triebe der Thiere, hauptsächlich über ihre Kunsttriebe. Johann Carl Bohn, Hamburg. Neuausgabe (1982) (Hrsg. J. v. Kempski), Vorwort E. Mayr., 2 Bände.

Reinhardt, V., D. Cowley, S. Eisele u. J. Scheffler (1991): Avoiding undue cortisol responses to venipuncture in adult male rhesus macaques. Animal Technology 42: 83–86.
Riemann, F. (1997): Grundformen der Angst. Ernst Reinhardt, München, Basel.
Rohracher, H. (1963): Einführung in die Psychologie. Urban & Schwarzenberg, Wien, Innsbruck.
Romanes, G. J. (1883): Animal Intelligence. MacMillan, New York
Rosenberg, P. A. (1992): Function significance of cAMP secretion in cerebral cortex. Brain Res. Bull. 29: 315–318.
Rothgänger, H. (1999): Bioakustik des Menschen. Kleine Verlag, Bielefeld.
Rothgänger, H., B. Heidenreich (1995): Analysis of the sounds of infants and mothers in labour and comparison of the structure of infant cries. V^{th} Internat. Workshop on Infant Cry Res. Visegard.
Rupprecht, E. (1977): Der Stress und der Dialekt innerer Organe. Bayreuther Hefte 2: 15–42.
Salzen, R. A. (1962): Imprinting and fear. Sym. Zool. Soc. London 8: 199–217.
Scheibe, K.-M. (Hrsg.) (1987): Nutztierverhalten. Gustav Fischer, Jena.
Scheich, H. (1987): Neural correlates of auditory filial imprinting. J. Comp. Physiol. A 161: 605–619.
Scheitlin, P. (1840): Versuch einer vollständigen Thierseelenkunde 2 Bde. J. G. Cotta, Stuttgart und Tübingen.
Schepank, H. (1996): Zwillingsschicksale. Enke, Stuttgart.
Schino, G., A. Troisi, G. Perretta, V. Monaco (1991): Measuring anxiety in nonhuman primates: effects of lorazepam on macaque scratching. Pharmacol. Biochem. Behav. 38: 889–891.
Schino, G., G. Perretta, A. Taglioni, V. Monaco u. A. Troisi (1996): Primate displacement activities as an ethopharmacological model of anxiety. Anxiety 2: 186–191.
Schleidt, W. M. (1992): Bewußtsein bei Tieren. In: Das Bewußtsein (Hrsg. Guttmann/Langer): 309–330.
Schneider, R. (1981): Der Einfluß der Raumgröße auf Verhalten und Herzfrequenz des Hausmeerschweinchens *(Cavia porcellus)* im „open field". Zool. Jb. Physiol. 85: 474–487.
Schubert, R. (Hrsg.) (1991): Bioindikation in terrestrischen Ökosystemen. Gustav Fischer, Jena.
Seidel, K., F. Schulze u. G. Göllnitz (1980): Neurologie und Psychiatrie. VEB Verlag Volk und Gesundheit, Berlin.
Seitelberger, F. (1992): Das Menschengehirn. In: Guttmann/Langer (Hrsg.): Das Bewußtsein: 211–262.
Seligman, P. (1975): Helplessness: On Depression, Development, and Death. Freeman, San Francisco.
Selye, H. (1988): Stress. Piper, München.

Smith, M. A., S. Makino, R. Kvetnansky u. Post (1995): Stress and glucocorticoids affect the expression of brain-derived neurotrophic factor and neurotrophin-3-m-RNAs in the hippocampus. J. Neurosci. 15: 1768–1777.

Smith, P. K. (1982): Does play matter? Functional and evolutionary aspects of animal and human play. The Behavioral and Brain Sciences 5: 139–184.

Sontag, L. W. (1944): War and the Fetal Maternal Relationship. Marriage and Family Living 6: 1–5 (zit. nach Verny/Kelly).

Spalding, D. A. (1873): Instinct with original observations on young animals. MacMillan's Magazine 27: 282–293.

Spittka, O., M. Taege u. G. Tembrock (1969): Experimentelle Untersuchungen zum operanten Trinkverhalten von Ratten im 50-Hz-Hochspannungswechselfeld. Biol. Zbl. 88: 273–282.

Spoerri, H. u. Stuenzi, H. (1969): Pathophysiologie der Haustiere. Parey, Berlin und Hamburg.

Springer, S. P. u. G. Deutsch (1998): Linkes, Rechtes Gehirn. Spektrum Akademischer Verlag, Heidelberg, Berlin, Oxford.

Stevens, D. A., Gerzog-Thomas (1977): Fright reactions in rats to conspecific tissue. Physiol. & Behav. 18: 47–51.

Strian, F. (1983): Angst – Grundlagen und Klinik. Springer, Heidelberg, New York, Tokyo.

Strian, F. (1998): Angst und Angstkrankheiten. Beck, München.

Stroebe, W., M. Hewstone, J.-P. Codol u. Stephenson (Hrsg.): Sozialpsychologie. Springer-Verlag, Berlin, New York usw..

Tembrock, G. (1949): Grundfragen der Schimpansenpsychologie. Naturkundliche Korrespondenz, Berlin.

Tembrock, G. (1955): Zur Ethologie des Rotfuchses (*Vulpes vulpes* (L.)) unter besonderer Berücksichtigung der Fortpflanzung. Habil.-Schrift Humboldt-Universität Berlin.

Tembrock, G. (1957) Zur Ethologie des Rotfuchses (*Vulpes vulpes* (L.)) unter besonderer Berücksichtigung der Fortpflanzung. Zool. Garten NF 23: 289–560.

Tembrock, G. (1958): Bewegungsstereotypien beim Rotfuchs. Zool. Garten NF 22: 179–196.

Tembrock, G. (1961): Verhaltensforschung. Eine Einführung in die Tier-Ethologie. Gustav Fischer, Jena.

Tembrock, G. (1965): Untersuchungen zur intraspezifischen Variabilität von Lautäußerungen bei Säugetieren. Z. Säugetierkunde 30: 257–273.

Tembrock, G. (1978): Strukturmaße in der Analyse sequentieller Verhaltensereignisse. Zool. Jb. Physiol. 82: 538–564.

Tembrock, G. (Hrsg.): (1978): Verhaltensbiologie (Wörterbuch). Gustav Fischer, Jena.

Tembrock, G. (1992): Verhaltensbiologie. Gustav Fischer, Jena.

Tembrock, G. (1992): Wirkung von anthropogenen Stressoren auf das Verhalten von

Tieren. In: R. Schubert (Hrsg.): Bioindikation in terrestrischen Ökosystemen: 84–90.

Tembrock, G. (1996): Akustische Kommunikation bei Säugetieren. Wissenschaftliche Buchgesellschaft, Darmstadt.

Tembrock, G. (1998): Behinderung aus verhaltensbiologischer Sicht. In: H. Eberwein, A. Sasse (Hrsg.): Behindert sein oder behindert werden?: 195–212.

Thomas, E. M. (1993): The Hidden Life of Dogs. Houthon Mifflin, New York.

Thompson, K. V. (1998): Self assessment in juvenile play. In: Bekoff/Byers (Hrsg.): Animal Play: 183–204.

Thorpe, W. H. (1963): Learning and Instinct in Animals. Methuen & Co, London.

Tietze, H. G. (1984): Botschaften aus dem Mutterleib. Knaur, München.

Tinbergen, N. (1951): The Study of Instinct. Clarendon Press, Oxford.

Triandis, H. C. (1978): Some universals of social behavior. Personality and Social Psychology Bulletin 4: 1–16.

Ursin, H. u. M. Olff (1992): The stress response. In: Stress. From Synapse to Syndrome. London, 3–22 (zit. nach Hüther).

Vaccarino, F. M., Hayward, Lee, Harigan, Duman u. E. J. Nestler (1993): Induction of immediate early genes by c-AMP in primary cultures of neurons from rat cerebral cortex. Mol. Brain Res. 19: 76–82.

Van der Molen, P. P. (1984): Bi-stability of emotions and motivations: An evolutionary consequence of the open-ended capacity for learning. Acta Biotheor. 33: 227–251. Vandenhoek & Ruprecht, Göttingen.

VanWimersma-Greidanus, T. B. u. H. Rigter (1989): Hormonal regulation of learning. In: Bush, Levine (Hrsg.): Psychoendocrinology, San Diego: 271–306.

Verny, T. u. J. Kelly (1983): Das Seelenleben des Ungeborenen. Ullstein Sachbuch, Frankfurt/M., Berlin, Wien.

Vogel, C. (1986): Von der Natur des Menschen in der Kultur. In: Studium generale: Vorträge zum Thema Mensch und Tier, Bd. III/IV, Tierärztliche Hochschule Hannover WS 1984/85 und 1985/86, 138–149.

Vrba, E. S. u. S. Gould (1986): The Hierachical Expansion of Sorting and Selection: Sorting and Selection Cannot Be Equated. Palaeobiology 12: 217–228.

Waal, F. de (1983): Unsere haarigen Verwandten. Harnack, München.

Waal, F. de (1988): The communicative repertoire of captive Bonobos *(Pan paniscus)*, compared to that of chimpanzees. Behaviour 106: 183–251.

Waal, F. de (1991): Wilde Diplomaten. Carl Hanser, München, Wien.

Waal, F. de (1997): Der gute Affe. Hanser, München.

Walker-Andrews, A. S. (1988): Infants perceptions of the effordances of expressive behavior. In: C. Rove-Collier and L. P. Lipsitt (Eds.): Advances in infancy research vol. 5: 173–221.

Watson, J. B. (1924): Behaviorism. Norton, New York.

Watts, D. P. (1989): Infanticide in mountain gorillas: new cases and a review of evidence. Ethology 81: 1–18.

Watts, D. P. (1991): Mountain gorilla reproduction and sexual behavior. Am J. Primatol. 24: 211–225.

Waxer, P. H. (1977): Nonverbal cues for anxiety: an examination of emotional leakage. J. Abnorm. Psychol. 86: 306–314.

Weizsäcker, C. und E. U. von (1986): Fehlerfreundlichkeit als Evolutionsprinzip der Technikbewertung. Universitas (Stuttgart) 41: 791–799.

Wiepkema, P. R. (1990): Stress: Ethological implications. In: Psychobiology of Stress (Ed. S. Puglisi-Allegra, A. Oliviero): 1–13.

Wieser, W. (1998): Die Erfindung der Individualität. Spektrum Akademischer Verlag, Heidelberg, Berlin.

Wiley, R. H. (1981): Social structure and individual ontogenies: Problems of description, mechanism, and evolution. Perspect. Ethol. 4: 105–133.

Winkler, J. H. (1745): Philosophische Untersuchungen von den Seyn und Wesen der Seelen der Thiere. Bernhard Christoph Breitkopf, Leipzig.

Wirz-Justice, A. R., A. Wever u. J. Aschoff (1984): Seasonality in freerunning circadian rhythms in man. Naturwiss. 71: 316–319.

Wrangham, R. W. u. D. Peterson (1996): Demonic Males. Apes and the Origins of Human Violence. Houghton Mufflin, New York.

Wuketits, F. (1985): Zustand und Bewußtsein. Hoffmann & Campe, Hamburg.

Wundt, W. (1863): Vorlesungen über die Menschen- und Tierseele. 5. Auflage 1911, Leopold Voss, Hamburg.

Wundt, W. (1908): Grundzüge der physiologischen Psychologie I. Wilhelm Engelmann, Leipzig.

Wundt, W. (1920): Grundriss der Psychologie. Alfred Kröner, Stuttgart.

Yerkes R., A. Yerkes (1929): The great apes. Yale University Press.

Autorenregister

Sachregister